DIE APOLOGIE DER HEILKUNST

EINE GRIECHISCHE SOPHISTENREDE DES FÜNFTEN VORCHRISTLICHEN JAHRHUNDERTS

BEARBEITET, ÜBERSETZT, ERLÄUTERT UND EINGELEITET

VON

THEODOR GOMPERZ

ZWEITE DURCHGESEHENE AUFLAGE

LEIPZIG
VERLAG VON VEIT & COMP.
1910

Druck von Metzger & Wittig in Leipzig.

Vorwort zur ersten Auflage

Das Schwergewicht der vorliegenden Arbeit ruht in dem Bemühen, das Schriftdenkmal, welches ihren Gegenstand bildet, nach Form und Inhalt möglichst vollständig und allseitig zu kennzeichnen und zu beleuchten. Sollte dieser Versuch annähernd gelungen sein, so würde die Beurteilung und Würdigung der Literaturgattung, deren einziger Überrest die Schrift „Von der Kunst“ ist, nicht mehr jeder haltbaren Grundlage entbehren.

Was die Autorschaft des Büchleins betrifft, so fand ich bald, daß viele Indizien nach einer Richtung hinweisen, kein einziges nach einer anderen, und wollte ich mich lange Zeit damit begnügen, diese Tatsache und den aus ihr erwachsenden Grad von Wahrscheinlichkeit zu konstatieren. Später glaubte ich noch einen Schritt weiter gehen zu können. Da ich in diesem Teil meiner Untersuchung vielfach kontroverse Fragen zu berühren nicht umhin konnte, so rechne ich hier keineswegs auf allgemeine und noch weniger auf sofortige Zustimmung. Auch bedauere ich, aus demselben Grunde manche Weitläufigkeit der Erörterung nicht haben vermeiden zu können. Desgleichen hat die Notwendigkeit, einige das Corpus Hippocraticum betreffende Fragen, zumal die dialektologischen und die auf die handschriftliche Textgrundlage bezüglichen, bei diesem Anlaß zu behandeln, den Umfang der Arbeit übermäßig angeschwellt.

Die deutsche Übersetzung, welche ich dem Originaltext gegenüberstelle, soll vornehmlich dazu dienen, den rednerischen Charakter der Schrift ersichtlich zu machen. Demgemäß habe ich dort, wo ich buchstäbliche Genauigkeit mit treuer Wiedergabe des Tones und der stilistischen Farbe nicht zu vereinigen wußte, lieber die erstere als die letztere geopfert.

In betreff des Kommentars mußte es der Verfasser, wenn er nicht unerträglicher Breite verfallen wollte, dem Takt der Leser anheimgeben, die Abzweckung mancher darin enthaltener Bemerkungen und Parallelen zu erkennen. Sie werden hoffentlich zu unterscheiden wissen, in welchen Fällen seine Ausführungen die in der Einleitung vorgebrachten Beweisgründe betreffs der Abfassungszeit, der Stileigentümlichkeit und der Autorschaft der Schrift zu verstärken bestimmt sind, in welchen anderen sie etwaigen Einwürfen gegen jene Schlußfolgerungen vorbeugen oder begegnen sollen, wo endlich auf Tatsachen hingewiesen wird, die mit den gewonnenen Ergebnissen lediglich wohl vereinbar sind, ohne daß sie, mindestens jede für sich genommen, ihre Festigkeit zu erhöhen oder zu ihrer Sicherung beizutragen vermöchten.

Vorwort zur zweiten Auflage

Indem ich die nachfolgende, vor 20 Jahren in den Sitzungsberichten unserer Akademie (Philos.-histor. Klasse, Band CXX, Abhandlung 9) veröffentlichte Schrift von neuem in die Welt sende, brauche ich kaum zu bemerken, daß ich sie in dieser langen Zwischenzeit zu verbessern nach Kräften bemüht war. Die Besserungen, die ich am Text der Schrift *Περὶ τέχνης* vorgenommen habe, sind nahezu insgesamt schon in meinen „Beiträgen zur Kritik und Erklärung griechischer Schriftsteller“ (Heft VI und VIII) vorgebracht und begründet worden. Die Modifikation meiner Auffassung der Stelle des platonischen „Sophisten“ 232[d] ward bereits in meinen „Griechischen Denkern“ (I^2 374 u. 469) eingehend gerechtfertigt.

Obwohl Zweck und Ziel dieser Arbeit aus ihrem Inhalt deutlich genug erhellen, so sei hier Mißdeutungen gegenüber der Hauptpunkt noch einmal bündig und bestimmt hervorgehoben. Es war mir darum zu tun, einen Bestandteil der hippokratischen Sammlung in den Zusammenhang der zeitgenössischen sprachlichen und literarischen, auch philosophischen Entwicklung behufs wechselseitiger Beleuchtung einzuordnen — ein Versuch, der als der erste dieser Art eine nachsichtige Beurteilung zu verdienen schien. Daß die Schrift „Von der Kunst" das Werk eines Sophisten des 5. Jahrhunderts, und zwar das einzige uns vollständig erhaltene Erzeugnis dieser Literaturgattung ist — diese bedeutsame Tatsache gilt mir nach wie vor als vollständig gesichert, und in diesem Nachweis erblicke ich den Schwerpunkt meiner durch lange Jahre gehegten und nun wieder durch zwei weitere Jahrzehnte immer wieder neu geprüften Untersuchung. Die allgemeinen Folgerungen, die aus diesem Ergebnis fließen, habe ich seither meiner Darstellung der „Sophisten" in dem Buche „Griechische Denker" I^2, S. 331 ff., einverleibt.

Ganz und gar in zweiter Reihe steht meine auf die Autorschaft dieser Sophistenrede bezügliche, von der Übereinstimmung aller Indizien mir aufgenötigte Vermutung. Auch sie gilt mir noch heute als in hohem Grade wahrscheinlich. Um jedoch hier volle Gewißheit zu erlangen, müßte unser Vergleichungsmaterial ein reichhaltigeres sein. Vielleicht schenkt uns die neue Renaissance, in der wir leben, weitere Hilfsmittel, die der Entscheidung der Frage dienen können. Besäßen wir auch nur ein paar Seiten, ich sage nicht von Protagoras, sondern selbst von Prodikos oder Hippias, so wäre die Erzielung eines völlig gesicherten Resultats ungemein erleichtert. Denn wir wüßten dann besser als jetzt, welche Züge in Platons Karikatur der protagoreïschen Darstellungsweise wahrhaft individuelle, welche hingegen, wenn man so sagen darf, von gruppenhafter Art und dazu bestimmt sind, den gemeinsamen Typus jener Literaturgattung zu zeichnen. Ein Sophist vom reinsten Wasser ist der Autor dieser Streitrede jedenfalls gewesen und nicht etwa bloß ein die rhetorischen Hilfsmittel seines Zeitalters für seine Zwecke mit virtuosenhaftem Geschick handhabender ärztlicher Fachmann (ein Iatrosophist). Oder wann hätte ein solcher so allgemeine

Themen, wie das Erkenntnisproblem (§ 2, 3) und der Inbegriff der Künste es sind (§ 9 Anfang), in besonderen Schriften zu behandeln unternommen und überdies jeden, auch den entferntesten Anlaß begierig aufgegriffen, um aus der Enge des speziellen Gegenstandes heraus in die Weite der allerallgemeinsten Probleme einzutreten? Zu allem Überfluß stellt der Autor selbst seine „Rede“ in ihren Schlußworten den Leistungen der „Kunstverständigen“ in unzweideutiger Weise gegenüber.

Wien, im Mai 1910.

Th. Gomperz

Inhalt

Einleitung

In der ärztlichen Schriftensammlung, welche unter dem Namen des Hippokrates umläuft, befindet sich ein Stück, welches an kulturgeschichtlicher Bedeutung hinter wenigen Bestandteilen der Sammlung zurücksteht, an literarischem Interesse die meisten derselben, wenn nicht alle, überragt. Man sollte erwarten, daß die Gesamtheit der Sprachkundigen mit diesem Büchlein wohl vertraut, daß die aus ihm zu schöpfende Belehrung längst ein Gemeingut der Gebildeten geworden sei. Doch die eine wie die andere dieser Erwartungen wird vollständig getäuscht. Für alle Zwecke der Erforschung und Erkenntnis des Altertums ist die Schrift „Von der Kunst“ fast so wenig vorhanden, als ruhte sie bis zur Stunde in einem ägyptischen Grabe oder in einer noch unerschlossenen herkulanischen Rolle. Dieses Schriftchen, den einzigen nicht trümmerhaft überlieferten Überrest einer einst durch zahlreiche und bedeutende Denkmale vertretenen Literaturgattung, ans Licht zu ziehen, den verwahrlosten Text desselben zu reinigen und zu berichtigen, es, wenn irgend möglich, seinem wirklichen Urheber zurückzugeben und eine Reihe von (wie ich meine) zugleich sicheren und belangreichen Schlüssen aus ihm abzuleiten, — dies ist die Aufgabe der nachfolgenden Blätter.

Die erste Wahrnehmung, welche sich dem denkenden Leser dieser Apologie der Heilkunst aufdrängt, ist die, daß uns in ihr nicht sowohl eine Schrift im eigentlichen Sinne als eine zu mündlichem Vortrage bestimmte Rede vor Augen liegt. Dies lehrt die Form der Darstellung in unzweideutiger Weise, und zu allem Überfluß sagt es uns der Verfasser selbst an einer Stelle, an welcher er uns noch Anderes und Wichtigeres mitteilt. Ich meine den Schlußsatz des Werkchens, welcher „die jetzt gesprochene Rede“ den „Taten der Kunstverständigen“ gegenüberstellt, die ihrerseits „das Reden keineswegs verachten“. Es ist dies eine ungemein fein pointierte Wendung, mittels welcher der Autor — man möchte sagen, mit einer höflichen Abschiedsverbeugung — den Ärzten unter seinen Zuhörern seine Verehrung bezeigt (auch für den gesamten Hörerkreis, der von der „Menge“ scharf unterschieden wird, fällt ein Kompliment ab) und gleichzeitig ihre Hochachtung für sich in Anspruch nimmt, für sich und seinen Stand, den der Schriftsteller und Redner, der den ärztlichen Praktikern als ein gleichberechtigter Faktor gegenübertritt. Er sagt uns somit so deutlich, als er es zu tun vermochte, daß er zwar ein Freund und Anwalt der Ärzte, aber selber kein Arzt sei. Freilich sagt er uns auch damit kaum etwas Neues. Denn zu den hervorstechendsten Charakterzügen unseres Büchleins gehören einige Merkmale, welche jedes für sich genommen und zumal in ihrer Vereinigung in betreff jenes Sachverhaltes keinen Zweifel übrig lassen. Es sind dies: die ungemein durchgearbeitete Kunstform des Werkes, welche uns noch vielfach beschäftigen wird und die in den ärztlichen Schriften der hippokratischen Sammlung so wenig als in der medizinischen Literatur überhaupt ihresgleichen hat; — der Trieb zum Allgemeinen, welcher den Autor jeden Anlaß ergreifen, ja begierig aufsuchen läßt, um aus dem engen Rahmen seines unmittelbaren Themas hinauszutreten und Aussprüche sowie Erörterungen der allerallgemeinsten Art in wahrhaft verschwenderischer Fülle auszustreuen (über Erkenntnisprinzipien, über Sprachentstehung, über Kunst und Zufall, über Kausalität, über Naturanlage und Bildungsmittel, über die Gewerbe und ihr Verhältnis zu den Arbeitsstoffen und -Mitteln; — endlich und hauptsächlich die Bezugnahme auf (zwei oder mehr) sonstige Schriften desselben Verfassers, welche erkenntnistheoretischen Fragen und einer Erörterung der übrigen Künste und Gewerbe gewidmet und somit nichts weniger als ärztliche Fachschriften gewesen sind (3 und 9).

Doch nicht nur was unser Autor nicht war, auch was er war, vermögen wir jetzt zuversichtlich auszusprechen. Ist doch der Verein von Eigenschaften, welcher sich uns für die Schrift „Von der Kunst“ als charakteristisch erwiesen hat, zugleich das entscheidende Kennzeichen einer schriftstellerischen Gattung von scharf ausgeprägter Eigenart, von welcher wir bisher freilich fast nur mittelbare Kunde besaßen. Denn jene Männer, welche uns — in einer bestimmten Phase der griechischen Geistesentwicklung — als Vertreter nicht eines besonderen Einzelwissens, sondern der allgemeinen Bildung begegnen, welche mit einem Fuße in der Rhetorik und mit dem anderen in der Philosophie stehen, die zugleich Sprachkünstler und Weltweise, Virtuosen des Wortes und Vorkämpfer der Aufklärung, halb Wissenschaftslehrer und halb Journalisten sind, — wir nennen sie Sophisten. Solch ein Sophist oder „Weisheitsmeister" ist der Verfasser der Schrift, die uns beschäftigt. Und zwar ein Sophist von der streitbaren Art, — ein dialektischer Kämpe, der in der Polemik wie in seinem eigensten Elemente lebt und atmet, der des Gedanken- und Redekampfes so gewohnt ist, daß ihn „der Gegner" auf Schritt und Tritt, man möchte sagen, wie der Schatten den Körper, begleitet, und daß er kaum einen Satz aufzustellen vermag, ohne daß der dazugehörige Gegensatz sich wie von selbst ihm in die Feder drängt (vgl. 4 und 5). Daß ferner nicht einer der Geringsten, sondern jedenfalls ein namhafterer Repräsentant der Gattung vor uns steht, dies darf man bei einem Manne, an dessen Klugheit und taktischem Geschick zu zweifeln im übrigen so wenig Grund vorhanden ist, nicht ohne Wahrscheinlichkeit aus dem überaus starken Selbstgefühl entnehmen, welches er sofort im Eingang seiner Rede so unverhohlen und so nachdrücklich an den Tag legt (1 fin. διὰ σοφίην, ᾗ πεπαίδευται).[1]

Wir gelangen zu der Frage nach der Abfassungszeit der Schrift, einer Frage, welche in Ermangelung ausreichender äußerer Zeugnisse[2] aus inneren Gründen zu entscheiden ist. Und hier empfiehlt es sich — um nicht all die zahlreichen Einzelheiten vorwegzunehmen, die im Kommentar eine geeignetere Stelle finden — mit einigen Stichproben zu beginnen.

In 11 begegnet uns der Satz: „Denn was dem Gesicht der Augen entflieht, das wird durch das Gesicht des Geistes bewältigt" (ὅσα γὰρ τὴν τῶν ὀμμάτων ὄψιν ἐκφεύγει, ταῦτα τῇ τῆς γνώμης ὄψει κεκράτηται). Der Vergleich, welcher in diesen Worten enthalten ist, kehrt in den Überresten der griechischen Literatur nicht gerade selten wieder. Dabei mag der Umstand zunächst nicht gar viel zu besagen scheinen, daß bei den großenteils späten Schriftstellern, deren hierhergehörige Aussprüche mir aufgestoßen und in Erinnerung geblieben sind, das Wort γνώμη sich durchweg durch ein anderes, zumeist durch ψυχή, ersetzt findet. Allein nicht als bedeutungslos kann die Tatsache gelten, daß dies auch schon bei Platon, und zwar an nicht weniger als an vier Stellen, geschehen ist.[3] Ich sage schon, weil es eine, dereinst von Bernays reichlich, wenn auch freilich nicht erschöpfend beleuchtete Eigenheit der alten Sprache ist, daß γνώμη in ihr „die absolut gefaßte Intelligenz" und nicht nur — „wie im späteren Griechisch" — „die von Jemandem gehegte Ansicht und Gesinnung“ bedeutet.[1] Es mag dies als eine erste Mahnung gelten, unserem Schriftchen ein nicht unerhebliches Alter zuzusprechen. Dieselbe wird durch die Wahrnehmung verstärkt, daß diese Wortanwendung eine mit Rücksicht auf den geringen Umfang des Buches geradezu häufige zu nennen ist. So heißt es auch 7 von den Ärzten, deren Zustand mit jenem ihrer Patienten verglichen wird: *οἱ μὲν γὰρ ὑγιαινούσῃ γνώμῃ μεθ' ὑγιαίνοντος σώματος ἐγχειρέουσι* („denn diese gehen gesunden Geistes mit gesundem Körper daran“) — so daß das in Rede stehende Wort den Gegensatz, wie oben zu einem leiblichen Organe, so diesmal zum Leib überhaupt bildet. Am nächsten steht dieser Wendung eine Phrase des Kritias (bei Galen XVIII, 2, 656 = Diels, Vorsokratiker 625, 27): *γιγνώσκουσιν οἱ ἄνθρωποι, εἴ τις μὲν ὑγιαίνει τῇ γνώμῃ* u. desgl. (ebendort) ein Bruchstück des Sophisten Antiphon (Vorsokratiker 592, 13; 81 Blaß): *πᾶσι γὰρ ἀνθρώποις ἡ γνώμη τοῦ σώματος ἡγεῖται καὶ εἰς ὑγίειαν καὶ νόσον καὶ εἰς τὰ ἄλλα πάντα.*

Ungleich bemerkenswerter ist jedoch die dritte Stelle, welche uns in dem zweiten, einer metaphysischen Erörterung gewidmeten Paragraph unserer Schrift aufstößt: *εἰ γὰρ δή ἐστι γ' ἰδεῖν τὰ μὴ ἐόντα ὥσπερ τὰ ἐόντα, οὐκ οἶδ' ὅπως ἄν τις αὐτὰ νομίσειε μὴ ἐόντα, ἅ γε εἴη καὶ ὀφθαλμοῖσιν ἰδεῖν καὶ γνώμῃ νῶσαι ὡς ἔστιν* („denn wenn das Nichtseiende zu sehen ist wie das Seiende, so weiß ich nicht, wie man es für nichtseiend halten kann, — was doch mit Augen zu schauen ist und mit dem Geist zu erkennen als ein Seiendes“), womit man sofort vergleichen mag jenes durch die Überlieferung arg entstellte, aber in dem für unseren Zweck belangreichsten Teile unversehrte Bruchstück aus dem ersten Buch der „Wahrheit“ des Sophisten Antiphon (Vorsokratiker 591, 16; 81 Blaß), welches ich nach Bernays (Rhein. Mus. 9, 256 = Ges. Abhandl. I, 87 f.) und Sauppe (De Antiphonte sophista, p. 10) einst also zu ordnen versucht habe (Beiträge zur Kritik u. Erkl., I, 44): *ἑνί τε λόγῳ ταυταδὶ γνώσει, ἓν δὲ οὐδὲν αὐτὸ ⟨καθ' ἑαυτό⟩· οὔτε οὖν ὄψει ὁρᾷ μακρότητα οὔτε ἂν γνώμῃ γιγνώσκοι ὁ μάκρ' ἄττα γιγνώσκων.* Und nicht viel anders drückte sich Kritias (Vorsokratiker 625, 25) aus, welcher — so sagt uns Galen a. a. O., dem auch das zweite antiphontische Bruchstück verdankt wird — *ἐν τῷ πρώτῳ Ἀφορισμῷ τάδε γράφει· μήτε ἃ τῷ ἄλλῳ σώματι αἰσθάνεται μήτε ἃ τῇ γνώμῃ γιγνώσκει,* und der auch sonst (nach eben diesem Gewährsmann) das fragliche Wort in derselben, gleichwie in einer anderen Schrift unablässig im Gegensatz zu den

Sinneswahrnehmungen (*ἀντιδιαιρῶν ταῖς αἰσθήσεσι*) gebraucht hat. Allen diesen Äußerungen ist nicht mehr bloß die ständige Anwendung des Wortes *γνώμη*, und zwar in erkenntnistheoretischen Erörterungen gemein, eine Verwendung, welche den bezüglichen Schriften Platons (um von Aristoteles zu schweigen) bereits völlig fremd geworden ist; was sie noch enger verbindet, ist nicht so sehr die Gegenüberstellung der Sinne und des Intellekts als dasjenige, was hierzu den immer wiederkehrenden Anlaß bietet: die fortwährende Nebeneinanderstellung oder Koordinierung von Sinneswerkzeugen und Sinneswahrnehmungen einerseits, dem Geist und der Geisteserkenntnis andererseits. Hier tritt uns somit neben einer gemeinsamen Phase des Sprachgebrauchs auch eine bestimmte Entwicklungsstufe des spekulativen Denkens entgegen. Wir mögen die Eigenart derselben richtig oder unrichtig erfassen, wenn wir sie als einen ersten Versuch des Sichlosringens von der alten, ja uranfänglichen Identifizierung jener zwei Sphären bezeichnen,[1] ohne daß doch über die spezifische Natur der eigentlich intellektuellen Verrichtungen — des Abstrahierens, des Urteilens usw. — noch irgendwelche Klarheit gewonnen war, so daß alle Erkenntnisprozesse nur als Unterarten der einen Anschauung erschienen. Doch dem sei wie ihm wolle, jedenfalls weisen diese auffallenden Übereinstimmungen der Ausdrucks- wie der Denkweise unser Bemühen um zeitliche Fixierung der Schrift „von der Kunst“ in engere und engere Grenzen. Wir werden nunmehr ihren Verfasser mit höchster Wahrscheinlichkeit unter den Zeitgenossen des Kritias und Antiphon, d. h. zum mindesten in den letzten Jahrzehnten des 5. Jahrhunderts zu suchen haben. Und dazu wären wir auch dann befugt, wenn unserer Schlußfolgerung nicht aus dem weiteren Verlauf jenes ontologischen Abschnittes die schlagendste und überraschendste Bekräftigung erwüchse. Sogleich die nächsten Worte nämlich, in welchen der Autor seinen metaphysischen Haupttrumpf ausspielt, lauten wie folgt:

> *ἀλλ᾽ ὅπως μὴ οὐκ ᾖ τοῦτο τοιοῦτον· ἀλλὰ τὰ μὲν ἐόντα αἰεὶ ὁρᾶταί τε καὶ γινώσκεται, τὰ δὲ μὴ ἐόντα οὔτε ὁρᾶται οὔτε γινώσκεται.*
>
> („Aber es wird dem wohl nicht so sein; sondern das Seiende wird immer geschaut und erkannt, das Nichtseiende aber wird weder geschaut noch erkannt.“)

Ich nenne diesen Satz den metaphysischen Haupttrumpf unseres Autors, weil er den Abschluß der prinzipiellen Erörterung bildet —

enthält doch das weiter Folgende nur mehr die Anwendung dieses Grundsatzes auf das vorliegende Spezialthema — und weil der Urheber dieser Darlegung ihr so großes Gewicht beimißt, daß er den Leser, der über die verhandelte Frage „aus dem Gesagten noch nicht völlig im klaren ist“, auf andere „Reden“ verweist, aus welchen er genauere Belehrung zu schöpfen vermag (*περὶ μὲν οὖν τούτων εἴ γέ τις μὴ ἱκανῶς ἐκ τῶν εἰρημένων συνίησιν, ἐν ἄλλοισιν ἂν λόγοισιν σαφέστερον διδαχθείη*). Nun ist aber dieser mit so starker Emphase verkündete erkenntnistheoretische Kernsatz das direkte Widerspiel der Lehre eines namhaften Denkers des 5. Jahrhunderts. Es ist kein anderer als Melissos von Samos, der in seiner Bestreitung der Realität der Außenwelt aus der weitausgesponnenen Beweisführung[1] die abschließende Summe zieht mit den Worten:

ὥστε συμβαίνει μήτε ὁρᾶν τὰ ἐόντα μήτε γινώσκειν.

Daß diese zwei Sätze, die Verneinung des Eleaten und die ihr rundweg widersprechende Bejahung unseres Anonymus einem und demselben Zeitalter angehören und schwerlich auch nur durch wenige Jahrzehnte getrennt sind, dies wird niemand bestreiten, der sich der durchgängig allgemeinen Geschichtserfahrung erinnert, vermöge welcher die großen spekulativen Kontroversen von Generation zu Generation zum mindesten ihr Wortgewand wechseln; noch weniger derjenige, welcher aus der Gleichartigkeit der Form die Gemeinsamkeit des Ausgangs- und fundamentalen Standpunktes herauszulesen versteht, eine „Gleichheit in der Verschiedenheit“, auf die wir bereits in Kürze hingewiesen haben, und welche die Zergliederung des metaphysischen Abschnittes noch um vieles deutlicher und sicherer wird hervortreten lassen. Daß es aber auch an einem direkten polemischen Bezug der beiden einander schnurstracks entgegenstehenden Thesen nicht mangelt — wobei vermöge der größeren Weite der Behauptung, des stärkeren Nachdrucks derselben und der minder ungesuchten Art ihrer Anknüpfung die polemische Absicht auf Seiten unseres kampfgewohnten Dialektikers zu suchen sein wird —, dies dürfte schon von vornherein als nicht wenig wahrscheinlich gelten. Der Gewißheit würde diese Wahrscheinlichkeit um ein Beträchtliches näher gebracht, wenn es sich im Fortgang unserer Untersuchung zeigen sollte, daß die zwei feindlichen Sätze als eigentliche Haupt- und Grundlehren ihrer Urheber galten, vielleicht sogar als Losungsworte und Abzeichen streitender Parteien auch in den weiteren Kreisen der Gebildeten jener Zeit berühmt und berufen, vielbefehdet und vielgefeiert waren.

Wir wenden uns zur Betrachtung der sprachlichen und stilistischen Eigenart des Büchleins. Wobei unser Hauptabsehen auf zweierlei gerichtet ist. Gelingt es nämlich, alle die Punkte der Übereinstimmung festzustellen, welche die vorliegende Schrift mit den Erzeugnissen eines bestimmten Zeitalters und Literaturkreises verknüpfen, so ist ein Prüfstein gewonnen für die Erprobung der Richtigkeit der bisher erzielten Ergebnisse. Vermögen wir es aber, die Züge der Verschiedenheit auszumitteln, welche ihr individuelles Sondergepräge ausmachen, so ist zu einer billigen Würdigung und Beurteilung derselben ein sicherer Grund gelegt. Der letztere Teil des Unternehmens ist so schwierig als der erstere leicht ist. Denn die Zugehörigkeit dieses Literaturproduktes zu einem Kreis verwandter Erscheinungen ist auch in formaler Beziehung aufs deutlichste erkennbar, während der anspruchsvollere Versuch, der Einzelerscheinung den ihr gebührenden Platz inmitten ihrer Sippe anzuweisen, zunächst an der Spärlichkeit des uns zu Gebote stehenden Vergleichungsmaterials zu scheitern droht.

Wer mit einem Blicke die Stufe erkennen will, welche die Rede „Von der Kunst" in der Entwicklung des griechischen Prosastiles einnimmt, der lese vorerst irgend einen beliebigen Absatz derselben und unverweilt darauf das erste beste Blatt in den Schriften des Platon oder Isokrates. Er wird sofort die weite Kluft ermessen, welche unsere Rede von den Werken jener Meister scheidet. Von dem sichersten Kennzeichen vollendeter Stilreife, von der „großen, vollen rhythmischen Periode"[1] ist bei unserem Autor so gut als keine Spur zu finden. Kaum jemals ballen sich Worte und Satzglieder zu einer mächtigen, innerlich reich gegliederten Masse zusammen, deren zwei Hälften als Vorder- und als Nachsatz — gleichgewogenen Halbkugeln vergleichbar — einander entsprechen und sich wechselseitig bedingen. Mit der minder üppig entfalteten lysianischen Beredsamkeit zeigt unser Anonymus gelegentliche Berührungen (vgl. 7 und Kommentar dazu). Im reichsten Maße weist sein Werk jedoch die Kennzeichen des „alten" oder archaischen „Stiles" auf, wie der vielleicht genialste Literaturforscher des 19. Jahrhunderts — Karl Otfried Müller — dieselben in wenigen aber markigen Strichen mit unübertroffener Meisterschaft gezeichnet hat.[2] Fast jeder Satz seiner hierher gehörigen Darlegung gleichwie der weiteren Ausführungen, welche Blaß in seinem lehrreichen Buche hinzufügt, paßt auf unser Schriftwerk, als wäre er im Hinblick auf dasselbe geschrieben. Will man das innerste Wesen des frühesten

Prosakunststils mit einem Wort bezeichnen, so darf dieses vielleicht dahin lauten, daß das Ganze der Teile noch nicht Herr geworden war. Diese Teile: jeder Begriff, jeder Ausdruck, jedes Satzglied tritt mit einer Kraft und Wucht, einer Frische und Lebendigkeit hervor, welche einer späteren Zeit nicht mehr eigen sein konnte, in welcher das Einzelne einem gewaltigen Kunstbau als architektonisches Glied sich einzufügen bestimmt war. Daher hier wie bei Antiphon und Thukydides jene äußerste „Schärfe im Wortgebrauche, jene Neigung, die Wörter in einer ungemein sinnschweren Bedeutung“ anzuwenden,[1] jenes Streben, jeden Gedanken durch Hinzufügung seines Gegensatzes wie das Licht durch den Schatten zu steigern und gleichsam in erhabener Arbeit hervorzutreiben.[2] Anders freilich fällt die Vergleichung aus, sobald wir Art und Maß der in Anwendung kommenden Zier- und Ausdrucksmittel (Figuren) gleichwie Tempo und Rhythmus der Rede — kurz die Frage der Zugehörigkeit zu einer oder der anderen Stilgattung (im qualitativen, nicht im historischen Sinne — der genera dicendi) ins Auge fassen. Dann heben sich, falls ich nicht irre, von dem Untergrund der gemeinsamen Zeitfarbe tiefgreifende Unterschiede ab. Zunächst aber tut es Not, das Einzelne zu durchmustern — in einläßlicher, wenngleich nicht in erschöpfender Weise. Genügt es doch vorerst, die Hauptzüge des Bildes festzustellen, dessen genauere Ausführung dem Kommentar überlassen bleiben mag.

Wir beginnen mit dem Element der Rede, mit dem Wort. Hier überrascht uns zuvörderst die Tatsache, daß unsere Schrift mehrere Worte enthält, welche die übrigen Denkmäler der griechischen Literatur überhaupt nicht oder nur ganz vereinzelt darbieten, wie *κακαγγελία* und *αἰσχροεπεῖν*, während andere in der griechischen Prosa entweder (zum mindesten vor der Kaiserzeit) fast ganz und gar oder doch in der hier beliebten übertragenen Bedeutung unheimisch sind; in die erste dieser Kategorien gehört *κάματος*, in die letztere *βλαστάνειν* und *βλάστημα*. Davon ist *κάματος* darum ungemein vielsagend, weil die nicht immer leicht zu ziehende Grenze zwischen „ionisch“ und „poetisch“ hier durch den Umstand mit Sicherheit gezogen wird, daß der allen Gattungen der Poesie geläufige Ausdruck auch den ionischen Prosawerken und darunter selbst jenen der hippokratischen Sammlung (auch im Sinne von Krankheit!) im übrigen nahezu fremd zu sein scheint.[3] Für den metaphorischen Gebrauch von *βλαστάνειν* aber weiß ich aus älterer Sprache nur einen prosaischen Beleg anzuführen, jenes Bruchstück des Protagoras, welches erst vor wenigen Jahren aus der syrischen Übersetzung des Pseudo-Plutarch περὶ ἀσκήσεως bekannt ward: „Nicht sproßt Bildung in der Seele, wenn man nicht zu großer Tiefe kommt“ (Rhein. Mus. 27, 526), was doch kaum anders gelautet haben kann als: οὐ βλαστάνει παιδείη ἐν τῇ ψυχῇ κτέ.[1] Füge ich noch die Bemerkung hinzu, daß in eben den ersten drei Paragraphen, welchen die angeführten Beispiele insgesamt entlehnt sind, auch das überaus seltene ἐπιθύμημα begegnet, gleichwie δείκνυμι in der ungewöhnlichen und poetischen Bedeutung von „entdecken“ und endlich auch der meines Wissens nahezu unerhörte Plural σφοδρότητες,[2] so dürfte wohl der Beweis dafür erbracht sein, daß das Streben nach Schönheit und Erlesenheit des Ausdrucks die Wortwahl unseres Autors nicht wenig beeinflußt hat. Er bewegt sich hierbei in denselben Bahnen wie Protagoras und Gorgias.[3]

Was die Art des Satzbaues betrifft, so bedarf es keines Beweises, daß die von Aristoteles so genannte „anreihende Diktion“ (die εἰρομένη λέξις) in unserer Schrift die weitaus vorherrschende ist. Der zweite Paragraph kann geradezu als ein typisches Beispiel derselben gelten. Die Ansätze zu kunstvollerer Periodenbildung erheben sich wohl nirgends über das Maß, welches uns bei Antiphon begegnet,[4] bleiben aber in der Regel hinter diesem gleichwie hinter dem, was Thukydides hierin geleistet hat, weit zurück. Ungemein häufig ist jene Art der Anknüpfung eines Satzes an den vorangehenden, welche mittels der Wiederholung eines in diesem enthaltenen bedeutungsvollen Wortes erfolgt (vgl. z. B. 9 z. E.) — eine Auskunft, welche zugleich der Unbeholfenheit entspringt und dem Nachdruck dient und aus dem einen wie aus dem anderen Grunde zu den bezeichnenden Merkmalen der ältesten uns erhaltenen Prosawerke, so des herodoteischen, der Reden Antiphons und der Schrift „Vom Staate der Athener“ gehört. Damit hängt es zusammen, daß unser Autor jene Ersatzmittel, welche die Sprache in den Fürwörtern und in zusammenfassenden Ausdrücken von der Art eines „desgleichen“, „und zwar“ usw. darbietet, nur verhältnismäßig selten anwendet und es vorzieht, Verba und Nomina ohne jede solche Abschwächung des Ausdrucks zu wiederholen. Die dadurch bewirkte häufige Wiederkehr derselben Worte und Wortstämme fiel seinen Lesern offenbar ebensowenig lästig wie jenen der soeben genannten Schriftsteller oder auch des Anaxagoras oder des Diogenes von Apollonia.[5] Doch scheint der Sophist, der nach rhetorischer Wirkung strebt und seine Lehren mit dogmatischer

Emphase einschärfen und einprägen will, das Maß des Zeitüblichen um einiges überschritten und das, was ursprünglich nur ein Ergebnis der Ungelenkheit war, zu einem Kunstmittel erhoben zu haben. Uns macht hier und anderwärts leicht den Eindruck ausschweifender Übertreibung, was für die Zeitgenossen nur um eine (dem Laienauge vielleicht kaum erkennbare) Linie über das Maß des Gewöhnlichen hinausging.

Eine andere Eigentümlichkeit unserer Schrift ist eine gewisse steife, abgezirkelte Regelmäßigkeit, welche an die Stilweise archaischer Bildwerke, wie z. B. der Ägineten, erinnert. Diese Wirkung ist das Erzeugnis mehrerer sehr verschiedener Faktoren. Zunächst kommt hierbei der künstlerische Trieb und der geschulte Kunstverstand, welcher strenge Gliederung der Rede heischt, ins Spiel, wobei diese in eine Reihe zumeist an Umfang kleiner, scharf gesonderter, gelegentlich durch auffälligen Wechsel des Tones sich voneinander abhebender Unterabteilungen[1] zerfällt (vgl. in letzterem Betracht den Übergang von 11 zu 12). Ihm gesellt sich ein anderes, mehr logisches als rhetorisches Motiv, welches die architektonischen Glieder des Baues feiner und feiner ausgestalten hilft. Der Verfasser zeigt ein oft bis ins peinliche gehendes Streben nach Korrektheit und Vollständigkeit des Ausdrucks. Daher die mehrfachen Unterscheidungen von Synonymen (wie gleich im ersten Paragraph von *μωμεῖσθαι* und *διαβάλλειν*), die oftmalige Verdeutlichung eines Begriffes durch die Hinzufügung seines negativen Gegensatzes, die mit jugendlichem Eifer ergriffene Verwertung der grammatischen Formverschiedenheiten zum Behufe begrifflicher Unterscheidung (z. B. 11 *οὐ λαμβανόμενοι γὰρ ἀλλ' εἰλημμένοι ὑπὸ τῶν νοσημάτων θέλουσι θεραπεύεσθαι*), die mitunter ans Schulmeisterliche streifende Sorge, einem allgemeinen Satze eine einschränkende Klausel auf dem Fuße folgen zu lassen, z. B. sofort in 1 jenes: „wenn es anders erfunden besser ist als nicht erfunden", und ebenso darf dort neben dem Erfinder der Vervollkommner der Erfindung keinen Augenblick fehlen. Wenn sich so in das Bild unseres Sophisten ein einigermaßen pedantischer Zug einmischt, so liegt die Erklärung hierfür nahe genug. Der berufsmäßige Lehrer ist es gewohnt, jedes seiner Worte auf die Wagschale zu legen; der streitbare Redner und Schriftsteller ist ängstlich darauf bedacht, den ihn umdrängenden Gegnern und Rivalen so wenig Blößen als möglich zu bieten. Daß logische und sprachliche Unterscheidungen für ihn und seine Zeitgenossen den Reiz der Neuheit besaßen, dies werden wir gleichfalls ohne Vermessenheit voraussetzen dürfen. Über diesen, man möchte sagen felsigen Untergrund aber rauscht ein Strom der Beredsamkeit hinweg, der bald in ruhiger Klarheit erglänzend, bald in stürmischer Hast und Fülle dahinbrausend (vgl. 7 und 11), den Hörer unaufhaltsam mit sich fortreißen mußte. Der Verein von Formschönheit und logischer Strenge und der eigenartige Wechsel von besonnenster Ruhe und leidenschaftlicher Bewegung, von äußerster polemischer Schärfe (*ἀγνοεῖ ἄγνοιαν ἁρμόζουσαν μανίῃ μᾶλλον ἢ ἀμαθίῃ* 8) und weltmännischer Gewandtheit (man vergleiche den Schlußabschnitt) mußte eine blendende und berauschende Wirkung üben.

Fragen wir nunmehr nach den Kunstmitteln, welche diese Beredsamkeit in ihren Dienst stellt, so dürfen wir vorerst an zweierlei negative Umstände erinnern, welche für die Zeitbestimmung der Schrift von erheblichem Belange sind. Sie zeigt keine Spur eines folgerichtigen Strebens nach Meidung des Hiats (vgl. Kommentar zu 1), und nicht minder fremd ist ihr die Scheu einer späteren Epoche, „in bekannte Versarten, den Hexameter z. B., zu geraten".[1] Vielmehr steht unser Autor in letzterem Betracht ganz und gar auf dem Standpunkt eines Heraklit, eines Herodot oder Protagoras.[2] Genauer gesprochen, er meidet nicht nur nicht die Rhythmen der Poesie, er verwendet sie vielmehr, man darf wohl sagen absichtlich (vgl. in 1 *ἀλλὰ κακαγγελίῃ, — ἐς τὸ τὰ τῶν πέλας ἔργα,* — in 2 *ὀφθαλμοῖσιν ἰδεῖν*) und erinnert hierin einigermaßen an Thrasymachos, der nach Cicero Orator 175 „nimis numerose" geschrieben hat, nicht minder als an die platonische Nachbildung der Sophistenberedsamkeit im Symposion — eine Nachahmung, an welche wir auch anderweitig mehrfach gemahnt werden. Sind dies insgesamt gemeinsame Züge der vorisokratischen Beredsamkeit, so gilt es jetzt auch die Unterschiede ins Auge zu fassen, welche innerhalb dieser frühesten Entwicklungsphase griechischer Eloquenz verschiedene Gattungen und Richtungen voneinander sondern. Die Kühnheit der Metaphern ist eine ungleich geringere als bei Gorgias und wohl auch bei Antiphon.[3] Die in Anwendung kommenden Bilder dienen zur Beleuchtung der Argumente und wachsen aus diesen wie ungesucht hervor. Sie sind niemals Selbstzweck; die Stärke der Darstellung liegt vielmehr in der kraftvollen Geschlossenheit der Beweisführung und in der von dieser erforderten Proprietät des Ausdrucks (*κυριολεξία*) weit mehr als in dem allerdings nicht gänzlich fehlenden schmückenden Beiwerk. An Antithesen ist selbstverständlich kein Mangel. Denn wie anders als in Gegensätzen sollte sich die zugleich so energische und in betreff der Ausdrucksmittel noch einigermaßen arme und einförmige Gedankenarbeit unseres Autors bewegen? Allein sehr bezeichnend für ihn ist es, daß uns in der Regel und selbst dort, wo die Häufung von Gegensätzen die stärkste ist (7), fast durchweg mehr Real- als Verbalantithesen begegnen, bei welchen Gleichklang nur selten und strenges Gleichmaß der Glieder nicht allzu geflissentlich erstrebt wird. Was sich von derartigem findet, entspringt zumeist absichtslos dem bebegrifflichen Gegensatz (wie jenes *ἢ παρουσίῃ ἢ ἀπουσίῃ* 9 oder *ἀτυχίην* und *εὐτυχίην* 4). Auch von sonstigen Assonanzen, welche die damalige Redekunst so sehr liebte, wird nur ein mäßiger Gebrauch gemacht, und gehören die betreffenden Fälle wohl ohne Ausnahme zu den gangbarsten, allen Epochen und Gattungen der griechischen Literatur geläufigen Ziermitteln.[1] Über die ganze Darstellung ist endlich ein Hauch von ionischer Anmut, man möchte fast sagen von ionischer Sangbarkeit gebreitet, wodurch sie sich von der Strenge und Herbheit der Diktion eines Antiphon oder Thukydides aufs deutlichste abhebt.

Wenden wir uns von der Form zum Gehalt der Schrift, so läßt sich ihr Urheber mit einem Worte am besten als Aufklärer bezeichnen. Er hat, wie wir schon eingangs sahen, über viele der großen Fragen, welche seine Zeit bewegten, nachgedacht, und von dem Umfang seines Nachdenkens müssen wir angesichts der beträchtlichen Zahl allgemeiner Gedanken, welche der Raum dieser wenigen Blätter und der Rahmen ihres engbegrenzten Gegenstandes umschließt, eine hohe Meinung gewinnen. Daß er ein Mann von universellster Bildung, daß sein Gesichtskreis ein ungemein weiter war, ist selbstverständlich. Nicht minder, daß er zu der Vorhut der erleuchteten Geister seines Zeitalters gehörte. In hohem Grade überraschend ist der baconische Geist, der die ganze Schrift durchweht. Die sinnliche Wahrnehmung und die aus ihr gezogenen Schlüsse gelten dem Verfasser als die einzige Quelle des ärztlichen wie jedes anderen Wissens. Die Natur, die nicht freiwillig Rede steht, wird auf die Folter gespannt und zur Zeugenschaft genötigt — jenes baconische Bild, welches der modernen Literatur so vertraut und dem Altertum so viel ich weiß im übrigen volltsändig fremd ist. Wo die Beobachtung, das Experiment und der auf sie gegründete Schluß nicht ausreicht, dort erheben sich die unübersteiglichen Schranken menschlicher Einsicht. Die allwaltende Kausalität wird mit einer Schärfe und Strenge, wie sonst in jenem Zeitalter nur von Demokritos, als die ausnahmslose Norm alles Geschehens anerkannt und verkündet. Das Verhältnis von Ursache und Wirkung ist die Grundlage der Voraussicht, wie diese die Grundlage der rationellen Praxis ist. Die Dinge haben feste, sicher begrenzte Eigenschaften. Um verschiedene Wirkungen zu erzielen, müssen verschiedene Ursachen ins Spiel kommen; was in einem Falle nützt, muß in einem sehr verschiedenen oder entgegengesetzten schaden; was durch richtigen Gebrauch sich als heilsam erwies, muß sich durch unrichtigen Gebrauch als verderblich erweisen. Die Begrenztheit menschlichen Könnens wird aufs deutlichste erkannt und aufs allereindringlichste betont. Von jeder Maßlosigkeit der Prätensionen in betreff der dem Menschen erreichbaren Naturbeherrschung ist unser Autor ebensoweit entfernt wie von aller fantastischen Willkür in betreff der Naturerklärung und -Erkenntnis. Daß eine Schrift, welche das Evangelium des induktiven Geistes mit so vollendeter Klarheit und mit so unübertroffenem Nachdruck predigt, von den Neueren ganz und gar vernachlässigt und in der Geschichte der Wissenschaft und der Philosophie bisher kaum einer Erwähnung wert gefunden ward, dies darf als eine der befremdlichsten Tatsachen gelten, welche die Literaturgeschichte verzeichnet. Doch ich habe unrecht. Der Text unserer Sophistenrede liegt freilich noch gar sehr im argen und zeugt von dem geringen Anteil, welchen sie den Philologen und den in ihren Spuren wandelnden Historikern eingeflößt hat. Allein jene Gleichgültigkeit, die uns in Erstaunen setzt, war doch keine ausnahmslose. Ein glänzender Vertreter der letzten großen Aufklärungsepoche, Pierre Jean George Cabanis, hat in seinem Buche „Du Degré de Certitude de la Médecine“ der Schrift *Περὶ τέχνης*, die ihm natürlich als das Werk des großen Hippokrates gilt, die volle, ihr gebührende Ehre erwiesen. An allen Gipfelpunkten seiner Beweisführung berührt er sich nicht nur mit den darin dargelegten Lehren aufs engste, er wird auch nicht müde, große Stücke derselben teils in buchstäblicher Übersetzung, teils in freier Wiedergabe anzuführen (man vergleiche p. 65f., 104, 126, wohl auch 109 der Pariser Ausgabe vom Jahre 1803). Und am Schlusse seines Werkes, wo er die Hauptpunkte seiner Argumentation zusammenfaßt, tut er kaum etwas anderes, als daß er die Grundgedanken unserer ihm so wohlbekannten Schrift in wenig veränderter Fassung wiedergibt (p. 160, vgl. auch p. 112f. und 124f.).[1]

Die These, welche unser Autor zu erhärten unternimmt, ist in Wahrheit eine zwiefache. Die Natur der Dinge überhaupt und die Beschaffenheit des menschlichen Körpers insbesondere bilden eine ausreichende Grundlage für den Bestand der Heilkunst —; und andererseits: diese Kunst besteht in Wirklichkeit, und ihre Adepten erzielen erhebliche Erfolge. Der erste Teil dieser Aufstellung wird, wie jeder einsichtige Leser zugestehen muß, wirklich und nicht bloß scheinbar erhärtet. Die Elemente des Beweises sind eben jene, welche der Arzt Mirabeaus am Schlusse seines Buches anführt. In einer Welt, in welcher alle Dinge feste Eigenschaften besitzen und alle Vorgänge nach unverrückbaren Ordnungen verlaufen, in welcher es ferner sehr zahlreiche dem menschlichen Machtbereich unterworfene Faktoren gibt, welche unser gesundes und krankes Leben in der mannigfachsten Weise beeinflussen, ist an sich die Möglichkeit vorhanden, durch die angemessene Auswahl und Verwendung dieser Faktoren auf die Krankheitsphänomene einzuwirken (5, 6). — vorausgesetzt, das der menschlichen Wahrnehmung und Intelligenz das hierzu erforderliche Maß von Einsicht in den Verlauf der Krankheitsprozesse gegönnt ist. Das letztere sucht unser Redner durch die höchst überraschenden Ausführungen zu erweisen, welche den Schluß der Schrift ausmachen und in denen die damals bekannten diagnostischen Hilfsmittel zusammengefaßt und in geistvollster Weise unter allgemeine, zum Teil rein physikalische Gesichtspunkte gerückt werden (13). Die Gesamtheit dieser Erörterungen bildet ein in sich wohlgeschlossenes Ganzes, welches dem Büchlein, das sie enthält, unseres Erachtens einen sehr beträchtlichen Wert verleiht und es zu einem wichtigen Markstein in der Entwicklung des hellenischen Geistes macht. Dasselbe leistet insofern all das, was von dem Erzeugnis eines hochgebildeten Denkers und Schriftstellers, der sich mit dem Fachwissen seiner Zeit genügend vertraut gemacht hat, um die leitenden Gedanken desselben zu durchdringen und zu beherrschen, irgend erwartet werden kann.

Anders steht es mit dem zweiten Teil der Aufgabe, die unser Autor sich gestellt hat. Wie der Beweis, daß die Ärzte eines bestimmten Landes oder Zeitalters in Wahrheit das leisten, was sie zu leisten vorgeben, überhaupt erbracht werden kann, dies ist nicht eben leicht zu sagen. Fehlt es doch auch heute, selbst in den Kreisen der Höchstgebildeten, nicht an solchen, welche sich den Ansprüchen der Heilkunst gegenüber, nur etwa von den chirurgischen und anderen drastischen Eingriffen abgesehen, durchaus ablehnend und skeptisch verhalten. Und auch an Logikern von höchstem und bestverdientem Rufe hat es im letzten Jahrhundert nicht gefehlt, welche angesichts der Unzahl der bei jedem einzelnen Krankheits- und Genesungsfalle zusammenwirkenden, zum größten Teil unkontrollierbaren Faktoren alle spezifische Erfahrung auf diesem Gebiete für trügerisch und es für unmöglich erklärt haben, die Heilkraft irgend einer Arznei auf anderem als auf deduktivem Wege, d. h. auf Grund der durch das Experiment festgestellten physikalischen, chemischen oder physiologischen Eigenschaften derselben zu erkennen.[1] Liegen hier auch unzweifelhafte Übertreibungen vor, so darf doch daran erinnert werden, daß eben die Forschungsmittel, welche diese Skepsis in erheblichem Maße einzudämmen gestattet haben, dem Zeitalter, dem unsere Schrift entstammt, völlig unbekannt waren.

Ich spreche von den Fortschritten der Naturwissenschaft, welche die zuletzt genannte Forderung doch mindestens in einer kleinen Zahl von Fällen zu erfüllen erlaubt haben, von der, das spezifische Experiment bis zu einem gewissen Grade ersetzenden, annähernd genauen Beobachtung von Massenerscheinungen (Morbilitäts- und Mortalitätsstatistik),[2] schließlich von der seither so unendlich weit vorgeschrittenen Diagnostik und der durch die pathologische Anatomie geschaffenen Kontrolle ihrer Ergebnisse. Unter diesen Umständen blieb unserem Apologeten nur zweierlei übrig: der Hinweis auf die rohe, unzergliederte Erfahrung und die auf ihr beruhende nichts weniger als einmütige allgemeine Meinung; ferner und hauptsächlich die Aufdeckung der mannigfachen Fehlerquellen, aus welchen so viele irrtümliche, der Wertschätzung der Heilkunst abträgliche Urteile fließen. Und dies sind in der Tat die Wege, welche unser Schutzredner betreten hat und zumeist mit unleugbarem Geschicke gewandelt ist. Aber freilich ist dies auch der Punkt, an welchem die Schwächen seiner Darstellungsweise am deutlichsten hervortreten. Es sind dies eben die Schwächen, welche jedem wie immer gearteten Plaidoyer, im weitesten Sinne dieses Wortes, anzuhaften pflegen. Wo vollgültige Beweise fehlen, da stellt sich ja allenthalben gar leicht das Bestreben ein, nur halbzulängliche Argumente für völlig ausreichende auszugeben und die Lücken der Beweisführung durch bloße zuversichtliche Behauptungen zu verdecken. Dieser advokatenhafte Zug, welchem wir selbst in angeblich rein wissenschaftlichen, nur der systematischen Ergründung der Wahrheit gewidmeten, an einen erlesenen Kreis von Fachmännern gerichteten Darlegungen nur allzu oft begegnen, ist den Reden und Schriften, die eine bestimmte These zu erhärten unternehmen und sich an eine weit ausgedehnte, bunt zusammengesetzte Zuhörerschaft wenden, allezeit eigen — den Erzeugnissen antiker und moderner Volks-, Parlaments- und Kanzelberedsamkeit nicht minder als jenen der heutigen Journalistik und der Popularphilosophie aller Epochen. Dem Werke unseres Anwalts kann dieser Zug um so weniger fremd sein, da die ungewöhnlich weit getriebene Sorge um Schönheit des Ausdrucks, um Wohlklang und rhythmischen Tonfall jene behutsamen Einschränkungen, jene ängstlich bemessenen Unterscheidungen zwischen Möglichkeit und Wahrscheinlichkeit, zwischen Wahrscheinlichkeit und Gewißheit, welche das innerste Wesen streng wissenschaftlicher Darstellung ausmachen, wie von selber zurückweist. Einige Beispiele mögen das Gesagte verdeutlichen helfen.

Nichts kann zugleich wahrer und bedeutsamer sein als die scharfe Grenzlinie, welche der Verfasser zwischen den an Zahl geringen Krankheiten zieht, die sich durch unverkennbare, an der Oberfläche des Leibes wahrnehmbare Veränderungen kundgeben, und der weitaus größeren Anzahl derjenigen Leiden, bei denen nichts derartiges der Fall ist (9). Nichts ist berechtigter als der Hinweis auf den Umstand, daß uns bei der ersten Gruppe von Erkrankungen die Natur selbst ein belangreiches diagnostisches Hilfsmittel darbietet, welches uns bei der letzteren im Stich läßt. Daß aber jene darum auch dem Bemühen des Arztes durchweg geringere Schwierigkeiten in den Weg stellt als diese, das behaupten, hieße schon einen gewagten, durch den tatsächlichen Sachverhalt keineswegs genügend gestützten Schluß ziehen. Man denke beispielsweise an die Beulenpest oder an jene oft todbringenden Ausschläge, deren die Heilkunst heute so wenig wie im Altertum Herr geworden ist. Der Verfasser bleibt aber selbst hierbei nicht stehen; er versteigt sich zu dem vermessenen Ausspruch, die Heilung dieser Krankheiten müsse den tüchtigen Ärzten immerdar und ausnahmslos gelingen. Ebenso verfolgt er (11) den an sich zugleich tiefsinnigen und geistvollen Gedanken, daß zwischen Erkenntnis der Krankheitsursachen einerseits, Prophylaxis und Therapie andererseits der engste Zusammenhang bestehe, im Feuer der Rede bis zu einem unzulässigen Schlusse (*εἰ γὰρ ἠπίσταντο — μεγαλύνεσθαι*). Eine wahrscheinlich unabsichtliche Äquivokation liegt uns (6) in der bedeutsamen auf das *αὐτόματον* bezüglichen Stelle vor Augen. Der Satz, daß nichts ursachlos geschieht, ist nicht identisch mit dem anderen, daß keine Wirkung und somit auch keine Heilwirkung ohne eine äußere Ursache erfolge. Doch ist diese Irrung in dem Zusammenhang, dem sie angehört, von vergleichsweise geringem Belang. Denn dort, wo eine Gesundheitsstörung ohne jedes äußere Zutun durch das bloße Wirken der sog. Naturheilkraft überwunden wird, ist doch zum mindesten die Fernhaltung störender Einflüsse erforderlich; und unser Anonymus durfte insofern nicht mit Unrecht behaupten, daß keine Krankheitsheilung mit voller Sicherheit als eine völlig und ausschließlich spontan erfolgende angesprochen werden könne. Nur die kausale Verknüpfung der Sätze bleibt eine unrichtige, da die Leugnung des *αὐτόματον* im Sinne der Ursachlosigkeit nicht auch die Verneinung der Spontaneität der Heilungen in sich schließt. Gleichwie in dieser Glanzpartie unserer Schrift, so laufen auch in einer anderen die Fäden der Wahrheit und des Irrtums gar seltsam durcheinander. Ich spreche vom § 5, wo unser Autor mit meisterhaftem taktischem Geschick und zugleich mit tiefster Einsicht in die Natur der Sache das Walten der Heilkunst über die Grenzen ihrer berufsmäßigen Pflege ausdehnt und auch jene Laien, welche zufällig und absichtslos auf diätetisch oder therapeutisch heilsame positive oder negative Maßnahmen verfallen (man beachte in letzterer Rücksicht die Worte: *ὅτι ἢ δρῶντές τι ἢ μὴ δρῶντες*), darunter auch solche, welche der Kunst der Ärzte skeptisch gegenüberstehen (*οἱ μὴ νομίζοντες αὐτὴν εἶναι*), als Zeugen für ihren Bestand anruft. Was er damit als tatsächlich vorhanden erweist, ist die Naturbasis der Heilkunst, nicht diese selbst, wie sie von ihren fachmännischen Vertretern geübt wird; und hundertmal recht hat er ohne Zweifel, das Schwergewicht seiner Argumentation nicht auf diese, sondern auf jene zu legen. Allein der Begriff der *ἰητρική* gerät dadurch in ein gar bedenkliches Schwanken; er schillert zwischen den beiden Bedeutungen in einer Weise, die gleichsam nach einem eindringlich prüfenden, die Begriffe sichtenden und die Schlüsse wägenden Sokrates zu rufen scheint.

In anderen Fällen tut jedoch bei der Würdigung der in Anwendung gebrachten Beweisgründe große Vorsicht not. Einzelargumente, die, so lange wir sie isoliert betrachten, den Eindruck des Trügerischen machen und zum mindesten bloße Möglichkeiten für Wirklichkeiten auszugeben scheinen, verlieren diesen Charakter, sobald wir andere Partien der Schrift zu ihrer Beleuchtung heranziehen. So jener Satz (11): „Denn wenn die Krankheit vom selben

Punkte wie die Behandlung ausgeht, so ist sie nicht schneller, wohl aber, wenn sie einen Vorsprung gewonnen hat. Einen Vorsprung aber gewinnt sie durch die Dichtigkeit der Körper, vermöge welcher die Krankheiten nicht offen zutage liegen, und durch die Lässigkeit der Kranken.“ Man täte dem Verfasser das schwerste Unrecht, wenn man diese Behauptung in der vollen Allgemeinheit, mit welcher sie ausgesprochen wird, für seine wahre Meinung hielte und ihm demgemäß die ungereimte Ansicht zur Last legte, es sei lediglich der verspätete Beginn der ärztlichen Behandlung an ihren gelegentlichen Mißerfolgen schuld, mit anderen Worten, es gebe keine an und für sich unheilbaren Krankheiten. Diese so naheliegende Auslegung ist darum grundfalsch, weil unser Apologet keinen Gedanken so oft und so nachdrücklich ausspricht als den, daß es Leiden gibt, welche die ärztliche Kunst an und für sich zu bewältigen unvermögend ist, weil die ihr zu Gebote stehenden Mittel begrenzt und gar häufig schwächer sind als die Stärke der Krankheit (man vergleiche 3, 8, 11, 14). Mithin ist der obige Ausspruch nicht die willkürliche Verallgemeinerung, als welche er auf den ersten Blick erscheint, sondern er kann im Grunde nichts anderes besagen sollen als dies. An sich heilbare Leiden nehmen keinen so raschen ungünstigen Verlauf, daß die ärztliche Kunst sie nicht zu ereilen vermöchte; denn wie könnten sie sonst heilbar sein? Wohl aber findet dies dann statt, wenn sie einen Vorsprung gewonnen haben, welchen ihnen eben die zwei hier namhaft gemachten Ursachen häufig gewähren. Nicht viel anders steht es um die wenige Zeilen vorher begegnende Behauptung, daß, wo die Natur der Körper die Erkenntnis gestattet, sie auch die Heilung erlauben wird. Auch hier steht der anstößigen Allgemeinheit des Satzes die vorerwähnte weitreichende Einschränkung gegenüber. Dies sind, so weit wir zu urteilen vermögen, die einzigen, nicht eben zahlreichen Fälle, in welchen sich der Verfasser der Schrift „Von der Kunst“ von seinem oratorischen und apologetischen Eifer zu ungebührlichen Aufstellungen oder doch zu Äußerungen fortreißen läßt, welche mindestens in formaler Rücksicht nicht als völlig tadellos gelten können.

Auf ein anderes Kerbholz sind die groben Irrungen zu schreiben, die uns in dem so denkwürdigen metaphysischen Abschnitt (2) begegnen. Denn wollten wir in diesen nur gelegentliche und gleichsam zufällige logische Verstöße oder gar bloße rhetorische Fechterstreiche unseres Ungenannten erblicken, so würden wir in dem einen Falle von seiner Einsicht allzu groß, in dem anderen von seiner Redlichkeit allzu gering denken. Daß hier vielmehr ernste, wenn auch noch so irrtümliche Überzeugungen zum Ausdruck kommen, daran können wir, so schwer uns dies auch fallen mag, vornehmlich aus zwei Gründen nicht zweifeln. Einmal deshalb, weil im Beginn des folgenden Abschnitts auf eine genauere und mehr systematische Ausführung des hier beiläufig verwendeten Argumentes verwiesen wird; nicht minder darum, weil die Begriffsverwirrung, die uns in so großes Erstaunen setzt, nicht etwa nur an dieser Stelle auftaucht, sondern das gemeinschaftliche Eigentum des Zeitalters ist, dem unsere Rede angehört. Die Heilkunst muß in Wahrheit existieren, da wir von dem Nichtexistierenden überhaupt keine Kunde haben — dies klingt unseren Ohren wie der Traum eines Fieberkranken. Allein die Lehre, daß einer vorhandenen Vorstellung eine Realität entsprechen müsse, weil wir von dem Unwirklichen keine Kenntnis besitzen könnten, ist selbst dem Denker nicht völlig fremd, den wir bereits als den metaphysischen Gegenfüßler unseres Sophisten kennen gelernt haben, nämlich dem Melissos,[1] und läßt uns schon hierdurch die große Ausdehnung ihres Verbreitungsgebietes erkennen. Das hierauf bezügliche Problem, wie es denn möglich sei, etwas Unwirkliches für wirklich zu halten, Unwahres zu glauben oder selbst nur auszusprechen, erscheint auch bei Platon mehrfach als eine ernste Denkschwierigkeit, welche seine Vorgänger und Zeitgenossen in Atem gehalten[2] und die er selbst nicht ohne einen beträchtlichen Aufwand kraftvoller Geistesarbeit überwunden hat. Die Wurzel dieses wunderlichen Irrtums aber ist in der noch unzulänglichen Unterscheidung zwischen Urteil und Anschauung, in der noch fehlenden Analyse des Erkenntnisprozesses zu suchen.[3] Dieselbe prägt sich, wie wir schon eingangs bemerkt haben, auch in der philosophischen Sprache unseres Anonymus nicht minder als in jener des Sophisten Antiphon, des Kritias oder Melissos deutlich aus, ja sie hat auch auf Platon selbst nicht jeden Einfluß zu üben verfehlt und, wenn dies auszusprechen erlaubt ist, in seiner Ideenlehre ihren, man möchte sagen weltgeschichtlichen Ausdruck gefunden.

Doch ich habe vielleicht schon allzuviel behauptet. Die Lehre, daß jeder Vorstellung eine Wirklichkeit entspreche,[4] scheint in 2 ziemlich unzweideutig ausgesprochen. Allein wie läßt sich damit die auf das *αὐτόματον* bezügliche Erörterung in 6 zusammenreimen, in welcher diesem Begriff jegliche Realität abgesprochen wird, so daß von ihm nichts als ein bloßer Name übrig bleibt? Die den alten Denkern gegenüber so beliebte Auskunft, sie seien sich des widerspruchsvollen Charakters ihrer Lehren nicht bewußt geworden, dürfte diesmal schwerlich Stich halten. Denn der Widerspruch wäre ein zu augenfälliger und die Nachbarschaft der beiden Stellen eine zu nahe, als daß man derartiges auch bei einem schwächeren Geiste als dem unseres Autors für irgend möglich halten könnte. Man wird vielmehr nicht umhin können anzunehmen, daß jene zu so verkehrten Folgerungen führende Doktrin im Geiste ihres Urhebers von Vorbehalten und Einschränkungen begleitet war, welche uns unbekannt sind, auf deren Vorhandensein aber er selbst durch die Anfangsworte des 3. Abschnitts, in welchem auf eine vollständigere und klarere Darlegung jener Lehren Bezug genommen wird (μὴ ἱκανῶς, σαφέστερον), hinzuweisen scheint.[1]

Wir können uns der Aufgabe nicht entschlagen, nach dem Ursprung jener zu so ungereimten Konsequenzen führenden Lehre zu forschen. Es ist nicht leicht, aber unerläßlich, sich einen Geisteszustand zu vergegenwärtigen, in welchem der Erkenntnisprozeß noch ganz und gar keiner eindringenden Zergliederung unterzogen worden war und in welchem demgemäß so fundamentale Verrichtungen wie das Empfinden, das Vorstellen und Urteilen noch nicht scharf voneinander gesondert waren, ja jeder festen Bezeichnung ermangelten. Da konnte es kaum anders geschehen, als daß der irreleitende Einfluß, welchen die Formen der Sprache allezeit zu üben geeignet sind, ein nahezu überwältigender war. *Abstraktionen tragen dasselbe sprachliche Gewand wie die Gegenstände sinnlicher Wahrnehmung.* Die letztere erscheint dadurch nur allzu leicht als der Typus jeglicher Erkenntnis, und was von ihr mit Recht oder Unrecht gilt, wird unbedenklich auch auf diese übertragen. Ein Urteil oder vielmehr eine lange und komplizierte Reihe von solchen, welche in den Ausspruch mündet: Eine Kunst, eine Wissenschaft, eine Tugend usw. existiert, — erscheint in demselben Lichte wie ein solches, welches die Existenz irgend eines Dinges der Sinnenwelt behauptet. Wie das letztere auf ein Schauen oder Wahrnehmen irgendwelcher Art gegründet ist, so scheint auch das erstere auf einen derartigen Vorgang zurückzugehen. Mit anderen Worten, ein naiver Realismus (im scholastischen Sinn des Wortes) steht ebenso naturgemäß an der Spitze alles metaphysischen Denkens, wie der Fetischismus und der Polytheismus an der Spitze des theologischen Denkens stehen. Trachten wir von hier aus den individuellen Standpunkt unseres Ungenannten genauer zu umgrenzen, so müssen wir uns der folgenden Tatsachen erinnern.

Wir haben den Verfasser der Schrift „Von der Kunst“ bereits als einen Gegner der Eleaten, zumal des jüngsten Vertreters dieser Schule, des Melissos, kennen gelernt. Desgleichen haben wir den metaphysischen Haupttrumpf nicht vergessen, der augenscheinlich den Kern- und Zentralpunkt seiner ontologischen Lehre bildet und welchen er Widersachern gegenüber auszuspielen so sehr gewohnt ist, daß er auch bei diesem speziellen Anlaß seiner wenigstens vorübergehend zu gedenken nicht umhin kann und der also lautet: das Wirkliche wird allezeit geschaut und erkannt, das Unwirkliche aber wird weder geschaut noch erkannt. Dieser Satz bezieht sich, wie von vornherein zu vermuten stand und der von uns hervorgehobene gegnerische Satz des samischen Denkers außer Frage stellt, zunächst und ursprünglich auf die Realität der Sinnenwelt. Der summarischen Leugnung derselben gegenüber, welche die Eleaten verkündet und zumal Melissos auf eine Reihe der gröbsten Fehlschlüsse gestützt hatte, war die Selbstbesinnung am Platze, welche sich zu Äußerungen gleich den folgenden gedrängt sehen mochte. Wir Menschen können die Schranken unserer Natur nicht durchbrechen. Die für uns überhaupt erreichbare Wahrheit muß innerhalb derselben gelegen sein. Wenn wir das Zeugnis unserer wahrnehmenden Fähigkeiten einfach verwerfen, mit welchem Recht können wir unseren sonstigen Fähigkeiten vertrauen, und vor allem, wo bleibt uns dann noch ein Stoff der Erkenntnis übrig? Ja mehr als das, wo sollen wir ein Kriterium der Wahrheit suchen, und welchen Sinn können wir mit den Worten „wahr“ und „unwahr“ verknüpfen, sobald wir die uns allein zugängliche, die menschliche Wahrheit in Bausch und Bogen verworfen haben? Diese und ähnliche Erwägungen mußten, wie das Echo der Stimme folgt, als der natürliche und in nicht geringem Maße als der berechtigte Rückschlag des gesunden Sinnes und der vertieften Reflexion des Zeitalters gegen die eleatischen Paradoxien laut werden. Zugleich mußte es mit Wunderdingen zugehen, wenn diese Reaktion nicht über das Ziel geschossen hätte, wenn sie, die in erster Reihe der Rehabilitation des Sinnenzeugnisses galt, an eben dieser Stelle Halt gemacht und nicht die damals noch so schwankende Grenzlinie zwischen „Wahrnehmung und Urteil, Wahrnehmungsurteil und Urteil überhaupt“[1] zum mindesten gelegentlich überschritten hätte. Was wir wahrnehmen, ist wirklich; so lautete der wesentliche und gleichsam kernhafte Teil der dem melisseischen Satz gegenübertretenden These. Auch Urteile, die den bloßen Schein von Wahrnehmungen besitzen, ruhen auf gleich sicherer Basis — diese Behauptung war gleichsam der Schweif, der sich an jenen leuchtenden Kern heftete und sein Licht zu einem trügerischen und vielfach verwirrenden machte. Wir täuschen uns wohl nicht, wenn wir den Standpunkt unseres ungenannten Denkers hiermit einigermaßen enger umschrieben zu haben wähnen. Ihn in völlig klare und unzweideutige Worte zu fassen, wäre wahrscheinlich ein vergebliches Bemühen, schon darum, weil es geläuterte und fest umgrenzte Gedanken einer reiferen Epoche an die Stelle der unsicheren und tastenden Versuche einer früheren Stufe der Geistesentwicklung setzen würde.

Der Fortgang unserer Untersuchung nötigt uns, den Wortlaut des soeben erörterten Satzes zu wiederholen und ihm einen Ausspruch gegenüberzustellen, der ebenso allbekannt und vielberufen ist, wie sein in der ärztlichen Schriftensammlung verborgener Widerpart bisher wenig gekannt und gewürdigt war. Ich meine den so vielfach, ja bis zum Überdruß behandelten, auch in unserer Literatur typisch gewordenen Kernsatz des Sophisten Protagoras, welcher den Menschen zum Maß der Dinge erhoben hat:

Ἀλλὰ τὰ μὲν ἐόντα αἰεὶ ὁρᾶται τε καὶ γινώσκεται, τὰ δὲ μὴ ἐόντα οὔτε ὁρᾶται οὔτε γινώσκεται. [Hippocrat.] De arte 2.	*Πάντων χρημάτων μέτρον ἄνθρωπος, τῶν μὲν ἐόντων, ὡς ἔστι, τῶν δὲ μὴ ἐόντων, ὡς οὐκ ἔστιν.* Protagoras, Frg. 1 Frei = Frg. 2 Vitringa (= Vorsokratiker 536, 11).

Ich nehme keinen Anstand, es als meine seit Jahrzehnten feststehende und, wie ich glaube, sicher erweisliche Überzeugung auszusprechen, daß die zwei hier nebeneinander gestellten Sätze genau dasselbe besagen. Die rastlose gelehrte Arbeit der jüngsten Vergangenheit und der Vorgang trefflicher Forscher, unter welchen ich Peipers, Laas und Halbfaß[1] nicht ungenannt lassen will, erlaubt es mir, diesen Erweis mit einem ungleich geringeren Aufwand von Worten und zugleich wohl auch mit größerer Aussicht auf Erfolg zu führen, als dies in der Zeit, welcher jene Wahrnehmung entstammt, irgend möglich gewesen wäre. Die Identität der beiden Sätze wird in der Tat von niemandem geleugnet werden, der die nachfolgende gegenwärtig nicht mehr völlig neue Aufstellung zugibt: der Homo mensura-Satz hat ursprünglich und wesentlich generelle, nicht individuelle Bedeutung, und er gilt der Existenz, nicht der Beschaffenheit der Dinge. Um die Richtigkeit dieser Auslegung zu erkennen, tut nichts anderes not, als daß man den Wortlaut des

Bruchstücks von den in alter und neuer Zeit ihm aufgedrängten Deutungen befreie und es mit derselben unbefangenen Treue auszulegen sich bemühe, welche man anderen Überresten der Vergangenheit gegenüber anzuwenden längst gewohnt ist. Daß diese Ermahnung den Auslegern unseres vielumstrittenen Bruchstücks gegenüber nicht völlig überflüssig ist, dies wird wohl die folgende Darlegung sattsam lehren. Wer nämlich die herkömmliche individualistische Deutung desselben aufrecht erhält, der muß notwendig, falls er nicht etwa von dem Wortlaut des Fragmentes überhaupt abzusehen und die von Platon beliebte Verwendung desselben an seine Stelle zu setzen vorzieht,[1] einen von zwei Wegen betreten, welche ich gleichmäßig als Irrwege bezeichnen zu dürfen glaube. Denn der eine von ihnen ist zwar sachlich möglich, aber sprachlich unmöglich, während von dem anderen genau das Umgekehrte gilt. Wenn — so folgere ich — Protagoras mit jenem Satze das Individuum für das Maß aller Dinge erklären soll, so muß er hierbei entweder an die Beschaffenheit oder an die Existenz der Dinge denken. Die erstere Deutung wäre sachlich nicht unzulässig, da ja die individuellen Verschiedenheiten der sinnlichen Wahrnehmung in jenem Zeitalter bereits die Aufmerksamkeit der Philosophen auf sich zu lenken begonnen hatten. Allein sie scheitert unbedingt an dem Wörtchen *ὡς*, welches man dann, wie dies z. B. kein Geringerer als Zeller[2] tat, mit „wie“ übersetzen muß — eine Übertragung, gegen welche der Sprachgebrauch des Protagoras, wie er aus dem Götterbruchstück und der darin vorkommenden genau parallelen Wendung (*περὶ μὲν θεῶν οὐκ ἔχω εἰδέναι οὔτε ὡς εἰσὶν οὔτε ὡς οὐκ εἰσίν κτέ.*) deutlichst erhellt, eine auf keine Weise zu beseitigende Einsprache erhebt. Nebenbei darf man daran erinnern, daß in jenem Falle das negative Satzglied (*τῶν δὲ μὴ ἐόντων, ὡς οὐκ ἔστιν*, des Nichtseienden, wie es nicht ist) keinerlei verständlichen Sinn ergibt (man vergleiche auch, nebenbei bemerkt, Xenoph. Anabas. IV, 4, 15: *τὰ ὄντα τε ὡς ὄντα καὶ τὰ μὴ ὄντα ὡς οὐκ ὄντα*).[3] Was nun die zweite Auffassung anlangt, so unterliegt sie zunächst einem Einwand, der sie gemeinsam mit der ersten trifft. Denn meines Erachtens konnte niemand, der nicht mit voreingenommenem Sinn an das Fragment herantrat, jemals auf eine Auslegung verfallen, welche unter dem „Menschen“ schlechtweg, zumal dort, wo dieser der Gesamtheit der „Dinge“ gegenübergestellt wird, nicht den Menschen als solchen, sondern ganz im Gegenteil den Einzelnen in seiner Besonderung und in seinem Gegensatze zu anderen Einzelnen versteht. Allein von diesem Argument abgesehen, welchem nicht alle eine gleich zwingende Gewalt zuerkennen werden, läßt sich diese Deutung nicht vom sprachlichen Gesichtspunkt aus als geradezu und unbedingt unmöglich in eben dem strengen Sinne bezeichnen, wie dies von ihrer Vorgängerin gilt. Was soll es aber heißen, wenn das Individuum als der Maßstab für die Existenz aller Dinge erklärt wird? Dies könnte, wenn irgend etwas, so nur die vollständige Leugnung objektiver Realität der Dinge besagen; mit anderen Worten, es wäre ein — nebenbei über die Maßen ungeschickter — Ausdruck für den erkenntnistheoretischen Standpunkt der kyrenaischen Schule, auf welchem weder für „Dinge“ noch für den Begriff des „Seins“ oder der Existenz, sondern nur für individuelle „Affektionen“ (*πάθη*) Raum vorhanden war. Das ganze Altertum aber hat den Standpunkt der Kyrenaiker und jenen des abderitischen Sophisten unterschieden und auseinandergehalten. Und zwar mit vollstem Rechte; denn aus inneren wie aus äußeren Gründen steht das Eine unbedingt fest, daß die Lehre des Protagoras nicht einfach mit jener des Aristippos identisch war.

So wird es denn bei jener Deutung des Homo mensura-Satzes sein schließliches Bewenden haben, welche ihn mit dem metaphysischen Hauptsatz unserer Schrift als völlig gleichwertig erscheinen läßt.[1] Der Ausspruch: „Aller Dinge Maß ist der Mensch, derer, die sind, daß sie sind, und derer, die nicht sind, daß sie nicht sind“, und jener andere: „Das Seiende wird immer geschaut und erkannt, das Nicht-Seiende aber wird weder geschaut noch erkannt“ besagen ganz und gar dasselbe. Wie nahe übrigens die Gefahr lag, dem Satz eine überwiegend individualistische Deutung zu geben, dies erhellt auch aus der neuen Fassung, in welcher er uns hier vorliegt. Denn was ließe sich wohl demjenigen erwidern, der in dem Wort *αἰεί* (*τὰ μὲν ἐόντα αἰεὶ ὁρᾶταί τε καὶ γινώσκεται*) einen Hinweis auf die Mannigfaltigkeit individueller Wahrnehmungen und Meinungen erblickte? Sicherlich nichts anderes, als daß der Zusammenhang, in welchem das Satzglied auftritt, dieser Auslegung widerstreitet. Und noch weniger ungünstig erscheint derselben ein vorhergehender Satz, so lange man ihn isoliert auffaßt, nämlich die Worte: *ἐπεὶ τῶν γε μὴ ἐόντων τίνα ἂν τίς οὐσίην θεησάμενος ἀπαγγείλειεν ὡς ἔστιν;* Man verwandle die rhetorische Frage in die durch sie beabsichtigte Verneinung, und man gewinnt den Satz: *τῶν γὰρ μὴ ἐόντων οὐδεὶς οὐδεμίαν ἂν οὐσίην θεησάμενος ἀπαγγείλειεν ὡς ἔστιν.* Man betone das individualisierende *τίς* oder das ihm entsprechende *οὐδείς*, und vor uns steht die nur wieder durch den Zusammenhang ausgeschlossene Aufstellung, jeder individuellen Wahrnehmung, beziehungsweise jedem solchen Urteil entspreche eine objektive Realität. Genau genommen, widerstrebt die hier neugewonnene Fassung des Satzes einer individualistischen Deutung weniger als die altbekannte. Nur daß sein Urheber diese Verwendung desselben beabsichtigt habe, dies anzunehmen, verwehrt hier der Zusammenhang der Rede ebenso bestimmt wie dort der Wortlaut des Ausspruchs selbst. Man wird sich angesichts dieser Tatsachen den antiken Interpreten des *λόγος Πρωταγόρου* gegenüber zugleich zu schärferem Mißtrauen und zu größerer Nachsicht gestimmt finden, — zu ersterem um so mehr, wenn man bedenkt, daß schon Aristoteles in der Umgebung des vielberufenen Satzes eine Förderung seines Verständnisses nicht gesucht oder doch jedenfalls nicht gefunden hat,[1] während es Platon um eine sorgfältige historisch-kritische Würdigung desselben augenscheinlich nicht zu tun war.[2]

Bedarf das oben gewonnene Ergebnis noch einer Bestätigung, so liegt sie uns im folgenden vor Augen. Wir haben in einer Stelle unseres metaphysischen Abschnitts eine gegen die ihr direkt entgegengesetzte These des Melissos gerichtete polemische Spitze erkannt. Was aber in dem einen Falle die noch mögliche unmittelbare Vergleichung von These und Gegenthese, das lehrt uns im anderen ein unverbrüchliches antikes Zeugnis. Porphyrios, der die metaphysische Schrift des Protagoras noch gelesen hat, sagt uns dort, wo er Stellen aus derselben anführt (die unser Berichterstatter, Eusebios, bedauerlicherweise fallen ließ), dieselbe sei polemisch gegen die Eleaten gerichtet gewesen. Diesem Zeugnis zu mißtrauen, ist nicht der allermindeste Grund vorhanden.[3] Was kann aber wahrscheinlicher sein, als daß Protagoras bei seiner Bestreitung eleatischer Lehren nicht etwa die einer früheren Generation angehörenden Vorkämpfer dieser Richtung, sondern seinen genauen Zeitgenossen,[4] der überdies sein ionischer Landsmann und zugleich (was ihn von Zenon unterscheidet) der einzige dogmatische Vertreter der Schule in jenem Zeitalter war, zur Zielscheibe seines Angriffs gemacht hat? Wie derselbe ausgeführt, durch welche Argumente er gestützt war, darüber sind uns nur vage und unsichere Vermutungen gestattet, auf welche ich an dieser Stelle zum mindesten nicht einzugehen vorziehe. Weit gewisser ist ein anderes, der Umstand, daß dieser Rehabilitation des Sinnenzeugnisses die warmen

Sympathien eben derjenigen Kreise gesichert waren, deren Wissen und Können ganz und gar auf der sinnlichen Wahrnehmung als ihrer alleinigen Grundlage beruhte, und die sich somit zur Teilnahme an dem Flug in die transzendente Welt der Eleaten gar wenig aufgelegt fühlen konnten. Nichts natürlicher, als daß Ärzte und Naturforscher in dem Verächter der Sinnenwelt ihren gemeinsamen Gegner erkannten, und nichts begreiflicher, als daß ein geistvoller Vertreter des empirischen Standpunktes seinen in naturphilosophischen Phantasien befangenen Fachgenossen zurief: Indem ihr willkürlichen Hypothesen folgt und jeder von euch einen anderen Teil dessen leugnet, was die Sinne bezeugen, widerlegt ihr euch wechselseitig und ebnet nur demjenigen den Weg, der folgerichtiger als ihr die Gültigkeit des Sinnenzeugnisses überhaupt bestreitet (*ἀλλ' ἔμοιγε δοκέουσιν οἱ τοιοῦτοι ἄνθρωποι σφέας αὐτοὺς καταβάλλειν ἐν τοῖς ὀνόμασι τῶν λόγων ὑπ' ἀσυνεσίης, τὸν δὲ Μελίσσου λόγον ὀρθοῦν*, Hippocr. de nat. hom. 1 fin., VI, 34 Littré).[1]

An dieser Stelle unserer Erörterung tritt uns ein neues Problem entgegen. Wir haben den metaphysischen Standpunkt des Verfassers der Schrift „Von der Kunst“ als jenen des abderitischen Sophisten kennen gelernt. Dadurch wird uns die Frage aufgedrängt: wie verhalten sich die beiden Männer in anderer Rücksicht zueinander? Welche Übereinstimmungen und welche Unterschiede bestehen zwischen ihnen? Dürfen wir in unserem Autor etwa einen Schüler oder Anhänger des Protagoras vermuten? Oder welches andere Band ist es, das die Beiden verknüpft?

Zunächst darf daran erinnert werden, daß es Söhne einer gemeinsamen, der ionischen Heimat sind, die vor uns stehen, wie die Mundart bezeugt, deren sie sich bedienen. Auch eine persönliche Beziehung zwischen ihnen ist keineswegs ausgeschlossen, da der eine, wie seine Polemik zeigt, der andere, wie die urkundliche Geschichte lehrt, ein Zeitgenosse des Melissos war. Ferner scheint der Apologet der Heilkunst auch in Stil und Sprache sich den Verfasser der „Antilogien“ und der „Niederwerfenden Reden“ mehr als einen anderen der großen Meister seiner Zunft zum Muster genommen zu haben. Zum mindesten wüßte ich keinen zu nennen, welchem so viele von den Zügen eignen, die uns bei unserem Autor begegnen: der feierliche Professorenton und die altertümliche Würde des Auftretens im Bunde mit der äußersten Gelenkigkeit und streitbaren Beweglichkeit des Denkens, während von dem ruhigen Glanz und der Schwerflüssigkeit gorgianischer Rede keine Spur zu finden ist;

ferner die Zuversichtlichkeit oder, wie ein wenig wohlwollender Beurteiler statt dessen wohl sagen mag, die Dreistigkeit im Behaupten;[1] die durch Wiederholungen und das gelegentliche Auftreten der figura etymologica unterztützte dogmatische Emphase;[2] die im großen und ganzen ungleich mehr gewählte als geschmückte Sprache; die mäßige Anwendung der sog. gorgianischen Figuren; der den Ausdruck belebende, aber niemals überwuchernde oder die Stelle des Argumentierens vertretende Gebrauch von Metaphern;[3] der Verein des spitzfindigsten Raisonnement und des peinlich genauen Strebens nach Vollständigkeit und Korrektheit der Darstellung[4] mit stürmisch hastender und die Beispiele häufender Fülle der Beredsamkeit;[5] die fast pedantische Freude an Unterscheidungen der Worte und Wortformen neben dem heißen Blut, welches dem Widersacher gegenüber die stärksten Töne anzuschlagen und die durch ihre Paradoxie überraschendsten Wendungen zu gebrauchen liebt.[6] Einzelnes von alle dem mag bei anderen Sophisten zu finden gewesen sein, ihre Vereinigung können wir wenigstens nur bei Protagoras nachweisen, von welchem doch Platon in seiner karikierenden Darstellung sicherlich ein individuell charakteristisches Bild zu zeichnen beabsichtigt und vermöge seiner hohen dramatischen Begabung auch vermocht hat. Die Übereinstimmung erstreckt sich bis auf kleine Einzelheiten, wie auf den prägnanten Gebrauch des Wortes ὀρθός[7] oder auf jenen Abschluß einer rastlos wogenden Redeflut durch ein winziges Satzglied, welches sich dem schließlichen Stillestehen eines unruhig bewegten, allmählich in engeren und immer engeren Grenzen schwingenden Pendels vergleichen läßt.[8]

So erscheint uns denn der Verfasser der Rede „Von der Kunst“ als ein durchaus treuer und hingebender Jünger des Protagoras, der von ihm ebenso sehr die diesen kennzeichnenden philosophischen Lehren wie alle Äußerlichkeiten der Darstellung und des Auftretens angenommen und entlehnt hat. Nur zwei Umstände machen uns stutzig und wecken einen Zweifel an der Richtigkeit dieses Ergebnisses. Der geschmeidige Schüler tritt mit einem Selbstgefühl auf, wie es sonst nur ihrer Überlegenheit sicheren und gefeierten Meistern eigen zu sein pflegt; er scheut sich nicht, wie wir schon einmal bemerkten, gleich im Eingang der Schrift auf seine „Weisheit“ zu pochen; nichts ist ihm fremder als jeder Zug zurückhaltender Bescheidenheit. Und ferner: läßt sich der Verein stilistischer Eigentümlichkeiten, die wir soeben aufgezählt haben, ganz und gar erlernen und erborgen? Beruht er nicht in beträchtlichem Maße auf der durch Temperament und Charakter bedingten individuellen Eigenart? Wir können diese Bedenken nicht vollständig unterdrücken, aber wir müssen ihnen wohl notgedrungen Schweigen gebieten, es wäre denn, daß sich uns eine andere und bessere Erklärung für die lange Reihe weitreichender Übereinstimmungen darböte, der wir übrigens noch ein letztes und nicht das mindest bedeutsame Glied hinzuzufügen haben.

Wir erwähnten bereits im Eingang dieser Einleitung (S. 4) der von unserem Autor (9) in Aussicht gestellten Schrift „über die anderen Künste". Daß dies, falls jener Verheißung jemals die Tat gefolgt ist, eine Schrift war und nicht etwa bloß ein Agglomerat von Einzelreden, beweist die Einzahl *λόγος*. Denn wenn auch unser Apologet Einzelabschnitte seines Werkes gleich Herodot als *λόγοι* bezeichnet (vgl. den Schlußparagraph), so würde doch das umgekehrte Verfahren dem griechischen Sprachgebrauch durchaus zuwiderlaufen. Nun erinnere man sich jener Stelle des platonischen „Sophistes", an welcher neben der Schrift des Protagoras über die Ringkunst demselben Sophisten auch eine solche „über die anderen Künste" zugeschrieben wird.[1] Hier wird es uns einigermaßen schwer, die Züge des Schülers von jenen des Meisters streng zu sondern. Zu welcher Vermutung sollen wir greifen, um auch diese neue und in so hohem Maß überraschende Übereinstimmung zu erklären? Sollen wir annehmen, daß der ionische Landsmann und Zeitgenosse des Protagoras auch hier in den Spuren seines Lehrers und Vorgängers gewandelt ist? Daß er diesem seinen metaphysischen Hauptsatz, den *λόγος Πρωταγόρου*, abgeborgt und ebendenselben auch in einer besonderen Schrift dargestellt und erläutert, daß er ihm seine stilistische Eigenart bis in geringfügige Einzelzüge herab abgelauscht habe, — dies mochte uns zur Not noch glaublich dünken. Daß er ihm auch auf den weiteren Wegen seiner schriftstellerischen Tätigkeit wie ein Höriger seinem Herrn willig und treulich gefolgt ist, dies durfte uns schon billig wundernehmen. Hier aber handelt es sich nicht mehr bloß um ein Maß der Koinzidenz, welches aller Regeln der Wahrscheinlichkeit zu spotten scheint. Denn nicht von einem fügsamen Nachahmer und Nachtreter, sondern weit eher von einem Gegner oder dem Anhänger einer abweichenden Richtung ließe es sich erwarten, daß er mit einem Schriftsteller, von dem ihn sicherlich nicht mehr als wenige Jahrzehnte scheiden, in einen so seltsamen Wettbewerb einträte. Gewiß mochte Protagoras durch den Erfolg, den er auch auf diesem Gebiete errang, andere zur Nacheiferung reizen. Seine — wie wir eben aus Platons Mitteilung ersehen, — in höchstem Grade populäre und weitverbreitete[1] Schrift über die Ringkunst hat in Wahrheit jüngere Talente zur Behandlung verwandter Themen angeregt. Sollte aber der geistesstarke und sprachgewaltige Dialektiker diesmal seinen Gegenstand — die Darlegung der allgemeinsten Gesichtspunkte, von welchen aus die verschiedenen Künste sich betrachten, deren Werkmeister sich angreifen und wohl auch verteidigen lassen — so wenig erschöpft haben, daß er eine Nachlese übrig ließ, welche sogar einen ihm zeitlich ganz nahe stehenden Schriftsteller, der überdies sein warmer Bewunderer war, zu einer Neubehandlung desselben Themas zu bewegen vermöchte? Fürwahr, dies darf uns mit Fug als völlig unglaublich gelten. Dem Doppelgänger des Protagoras, den wir schon bisher einige Mühe hatten, von diesem selbst zu unterscheiden, müssen wir an dieser Stelle für immer Lebewohl sagen. Nicht Original und Abbild stehen vor uns, sondern die beiden Physiognomien, die einander so täuschend ähnlich sehen, daß wir sie kaum auseinanderzuhalten vermochten, sind in Wahrheit ein und dieselbe. Wenn nicht alles trügt, so ist die Apologie der Heilkunst aus ebendemselben Schreibrohr geflossen, welchem so viele andere, für uns leider verlorene Meisterstücke dialektischer Beredsamkeit entstammt sind.[2]

Mag das voranstehende Ergebnis, welches der Verfasser dieser Blätter im Lauf eines vollen Menschenalters immer wieder von neuem geprüft und als probehältig befunden hat, anderen ebenso gesichert und einleuchtend erscheinen oder nicht, ein Bedenken sollte sie jedenfalls nicht von seiner Annahme zurückhalten: die Frage nämlich, wie es denn möglich sei, daß die Schrift des abderitischen Sophisten unter die Werke des koischen Arztes geraten sei. Das Schicksal antiker Schriftwerke, ihre Erhaltung sowohl wie die Bewahrung ihres Autornamens, hing oft an einem gar dünnen Faden.[3] In unserem Falle vereinigt sich alles, um das Zerreißen des Fadens erklärbar zu machen. Daß beim Entstehen der sog. hippokratischen Sammlung das blinde Ungefähr eine weit größere Rolle gespielt hat als der kritische Scharfsinn, dies ist bekannt genug. Umschließt diese Sammlung doch Schriften, deren Abfassungszeiten weit auseinanderliegen, Werke des verschiedensten Ursprungs und Inhalts, darunter auch solche, die feindlichen Schulen, wie die koische und knidische es waren, angehören. Ja, es fehlt in der Schriftenmasse, welche den Namen des Vaters der Heilkunst an der Stirne trägt, nicht an Stücken, deren Lehrgehalt einen diametralen Gegensatz offenbart, und in einigen Fällen wenigstens läßt sich sogar der Nachweis erbringen, daß ein Bestandteil der Sammlung in direkter polemischer Absicht gegen einen anderen gerichtet ist.[1] Wie sollte es uns da befremden, daß auch die meisterliche, allen Äskulapjüngern gleich werte und willkommene Verteidigung ihrer Kunst darin ein Plätzchen gefunden hat, nicht minder als das gleichfalls rhetorisch gefärbte „Gesetz“[2] oder die Formel des von den Ärzten beim Antritt ihres Berufs zu leistenden Eidschwurs? Nur unter einer Voraussetzung wäre dies nicht zu erwarten gewesen, — falls nämlich die Geisteserzeugnisse unseres Sophisten als solche sorgfältig gesammelt und getreulich behütet worden wären. Nichts spricht jedoch für eine solche Vermutung, alles für ihr Gegenteil. Protagoras hat so wenig als etwa Gorgias oder Prodikos eine Schule gegründet. Keine Schar treuer Jünger wachte eifersüchtig über sein Andenken, keine Schulbibliothek umschloß seine Schriften, kein Grammatiker widmete der Ordnung und Reinigung seiner Bücher den Treufleiß und Scharfsinn gelehrter Arbeit. Die spärlichen Anführungen und der Mangel an eingehenden Beurteilungen auch von Seiten der Kunstrichter beweist, daß der Ruhm des zu seiner Zeit hochgefeierten Mannes ein gar kurzlebiger war. Auch dem Sophisten flicht die Nachwelt keine Kränze. Laertius Diogenes übermittelt uns freilich ein Verzeichnis seiner Schriften, aber nicht der sämtlichen, sondern nur der „erhaltenen“ (*τὰ σῳζόμενα* IX, 55), d. h. derjenigen, welche die Gewährsmänner dieses Skribenten gekannt und gelesen hatten; und wie sorglos auch diese Liste angefertigt ist, zeigt der Umstand, daß selbst die uns unter drei verschiedenen Namen bekannte und noch dem Porphyrios zugängliche metaphysische Hauptschrift des Sophisten darin fehlt.[3] Ebensowenig kennt das Verzeichnis die auf die Künste bezüglichen Schriften, welche dem Platon vorlagen (*τὰ Πρωταγόρεια . . . . . . περί τε πάλης καὶ τῶν ἄλλων τεχνῶν*, Sophist. 233 e) mit alleiniger Ausnahme jener, welche die Ringkunst behandelte. An ihnen, oder doch an dem Bestandteil derselben, der uns hier beschäftigt, scheint sich ein Wort, welches eben Platon auf sie anwendet, in gar seltsamer Weise erfüllt zu haben. Er nennt sie ein „Gemeingut des Lesepublikums“ (*δεδημοσιωμένα που καταβέβληται*). Das zugleich vielverbreitete und schlecht behütete Buch, das einst in aller Händen war und dessen Autorschaft bald niemand kümmerte, ist im eigentlichen Sinne publici iuris oder herrenlos geworden! Diejenigen, für welche sein Inhalt ein mächtiges Interesse zu besitzen fortfuhr, mochten es allein bewahren, ihrer Bücherei einverleiben und mit einem Autornamen versehen!

Doch auch jene, welche sich unsere Ergebnisse nicht sofort oder nicht vollständig anzueignen vermögen — und es fällt ja niemand leicht, eine Vorstellung, die er von früh auf in der Seele getragen hat, mit einem wesentlich anders gearteten Bilde desselben Gegenstandes zu vertauschen —, werden es hoffentlich nicht bereuen, sich mit dem vorliegenden, in seiner Art einzigen Literaturdenkmal etwas einläßlicher beschäftigt zu haben. Können wir aus demselben doch gar manches lernen, und vor allem eines, worauf ich die Aufmerksamkeit meiner Leser zum Schlusse noch so nachdrücklich als möglich hinzulenken wünschte. Man nehme für einen Augenblick an, die Schrift „Von der Kunst“ sei verloren gegangen, und nur der metaphysische Paragraph sei uns erhalten. Und nun male man sich die Konsequenzen dieses Vorkommnisses aus, welches sich so leicht hätte ereignen können. Welch eine Vorstellung hätten wir dann von dem Verfasser des Büchleins gewonnen! Welch ein, ich sage nicht unzulängliches, nicht schiefes und schielendes, sondern der Wahrheit schnurstracks widerstreitendes Bild desselben würde in diesem Falle vor uns stehen! Wie unabweislich würden dann Folgerungen erscheinen, deren vollständige Grundlosigkeit wir jetzt klärlich einzusehen vermögen. Die Unklarheit und Vieldeutigkeit jener metaphysischen Erörterungen würde einen tiefen Schatten auf die Gestalt ihres Urhebers werfen, unter welchem diese ganz und gar verschwinden müßte. Fast ohne Widerrede müßten wir die Behauptung hinnehmen, daß, wer das Dasein der Heilkunst durch so offenkundige Fehlschlüsse zu erweisen bemüht ist, gültige und triftige Beweise für seine These vorzubringen überhaupt nicht imstande war. Denn warum hätte er sonst zu jenen Scheingründen gegriffen, und woher sollte ihm, der in dichtem metaphysischem Nebel tappt, die Erleuchtung kommen, die ihn zu einer halbwegs befriedigenden Vollbringung seiner Aufgabe befähigt? Ich will das Bild nicht weiter ausmalen und auch nicht fragen, wie viel dunklere Farben dasselbe aufweisen würde, wenn auch jener Abschnitt uns nicht in seinem Wortlaut vorläge, sondern durch den Bericht eines Geschichtschreibers oder gar eines Philosophen ersetzt wäre, der seinen Inhalt nicht etwa absichtlich entstellt, wohl aber in gutem Glauben verallgemeinert und in seine vermeintlichen letzten Konsequenzen ausgesponnen hätte.

Die Nutzanwendung liegt nahe genug. Protagoras gilt einsichtsvollen und gewissenhaften Forschern als ein Vorkämpfer subjektiver Willkür, als ein Leugner jeder objektiven Wahrheit, als ein Feind der Wissenschaften; dies alles auf Grund eines Sätzchens, dem wir auch in der hier behandelten Schrift in nur wenig veränderter Fassung begegnen, gleichwie auf Grund von Berichten, die wieder auf nichts anderem fußen, als auf eben diesem Sätzchen. Wie diese allgemeine Charakteristik sich mit den überlieferten Tatsachen zusammenreimen läßt, die man mehr oder weniger widerwillig anzuerkennen pflegt, — diese Frage hat niemals eine ausreichende Beantwortung gefunden. Der Kämpe subjektiver Willkür war zugleich ein Lehrer der Moral, an dessen persönlicher Ehrenhaftigkeit nicht der leiseste Makel haftet, und der das Lob des Hochsinns und der Mannhaftigkeit in ebenso edlen als markigen Worten verkündet hat. Der Verächter der Wissenschaften[1] hat auf den mannigfachsten Gebieten menschlicher Erkenntnis bahnbrechend und schöpferisch gewirkt. Er hat die Sprache, die er selbst so meisterhaft zu handhaben wußte, zum erstenmal zum Gegenstand eindringender Beobachtung und verständiger Zergliederung gemacht; er hat, wenn nicht alles täuscht, das Strafrecht zuerst aus seiner uranfänglichen Verquickung mit der Theologie gelöst, und ihm rationelle, das Heil der Gesellschaft fördernde Ziele gewiesen.[2] Er hat über die Fragen der Gesetzgebung überhaupt Gedanken entwickelt, welche gesund und bedeutend genug waren, um ihn, den Theoretiker, als einen verläßlichen Ratgeber in staatsmännischen Fragen erscheinen zu lassen, und die seinen Freund Perikles bewogen, ihn mit der schwierigen Aufgabe einer kolonialen Gesetzgebung zu betrauen. Er ist an die höchsten Fragen menschlicher Erkenntnis mit einem Verein von ruhiger Gelassenheit und unerschrockenem Mute herangetreten, wie er nur einem lauteren, in sich gefesteten Gemüte zu entspringen pflegt. Er hat endlich über die Anfänge der menschlichen Gesellschaft,[3] wir wissen nicht, mit welchem Maße von historischer Einsicht, aber jedenfalls mit einer Großartigkeit der Auffassung und mit einem Glanz der Sprache gehandelt, welche Platon überbieten zu müssen glaubte, ehe er den gefeierten Mann mit Erfolg anzugreifen und seine Gestalt durch eine verzerrende Darstellung herabziehen zu können hoffen durfte. Der Leugner objektiver Wahrheit und, wie man so gern hinzuzufügen pflegt, aller allgemeingültigen Normen hat mehr als vier Jahrzehnte hindurch in allen Teilen Griechenlands als vielgesuchter und vielbewunderter Lehrer gewirkt, als solcher eine Fülle positiver Lehrsätze nicht nur vorgetragen, sondern (wie die platonische Darstellung und überdies der Titel einer seiner Schriften, „Die gebietende Rede“, zeigt) mit ganz ungewöhnlichem Nachdruck und in der allereindringlichsten Weise eingeschärft und gleich einem Mahnredner oder Prediger verkündet. Auf den verschiedensten Wissensgebieten, in der Tugendlehre wie in der Sprachkunde und in der Redekunst, ist er gesetzgeberisch zu wirken bemüht gewesen, und die Unterscheidung zwischen dem Richtigen und dem Unrichtigen, dem Regelrechten und dem Regelwidrigen hat in seinem Gedankenkreise sicherlich keinen allzu kleinen, weit eher einen über Gebühr ausgedehnten Raum eingenommen. Alle dem steht jener Ausspruch gegenüber, welcher der übereilten und allzu unterschiedslosen eleatischen Verneinung eine Bejahung gegenüberstellte, die ihrem innersten Kern nach dem Fortschritt des Wissens ungleich förderlicher war, aber gleichfalls der nötigen Einschränkungen und Unterscheidungen entbehrte. Fürwahr, auch in der Geschichte der Philosophie und der Wissenschaften scheint mitunter jenes unheimliche Wort zu gelten, vermöge dessen drei beliebige Zeilen von der Hand jedes Angeklagten genügen, um seine Verurteilung zu bewirken.

Die Mahnung zur Vorsicht im Urteilen und zur Enthaltsamkeit im Ableiten von Konsequenzen, die aus diesem Sachverhalte allezeit zu uns sprach, schlägt jetzt mit doppelter und dreifacher Gewalt an unser Ohr. Der protagoreische „Satz“ in seiner ganzen beirrenden und verwirrenden Vieldeutigkeit steht hier hart neben Einsichten, die durch ihre Tiefe und Klarheit schier unser Erstaunen erregen müssen. Die Sonne selbst ringt noch mit dem Gewölk des Morgens, während ihre Strahlen bereits die Spitzen der Berge vergolden. Daß ein Geist, welcher sich in der obersten Erkenntnisregion noch nicht mit ausreichender Sicherheit bewegt, Problemen von nur wenig geringerer Allgemeinheit schon völlig gewachsen sein kann, und daß man ihm das schwerste Unrecht tut, wenn man dies verkennt und ihn an die Folgerungen festnagelt, die sich aus seiner noch unzulänglichen Behandlung jener Fragen zu ergeben scheinen, — diese Wahrheit läßt sich in unserem Falle gleichsam mit Händen greifen. Sie stellt, wenn ich nicht irre, in ihrer Anwendung auf die Wertschätzung des Protagoras, aber auch von dieser oder irgend einer anderen besonderen Anwendung abgesehen, den vornehmsten Gewinn dar, welchen die Lektüre unseres Büchleins gewährt. Allein auch sonst ist dieselbe an mannigfachem Ertrag nicht eben arm. In wie hohem Grade die Sophistenberedsamkeit dazu angetan war, die für die besten Ideen des Zeitalters empfängliche, für Formschönheit jeder Art begeisterte und in jeder dieser Richtungen durch vollendete Leistungen nicht wenig verwöhnte griechische Jugend zu bezaubern und mit sich fortzureißen, dies mußten wir vordem glauben; jetzt, da wir ein glänzendes Probestück dieser Gattung kennen gelernt haben, vermögen wir es erst nachempfindend zu begreifen. An mehr als einer Stelle glaubt man den rauschenden Beifallsjubel zu vernehmen, den die virtuose Leistung des Denk- und Redekünstlers zu entfesseln so geeignet war. Doch auch die Schranken dieser wie jeder anderen geschichtlichen Erscheinung werden uns in dem Maße deutlicher, als wir ihr näher treten. Die Kunstform der Darstellung legte der Entwicklung des wissenschaftlichen Geistes eine Fessel an, welche dieser früher oder später abzustreifen genötigt war. Aber auch die in Anwendung gebrachten Kunstmittel konnten dem sich stetig läuternden und verfeinernden Geschmack auf die Dauer nicht genügen. Die abgezirkelte Regelmäßigkeit des Satzbaues mußte bald als starr und steif erscheinen, die scharfe Sonderung der kleinen Abschnitte und das reliefartige Hervortreten der einzelnen Worte und Gedanken mußten einem ebenmäßigeren und gefälligeren Fluß der Rede weichen. Der schmetternde Trompetenton, der durch diese Schrift geht, mochte bald das Ohr ermüden; das grelle, kalte Licht, das sie ausstrahlt, das Verlangen nach milderen und gedämpfteren Farben wecken. Das spät errungene Vermögen, große Redemassen künstlerisch zu bewältigen und gleichsam Sprachsymphonien zu schaffen, mußte die bescheideneren Maße, den ängstlichen Gang und die allzu zierliche Ausführung jener ersten Versuche der griechischen Kunstprosa als kleinlich, wenn nicht als widrig erscheinen lassen. Das überstarke Selbstgefühl, welches unser Autor so unverholen, man möchte sagen mit plebejischem Trotze zur Schau trägt, ist zwar auch einem Platon keineswegs fremd, wie denn „die Alten“ überhaupt „das Ding nicht kannten, das wir“ Bescheidenheit „nennen“, aber es tritt bei dem aristokratischen Schriftsteller in urbaneren und versteckteren, vielleicht eben darum nur um so gefährlicheren Formen auf. Die von diesem als ein so erlesenes Kunstmittel verwendete sokratische „Selbstverkleinerung“ und Prätension des Nichtwissens endlich wirkt nach dem fast polternden Ungestüm, mit welchem der „Weisheitsmeister“ sein Wissen verkündet und sich seine Geltung erstreitet, wie labender Schatten nach heißem Sonnenbrand.

So war denn vermöge des wunderbar raschen Wachstums, welches das hellenische Geistesleben kennzeichnet, dem ebenso eigenartigen als folgenreichen Phänomen, das uns beschäftigt, nur eine kurze Stunde glanzvoller Entfaltung zugemessen. Neue Bedürfnisse kamen empor, neue Mittel ihrer Befriedigung wurden ersonnen. Die Reigenführer der aufsteigenden Richtungen aber blickten auf ihre Vorgänger, welche ihnen die Wege bereitet hatten, gar bald mit ebenso großem Hochmut und ebenso geringem Dankgefühl zurück, wie etwa Thukydides auf Herodot oder Herodot auf Hekatäos.

A = Codex graecus Parisinus 2253
M = Codex graecus Marcianus 269
R = Codices recentiores vel omnes vel plerique
r = Codicum recentiorum pauci vel unus
Calvus = Hippocratis Opera per M. Fabium Calvum .... latinitate donata, Basileae 1526
Ald. = Hippocratis Opera, Venetiis 1526 (in aedibus Aldi)
Cornarius = Hippocratis libri, Basileae 1538 (Froben)
Sambucus = Joannis Sambuci variae lectiones (1561), in Steph. Mackii edit. Hippocr. (Vindob. 1743)
Zwing. = Hippocratis viginti duo commentarii, Theod. Zvingeri studio et conatu, Basileae 1579
Mercur. = Hippocratis Opera, edit. Hieron. Mercurialis, Venetiis 1588 (apud Juntas)
Foes. = Hippocratis Opera latina interpretatione et annotationibus illustrata, Anutio Foesio authore, Francofurti 1595 (Wechel)
Serv. et Fevr. = Variae lectiones ex duobus Servini et Fevrei exemplaribus desumptae, in Foesii edit., p. 45—46
Littré = Oeuvres complètes d'Hippocrate, par É. Littré, Tome VI, Paris 1849
Ermerins = Hippocratis et aliorum medicorum veterum reliquiae, edit. F. Z. Ermerins, Vol. II, Trajecti ad Rhenum 1862
Reinhold = Ἱπποκράτης κομιδῇ Car. H. Th. Reinhold, I, Ἀθήνησι 1864

Περὶ Τέχνης

1. *Εἰσίν τινες οἳ τέχνην πεποίηνται τὸ τὰς τέχνας αἰσχροεπεῖν, ὡς μὲν οἴονται οὐ τοῦτο διαπρησσόμενοι ὃ ἐγὼ λέγω, ἀλλ᾽ ἱστορίης οἰκείης ἐπίδεξιν ποιεύμενοι. ἐμοὶ δὲ τὸ μέν τι τῶν μὴ εὑρημένων ἐξευρίσκειν, ὅ τι καὶ εὑρεθὲν κρέσσον ἢ ἀνεξεύρετον, συνέσιος δοκεῖ ἐπιθύμημά τε καὶ ἔργον εἶναι, καὶ τὸ τὰ ἡμίεργα ἐς τέλος ἐξεργάζεσθαι ὡσαύτως· τὸ δὲ λόγων οὐ καλῶν τέχνῃ τὰ τοῖς ἄλλοις εὑρημένα αἰσχύνειν προθυμεῖσθαι, ἐπανορθοῦντα μὲν μηδέν, διαβάλλοντα δὲ τὰ τῶν εἰδότων πρὸς τοὺς μὴ εἰδότας ἐξευρήματα, οὐκέτι συνέσιος δοκεῖ ἐπιθύμημά τε καὶ ἔργον εἶναι, ἀλλὰ κακαγγελίη μᾶλλον φύσιος ἢ ἀτεχνίη· μούνοισι γὰρ δὴ τοῖς ἀτέχνοισιν ἡ ἐργασίη αὕτη ἁρμόζει, φιλοτιμεομένων μὲν οὐδαμὰ δὲ δυναμένων κακίῃ ὑπουργεῖν ἐς τὸ τὰ τῶν πέλας ἔργα ἢ ὀρθὰ ἐόντα διαβάλλειν ἢ οὐκ ὀρθὰ μωμεῖσθαι. τοὺς μὲν οὖν ἐς τὰς ἄλλας τέχνας τούτῳ τῷ τρόπῳ ἐμπίπτοντας οἷσι μέλει τε καὶ ὧν μέλει οἱ δυνάμενοι κωλυόντων· ὁ δὲ παρεὼν λόγος τοῖς ἐς ἰητρικὴν ἐμπορευομένοις ἐναντιώσεται, θρασυνόμενος μὲν διὰ τούτους οὓς ψέγει, εὐπορέων δὲ διὰ τὴν τέχνην ᾗ βοηθεῖ, δυνάμενος δὲ διὰ σοφίην ᾗ πεπαίδευται.*

2. *Δοκεῖ δή μοι τὸ μὲν σύμπαν τέχνη εἶναι οὐδεμία οὐκ ἐοῦσα. καὶ γὰρ ἄλογον τῶν ἐόντων τι ἡγεῖσθαι μὴ ἐόν· ἐπεὶ τῶν γε μὴ ἐόντων τίνα ἄν τίς οὐσίην θεησάμενος ἀπαγγείλειεν ὡς ἔστιν; εἰ γὰρ δὴ ἔστι γ᾽ ἰδεῖν τὰ μὴ ἐόντα ὥσπερ τὰ ἐόντα, οὐκ οἶδ᾽ ὅπως ἄν τις*

---

1 *εἰσιν* A, *εἰσί* MR *αἰσχροεπεῖν* A[2] (*αἰσχροεσπεῖν* ut videt. A[1]), *αἰσχροποιεῖν* MR 2 *οἱ τοῦτο διαπρησσόμενοι οὐχ ὃ ἐγὼ λέγω* Parisini nonnulli, alii sine *οὐχ* *ἀλλὰ ἱστορίης* A[1] 3 *ἐπίδειξιν* libri (*ἐπίδηξιν* A[1]) *μέν τι* MR, *μεντοι* (sic) A *εὑρημένων* AM, *εὑρισκομένων* R 4 *εὑρεθὲν* MR, *ἐρευθεν* A (*ἐπευθεν* A[1], ut videt.) *συνεσιος* A, *ξυνέσεως* M, *ξυνέσιος* R *δοκέει* libri 7 *προθυμεῖσθαι* A, *προθυμέεσθαι* MR *μὲν* MR *δε* A 9 *συνέσιος δοκέει* AM, *δοκέει ξυνέσιος* R *κακαγγελίη* A et Galenus in glossario, *καταγγελίη* MR 10 *γαρ δη* A, *γὰρ διὰ* (*διὰ* deletum) M, *γὰρ διὰ* Paris. 2140, *δὴ* om. R *τοίσι* A[1], *τοῖσιν* A[4]MR 11 *φιλοτιμεομένων* AM, *φιλοτιμουμένων* R *κακίη* A, *κακίης* MR *ὑπουργέειν* libri 12 *εἰς τὸ* AR, *ἐς τὸ* M 13 *μωμέεσθαι* libri 14 *ὧν* AM, Serv., Zwing. in marg., *ἐν οἷσι* R, *ὧν καὶ ἐν οἷσι* r 15 *τοῖς* MR, *τοισι* A[1], *τοισιν* A[4] *ἐπιπορευομένοις* A, *οὕτως ἐμπορευομένοις* MR 16 *τουτέους οὓς ψέγει* MR, *τούτους τους ψέγειν ἐθέλοντας* A 18 *δοκέει* libri *σύμπαν* MR, *συνπαν* A 19 *ενεον* A 20 *θεησάμ.* AM, *θεασ.* R 20—21 *ει γαρ δη εστι γε ἰδεῖν* (*γε εἰδ.* A[1] ut vid.) *τα εόντα ὡσπερ τα μη εόντα* A, *εἰ γὰρ δὴ ἔστι γ᾽ ἰδεῖν* (*εἰδεῖν* M), *τὰ μὴ ἐόντα* (*ὄντα* Mr) *ὥσπερ τὰ ἐόντα* MR

Von der Kunst

1. Es gibt Leute, die ein Gewerbe daraus machen, die Gewerbe zu schmähen, wobei sie freilich nicht dies zu tun vermeinen, sondern denken, daß sie ihre eigene Gelahrtheit an den Tag legen. Mir aber scheint es allerdings ein Werk und ein Begehren der Vernunft, etwas von dem noch nicht Erfundenen zu erfinden (wenn es anders erfunden besser ist als nicht erfunden) und ebenso das Halbvollendete zu Ende zu führen. Allein durch die Kunst unlauterer Reden, was andere erfunden haben, schänden zu wollen, selbst nichts bessernd, wohl aber die Leistungen der Wissenden den Unwissenden gegenüber verlästernd, dies erscheint mir nicht mehr als ein Werk und ein Begehren der Vernunft, sondern als ein Merkzeichen übler Naturanlage oder als Unkunde. Denn nur die Sache der Unkundigen ist dieses Treiben, durch welches sie der Schlechtigkeit Ehrgeiziger, aber Unvermögender Vorschub leisten, indem sie die Werke ihrer Nächsten, wenn sie gut sind, verschwärzen und, wenn sie schlecht sind, tadeln. Die nun in dieser Weise in die anderen Künste hineintappen, mögen jene, welche es vermögen, wenn es sie kümmert und wo es sie kümmert, daran hindern. Die gegenwärtige Rede aber soll denen entgegentreten, die in dieser Art in die Heilkunst eingreifen, — voll Mut durch die Niedrigkeit derer, die sie bekämpft, voll Zuversicht durch die Größe der Kunst, der sie zu Hilfe kommt, vermögend aber durch die Weisheit, mit der sie gerüstet ist.

2. Es scheint mir aber überhaupt keine Kunst zu geben, die nicht wirklich ist. Ist es ja doch ungereimt, etwas von dem Seienden für nichtseiend zu halten. Denn wie käme jemand dazu, etwas von dem Nichtseienden zu erschauen und zu verkünden als ein Seiendes? Denn wenn das Nichtseiende zu sehen ist wie das Seiende, so weiß ich nicht, wie man es für nichtseiend halten kann, was doch mit Augen zu schauen ist und mit dem Geist zu erkennen

αὐτὰ νομίσειε μὴ ἐόντα, ἅ γε εἴη καὶ ὀφθαλμοῖσιν ἰδεῖν καὶ γνώμῃ νῶσαι ὡς ἔστιν. ἀλλ' ὅπως μὴ οὐκ ᾖ τοῦτο τοιοῦτον· ἀλλὰ τὰ μὲν ἐόντα αἰεὶ ὁρᾶταί τε καὶ γινώσκεται, τὰ δὲ μὴ ἐόντα οὔτε ὁρᾶται οὔτε γινώσκεται. γινώσκεται τοίνυν δεδεγμένων ἤδη ⟨εἴδεα⟩ τῶν τεχνέων, καὶ οὐδεμία ἐστὶν ἥ γε ἔκ τινος εἴδεος οὐχ ὁρᾶται. οἶμαι δὲ ἔγωγε καὶ τὰ ὀνόματα αὐτὰς διὰ τὰ εἴδεα λαβεῖν· ἄλογον γὰρ ἀπὸ τῶν ὀνομάτων ἡγεῖσθαι τὰ εἴδεα βλαστάνειν καὶ ἀδύνατον. τὰ μὲν γὰρ ὀνόματα νομοθετήματά ἐστιν, τὰ δὲ εἴδεα οὐ νομοθετήματα, ἀλλὰ βλαστήματα φύσιος.

3. *Περὶ μὲν οὖν τούτων εἴ γέ τις μὴ ἱκανῶς ἐκ τῶν εἰρημένων συνίησιν, ἐν ἄλλοισιν ἂν λόγοισιν σαφέστερον διδαχθείη· περὶ δὲ ἰητρικῆς, ἐς ταύτην γὰρ ὁ λόγος, ταύτης οὖν τὴν ἀπόδεξιν ποιήσομαι, καὶ πρῶτόν γε διοριεῦμαι ὃ νομίζω ἰητρικὴν εἶναι· τὸ δὴ πάμπαν ἀπαλλάσσειν τῶν νοσεόντων τοὺς καμάτους καὶ τῶν νοσημάτων τὰς σφοδρότητας ἀμβλύνειν, καὶ τὸ μὴ ἐγχειρεῖν τοῖσι κεκρατημένοις ὑπὸ τῶν νοσημάτων, εἰδότας ὅτι πάντα οὐ δύναται ἰητρική. ὡς οὖν ποιεῖ τε ταῦτα καὶ οἵη τέ ἐστιν διὰ παντὸς ποιεῖν, περὶ τούτου μοι ὁ λοιπὸς λόγος ἤδη ἔσται. ἐν δὲ τῇ τῆς τέχνης ἀποδέξει ἅμα καὶ τοὺς λόγους τῶν αἰσχύνειν αὐτὴν οἰομένων ἀναιρήσω, ᾗ ἂν ἕκαστος αὐτῶν πρήσσειν τι οἰόμενος τυγχάνῃ.*

4. *Ἔστι μὲν οὖν μοι ἀρχὴ τοῦ λόγου ἣ καὶ ὁμολογήσεται παρὰ πᾶσιν. ὅτι γὰρ ἔνιοι ἐξυγιαίνονται τῶν θεραπευομένων ὑπὸ ἰητρικῆς, ὁμολογεῖται, ὅτι δ' οὐ πάντες, ἐν τούτῳ ἤδη ψέγεταί ἡ τέχνη, καὶ φασὶν οἱ τὰ χείρω λέγοντες διὰ τοὺς ἁλισκομένους ὑπὸ τῶν νοση-*

---

1 *νομίσειε* A, *νομήσειε* (corr. m. 2) M, *νοήσειε* R Post verba *μὴ ἐόντα* add. *ὥσπερ τὰ ἐόντα* MR *καὶ* AMr, *κἂν* r *ὀφθαλμοῖσιν* MR, *ὀφθαλμοῖς* A 2 *νοῆσαι* libri *η* A, *εἴη* MR 2—3 *τὰ μὲν ἐόντα* MR, *το μεν εον* A 3 *τε* A, om. MR 4 *δεδειγμένων* MR, *δεδιδαγμένων* A *εἴδη* pro *ἤδη* Serv., Foes. in versione, Ermerins (*εἴδεα*), *ἤδη* ⟨*εἴδεα*⟩ scripsi 6 *δὲ* A, *δ'* MR *αυτας* A, *αὐτῆς* MR, *αὐτῶν* r 6 *ἄλογον* MR, *αλλογον* A 7 *ἡγεῖσθαι τὰ εἴδεα* AM, *τὰ εἴδεα ἡγεῖσθαι* R 9 *φύσιος* (*φύσεως* A) *νομοθετήματα* libri, *φύσιος* transposui *ἐστὶν* A, *ἐστι* MR 10 *γέ* MR, om. A 11 *ξυνίησιν* libri *ἄλλοισιν ἀν λόγοισιν* A, *ἄλλοις ἂν λόγοις* MR (*ἀναλόγοις* M[1]r) 12 *οὖν*: *νῦν* Nauck *ἀπόδειξιν* libri (*ἀπόδηξιν* A[1]) 13 *δὴ ὁριεῦμαι* MR, *διοριευμαι* A *νομίζω* MR, *νομιζων* A[1], *νομηζων* A[4] 14 *ἀπαλάσσειν* A 15 *ἐγχειρέειν* libri *κεκρατημένοις* A, *κεκρατημένοισιν* R, *κεκρατημένοισι* M[1] 16 *πάντα δυναται* A, *ταῦτα οὐ δ.* R, *ταῦτα δ.* Mr, *πάντα ταῦτα οὐ δ.* Galen., *πάντα οὐ δ.* scripsi (Calvus: „medicinam mala omnia tollere non posse“) 17 *ποιέει* libri *ἐστὶν* A, *ἐστι* MR *ποιέειν* libri *περι τούτο* (sic) *μοι ὁ λυπός* (sic) *λόγος ἤδη ἔσται* A, *περὶ τόυτου μοι δὴ ὁ λοιπὸς ἔσται λόγος* MR 18 *ἀποδείξει* libri 20 *τυγχάνει* A 21 *ἔστι* A, *ἐστὶ* R, *ἐστὶν* Mr *μὲν* Ar, om. MR *ὁμολογήσεται* A, *ὁμολογηθήσεται* MR 22 *γὰρ* AM[1], *μὲν* R, *μὲν γὰρ* M[2] *ἐξυγιαίνονται τῶν* MR, *εξυγιαινόντων* A 23 *ὁμολογέεται* libri *δ' οὐ* A, *δὲ οὐ* MR *ἤδη* MR, *ειδι* A[1]

als ein Seiendes. Aber es wird dem wohl nicht so sein. Sondern das Seiende wird immer geschaut und erkannt, das Nichtseiende aber wird weder geschaut noch erkannt. Erkannt aber werden Artbilder der schon entdeckten Künste, und keine gibt es, die nicht aus einem Artbilde erschaut würde. Und ich denke überdies, daß sie auch die Namen durch die Artbilder empfangen haben. Denn ungereimt ist es anzunehmen, daß die Artbilder aus den Namen entsprungen seien, und unmöglich; denn die Namen sind Dinge der Übereinkunft, die Artbilder aber sind nicht Dinge der Übereinkunft, sondern Erzeugnisse der Natur.

3. Wer aber hierüber aus dem Gesagten noch nicht völlig im klaren ist, den können andere Reden eines Näheren belehren. Über die Heilkunst aber — denn auf diese zielt die Rede — will ich im folgenden sprechen, indem ich zuvörderst bestimme, was ich für die Sache der Heilkunst halte: nämlich das völlige Beseitigen der Leiden der Kranken und das Mildern der Heftigkeit der Leiden; ferner aber das Sichgarnichtwagen an jene, die von den Krankheiten schon bewältigt sind, in der Erkenntnis, daß die Heilkunst nicht alles vermag. Wie sie nun dieses vollbringt und durchweg zu vollbringen vermag, das soll das Folgende lehren, wobei ich in der Darstellung der Kunst zugleich auch die Reden derer beseitigen will, die sie zu schänden glauben, wo ein jeglicher von ihnen etwas zu sagen vermeint.

4. Der Anfang meiner Rede ist nun von der Art, wie ihn alle billigen werden. Denn daß einige von denen, welche die Heilkunst behandelt, geheilt werden, dies wird anerkannt; daß aber nicht alle, darum wird die Kunst schon getadelt, und es sagen die, die das Schlechtere sagen, wegen derer, die den Krankheiten unterliegen, daß auch jene, die davonkommen, durch Zufall davonkommen und nicht durch die Wirksamkeit der Kunst. Ich aber werde sicherlich auch meinerseits den Zufall keines seiner Werke berauben; ich denke

μάτων καὶ τοὺς ἀποφεύγοντας αὐτὰ τύχῃ ἀποφεύγειν καὶ οὐ διὰ τὴν τέχνην. ἐγὼ δὲ ἀποστερέω μὲν οὐδ' αὐτὸς τὴν τύχην ἔργου οὐδενός, ἡγεῦμαι δὲ τοῖσι μὲν κακῶς θεραπευομένοισι νοσήμασι τὰ πολλὰ τὴν ἀτυχίην ἕπεσθαι, τοῖσι δὲ εὖ τὴν εὐτυχίην. ἔπειτα δὲ καὶ πῶς οἷόν τ' ἐστὶ τοῖς ἐξυγιασθεῖσιν ἄλλο τι αἰτιήσασθαι ἢ τὴν τέχνην, εἴπερ χρώμενοι αὐτῇ καὶ ὑπουργέοντες ὑγιάσθησαν; τὸ μὲν γὰρ τῆς τύχης εἶδος ψιλὸν οὐκ ἐβουλήθησαν θεήσασθαι, ἐν ᾧ τῇ τέχνῃ ἐπέτρεψαν σφέας αὐτούς, ὥστε τῆς μὲν ἐς τὴν τύχην ἀναφορῆς ἀπηλλαγμένοι εἰσί, τῆς μέντοι ἐς τὴν τέχνην οὐκ ἀπηλλαγμένοι· ἐν ᾧ γὰρ ἐπέτρεψαν αὐτῇ σφέας καὶ ἐπίστευσαν, ἐν τούτῳ αὐτῆς καὶ τὸ εἶδος ἐσκέψαντο καὶ τὴν δύναμιν περανθέντος τοῦ ἔργου ἔγνωσαν.

5. Ἐρεῖ δὴ ὁ τἀναντία λέγων ὅτι πολλοὶ ἤδη καὶ οὐ χρησάμενοι ἰητρῷ νοσέοντες ὑγιάνθησαν, καὶ ἐγὼ τῷ λόγῳ οὐκ ἀπιστέω. δοκεῖ δέ μοι οἷόν τε εἶναι καὶ ἰητρῷ μὴ χρωμένους ἰητρικῇ περιτυχεῖν, οὐ μὴν ὥστε εἰδέναι ὅ τι ὀρθὸν ἐν αὐτῇ ἔνι ἢ ὅ τι μὴ ὀρθόν, ἀλλ' ὥστε ἐπιτύχοιεν τοιαῦτα θεραπεύσαντες ἑωυτοὺς ὁποῖά περ ἂν ἐθεραπεύθησαν, εἰ καὶ ἰητροῖσιν ἐχρῶντο. καὶ τοῦτό γε τεκμήριον μέγα τῇ οὐσίῃ τῆς τέχνης, ὅτι ἐοῦσά τέ ἐστι καὶ μεγάλη, ὅπου γε φαίνονται καὶ οἱ μὴ νομίζοντες αὐτὴν εἶναι σῳζόμενοι δι' αὐτήν. πολλὴ γὰρ ἀνάγκη καὶ τοὺς μὴ χρωμένους ἰητροῖσι νοσήσαντας δὲ καὶ ὑγιασθέντας εἰδέναι ὅτι ἢ δρῶντές τι ἢ μὴ δρῶντες ὑγιάσθησαν. ἢ γὰρ ἀσιτίῃ ἢ πολυφαγίῃ, ἢ πότῳ πλέονι ἢ δίψῃ, ἢ λουτροῖς ἢ ἀλουσίῃ, ἢ πόνοισιν ἢ ἡσυχίῃ, ἢ ὕπνοισιν ἢ ἀγρυπνίῃ, ἤ τι⟨νι⟩ ἁπάντων τούτων ταραχῇ χρώμενοι ὑγιάσθησαν. καὶ τῷ ὠφελῆσθαι πολλὴ ἀνάγκη αὐτοῖς ἐστιν ἐγνωκέναι ὅτι ἦν ⟨τι⟩ τὸ ὠφελῆσαν, καὶ

1 καὶ τοὺς ἀποφ. MR, τοὺς ἀποφ. A 2 οὐκ ἀποστερέω MR, οὐκ om. A 3 ἡγεῦμαι MR, ἡγούμαι A μὲν om. A νοσήμασι AM, νουσήμασι R τὰ om. A 5 τ' MA[1] (ut vid.), τε R ἐξυγιασθεῖσιν A, ἐξυγιανθ. R, ὑγιανθ. M αἰτιήσασθαι AM, αἰτιασ. R 6 χρεόμενοι A, χρώμενοι MR αὐτοὶ A[2], αυτη A[1] ut vid. ὑγιασθ. A, ὑγιάνθ. MR 7 ἐβουλήθησαν AM, ἠβουλ. R 8 σφᾶς libri ἀπηλαγμ. (bis) A 10 αυτη (A[1] ut vid., αὐτοὶ A[2]) σφᾶς καὶ ἐπίστευσαν ἐν τοῦτω A, ἐπέτρεψαν καὶ ἐπίστευσαν αὐτῇ σφᾶς αὐτούς, ἐν τούτῳ MR 11 περαθεντος A[1] (περανθεντος A[3]), παραθέντος Serv. et Fevr. 12 δὴ AM, δὴ ἐνταῦθα R 13 δοκέει libri 14 δὲ MR, γάρ A ἰητρικῇ MR, ἰητρικὴν A 15 ενιη ὁ τι A[1] (ἐνηη A[3]), ἐνίη ὅτι M[1] (ἐνείη M[2]), ἐνείη καὶ ὅ τι R, ἔνι ἢ ὅ τι scripsi 15—16 ἄλλως τε ἐπιτ. MR (ἄλλως τε ἂν r), ἀλως τε εἰ A, ἀλλ' ὥστ' ἂν Cornarius cet. 17 εἰ om. M, η A[1] (εἰ A[4]) γε τεκμήριον A, γε τεκ μήριον M, γε τέως τεκμήριον R 19 σῳζόμενοι libri αὐτήν A[1] MR, αυτης A[3—4] 21 ὑγιασθέντας AM r, ὑγιανθέντας r ἰδρῶντες pro ἢ δρῶντές τι ἢ μὴ δρῶντες A, ἰδρῶντες (corr. ἢ δρῶντες) M ὑγιάσθησαν Ar, ὑγιάνθησαν Mr 22 ποτῷ libri πλίονι A[1] (πλείονι A[4]), πλείονι MR δίψει Mr λουτροῖσι A[1] (ν add. man. 4), λουτροῖσιν MR 23 ἢ τῇ MR, ἤ τὶ A, ἤ τι⟨νι⟩ scripsi 24 ὑγιάσθησαν A, ὑγιάνθ. MR ὠφελῆσθαι A[1] M, ὠφελεῖσθαι A[2] R 25 αὐτοις A, αὐτοὺς MR ὅ τι ἦν libri, ὅτι ἦν ⟨τι⟩ scripsi, ὅτι iam „vetus codex" Mercur.

aber, daß die schlecht behandelten Krankheiten in der Regel einen schlechten Ausgang nehmen, die gut behandelten aber einen guten. Und wie können auch die, die gesund wurden, dies etwas anderem zuschreiben als der Hilfe der Kunst, wenn sie diese benützend und ihre Gebote befolgend wieder gesund wurden? Denn das nackte Antlitz des Zufalls wollten sie nicht erschauen, da sie sich der Kunst übergaben, so daß sie der Herrschaft des Zufalls ledig sind; der der Kunst aber sind sie nicht ledig; denn indem sie sich ihr übergaben und anvertrauten, haben sie auch ihr Antlitz erschaut und ihre Macht nach vollbrachter Heilung erkannt.

5. Allein der Gegner wird sagen, daß schon viele, auch ohne einen Arzt zu gebrauchen, krank waren und wieder gesund wurden, und dem weigere ich nicht den Glauben. Es ist aber, so meine ich, möglich, daß man, auch ohne sich eines Arztes zu bedienen, doch in den Bereich der Arzneikunst gerät, nicht so freilich, daß man wüßte, was in ihr richtig und was in ihr unrichtig ist, wohl aber so, daß man durch Zufall eben das tut, was man auch getan hätte, wenn man Ärzte befragt hätte. Und das ist ein gewaltiger Beweis für den Bestand der Kunst, daß sie besteht und daß sie mächtig ist, wenn es sich zeigt, daß auch jene, die nicht an sie glauben, durch sie gerettet werden. Denn notwendig müssen jene, welche, ohne einen Arzt zu gebrauchen, krank waren und wieder gesund wurden, wissen, daß sie irgend etwas tuend oder unterlassend gesund wurden. Denn entweder durch reichlichen Speisegenuß oder durch Enthaltung von Speisen, oder durch vieles Trinken oder durch Dürsten, oder durch Baden oder durch Nichtbaden, oder durch Ruhe oder durch Ermüdung, oder durch Schlaf oder durch Schlaflosigkeit, oder aber ein Gemenge von alledem gebrauchend, wurden sie wieder gesund. Und im Falle des Nutzens müssen sie notwendig wissen,

ὅτ' ἐβλάβησαν τῷ βλαβῆναι ὅτι ἦν τι τὸ βλάψαν. τὰ γὰρ τῷ ὠφελῆσθαι καὶ τὰ τῷ βεβλάφθαι ὡρισμένα οὐ πᾶς ἱκανὸς γνῶναι· εἰ τοίνυν ἐπιστήσεται ἢ ἐπαινεῖν ἢ ψέγειν ὁ νοσήσας τῶν διαιτημάτων τι οἷσιν ὑγιάνθη, πάντα ταῦτα τῆς ἰητρικῆς ⟨εὑρήσει ὡς⟩ ἔστιν· καὶ ἔστιν οὐδὲν ἧσσον τὰ ἁμαρτηθέντα τῶν ὠφελησάντων μαρτύρια τῇ τέχνῃ ἐς τὸ εἶναι· τὰ μὲν γὰρ ὠφελήσαντα τῷ ὀρθῶς προσενεχθῆναι ὠφέλησαν, τὰ δὲ βλάψαντα τῷ μηκέτι ὀρθῶς προσενεχθῆναι ἔβλαψαν. καίτοι ὅπου τό τε ὀρθὸν καὶ τὸ μὴ ὀρθὸν ὅρον ἔχει ἑκάτερον, πῶς τοῦτο οὐκ ἂν τέχνη εἴη; τοῦτο γάρ ἔγωγέ φημι ἀτεχνίην εἶναι ὅπου μήτε ὀρθὸν ἔνι μηδὲν μήτε οὐκ ὀρθόν· ὅπου δὲ τούτων ἔνεστιν ἑκάτερον, οὐκέτι ἂν τοῦτο ἔργον ἀτεχνίης εἴη.

6. *Ἔτι τοίνυν εἰ μὲν ἀπὸ φαρμάκων τῶν τε καθαιρόντων καὶ τῶν ἱστάντων ἡ ἴησις τῇ τε ἰητρικῇ καὶ τοῖσιν ἰητροῖσιν μοῦνον ἐγίνετο, ἀσθενὴς ἦν ἂν ὁ ἐμὸς λόγος· νῦν δὲ φαίνονται τῶν ἰητρῶν οἱ μάλιστα ἐπαινεόμενοι καὶ διαιτήμασιν ἰώμενοι καὶ ἄλλοισί γε εἴδεσιν, ἃ οὐκ ἄν τις φαίη, μὴ ὅτι ἰητρός, ἀλλ' οὐδὲ ἰδιώτης ἀνεπιστήμων ἀκούσας, μὴ οὐ τῆς τέχνης εἶναι. ὅπου οὖν οὐδὲν οὔτ' ἐν τοῖς ἀγαθοῖσι τῶν ἰητρῶν οὔτ' ἐν τῇ ἰητρικῇ αὐτῇ ἀχρεῖόν ἐστιν, ἀλλ' ἐν τοῖσι πλείστοισι τῶν τε φυομένων καὶ τῶν ποιευμένων ἔνεστιν τὰ εἴδεα τῶν θεραπειῶν καὶ τῶν φαρμάκων, οὐκ ἔστιν ἔτι οὐδενὶ τῶν ἄνευ ἰητροῦ ὑγιαζομένων τὸ αὐτόματον αἰτιήσασθαι ὀρθῷ λόγῳ. τὸ μὲν γὰρ αὐτόματον οὐδὲν φαίνεται ἐὸν ἐλεγχόμενον· πᾶν γὰρ τὸ γινόμενον διά τι εὑρίσκοιτ' ἂν γινόμενον, καὶ ἐν τῷ διά τι τὸ αὐτόματον οὐ φαίνεται οὐσίην ἔχον οὐδεμίαν ἀλλ' ἢ ὄνομα· ἡ δὲ ἰητρικὴ*

---

1 *καὶ ότ* (in ras. m^3; fuit, ut vid., *ιτω*) *ἐβλάβησαν τω βλαβῆναι ὅτι ἦν τί τὸ βλάψαν* A, *καὶ εἴ τι τ' ἐβλάβησαν καὶ τὸ* (*τῶ* M) *βλαβῆναι καὶ ὅ τι ἦν τὸ βλάψαν* Mr, *καὶ ὅ τι τὸ βλάψαν ἐν τῷ βλαβῆναι κτέ.* r 2 *ὠφελῆσθαι* AM, *ὠφελεῖσθαι* R 3 *ἐπαινέειν* libri 4 *οἷσιν* AM, *οἵαισιν* R *ὑγιάσθη* A^1 (sed *σ* in *ν* mut. man. 1), *ὑγιάνθη* MR 4—5 *τῆς ἰητρικῆς ὄντα εὑρήσει καὶ ἔστιν οὐδὲν* R, *τῆς ἰητρικῆς ἔστιν οὐδὲν* A, *τῆς ἰητρικῆς ἔστι καὶ ἔστιν οὐδὲν* M. hiatum indicavi et supplevi 6 *ἐστὸ* A, *εἰς τὸ* MR 7—8 *ὠφέλησεν* et *ἔβλαψεν* M, *ὠφέλησαν* et *ἔβλαψαν* A^1 (sed *ἔβλαψαν* in *ἔβλαψεν* mut. man. 1) R 8 *τε* AM, om. R 10 *ἔνι* AM, *εἴη* R 11 *δὲ* MR, *τε* A *οὐκέτι ἂν τοῦτο* (*τὸ* M) *ἔργον ἀτεχνίης εἴη* AM, *πῶς τοῦτο οὐκ ἂν τέχνης ἔργον ἀλλ' ἀτεχνίης εἴη;* R 12 *ἀπὸ* Serv. et Fevr., *ὑπὸ* AMR, *ἐπὶ* Par. 2143 13 *ἡ* om. A *τοίσιν* A, *τοῖς* MR 14 *ἐγίνετο* AM, *ἐγένετο* R *ἦν* om. A *νῦν δὲ* AM r, *νῦν δὲ δὴ* r 15 *διαιτήμασι* A^1 (*ν* add. m^2) *γε* Littré, *τε* libri 17 *ὅπου* libri, *ὅκου* Zwing. in margine 18 Pro *ει* in *ἀχρεῖον* *η* vel *ι* hab. vid. A^1, an *ἀχρήιον*? 19 *τοίσι* A, *τοῖς* MR 20 *θεραπιῶν* A^1 (*ει* A^4) *ἔτι* om A 21 *αἰτιησασθαι* A, *αἰτιάσασθαι* MR 23 *γεινόμενον* A^1 23—24 *τί τὸ αὐτόματον* A, *τὸ αὐτόμ. δὲ* M, *τι τὸ δὲ αὐτόμ.* R 24 *οὐδεμίην* libri *οὔνομα* AM, *οὔνομα μοῦνον* R

daß ihnen etwas nützte, im Falle des Schadens aber, daß ihnen etwas schadete. Was freilich durch Nutzen und durch Schaden voneinander gesondert ist, vermag nicht ein jeder zu erkennen. Versteht es aber der Kranke, etwas von dem, bei dessen Gebrauch er gesund ward, zu loben oder zu tadeln, so wird er finden, daß dies alles der Heilkunst angehört. Und das, was sich schädlich erwies, ist kein geringerer Beweis für das Dasein der Kunst als das, was sich als nützlich bewährte. Denn das, was nützte, nützte durch den richtigen Gebrauch; was aber schadete, schadete dadurch, daß es nicht mehr richtig gebraucht ward. Wo aber dem Richtigen und dem Unrichtigen jedem seine Grenze gesetzt ist, wie sollte das nicht eine Sache der Kunst sein? Denn für die Sache der Unkunst halte ich das, wobei es weder etwas Richtiges gibt, noch etwas Unrichtiges; wobei aber jedes von beiden vorhanden ist, da kann nicht mehr die Rede sein von bloßer Unkunst.

6. Wenn nun ferner die Heilung der Krankheiten den Ärzten und der Heilkunst bloß durch die reinigenden und zurückhaltenden Mittel gelänge, so wäre die Kraft meiner Rede nur gering. Nun sehen wir aber, daß die besten unter den Ärzten auch durch Veränderung der Lebensweise heilen und durch andere Dinge, die nicht nur jeder Arzt, sondern auch jeder unkundige Laie, der davon gehört hat, für Behelfe der Kunst halten muß. Wenn es nun aber weder für die guten Ärzte, noch für die Arzneikunst selbst etwas Unnützes gibt, sondern in dem meisten von dem, was da wächst und was erzeugt wird, Weisen der Behandlung und der Heilung enthalten sind, so kann niemand mehr, der, ohne einen Arzt zu befragen, krank war und genas, dies mit gutem Rechte dem Ungefähr zuschreiben. Denn das Ungefähr erweist sich als gar nicht bestehend, wenn man ihm zu Leibe geht. Denn bei allem, was da geschieht, kann man finden, daß es durch etwas geschieht; in dem Durchetwas aber verliert das Ungefähr sein Bestehen und wird

καὶ ἐν τοῖσι διά τι καὶ ἐν τοῖσι προνοουμένοισι φαίνεταί τε καὶ φανεῖται αἰεὶ οὐσίην ἔχουσα.

7. *Τοῖσι μὲν οἶκ τῇ τύχῃ τὴν ὑγιείην προστιθεῖσι τὴν δὲ τέχνην ἀφαιρέουσι τοιαῦτ' ἄν τις λέγοι. τοὺς δ' ἐν τῇσι τῶν ἀποθνησκόντων συμφορῇσι τὴν τέχνην ἀφανίζοντας θωμάζω, ὅτεῳ ἐπαιρόμενοι ἀξιόχρεῳ λόγῳ τὴν μὲν τῶν ἀποθνησκόντων ἀκρασίην ἀναιτίην καθιστᾶσι, τὴν δὲ τῶν τὴν ἰητρικὴν μελετησάντων σύνεσιν αἰτίην· ὡς τοῖσι μὲν ἰητροῖς ἔνεστι τὰ μὴ δέοντα ἐπιτάξαι, τοῖσι δὲ νοσέουσιν οὐκ ἔνεστι τὰ προσταχθέντα παραβῆναι. καὶ μὴν πολύ γε εὐλογώτερον τοῖσι κάμνουσιν ἀδυνατεῖν τὰ προστασσόμενα ὑπουργεῖν ἢ τοῖς ἰητροῖσι τὰ μὴ δέοντα ἐπιτάσσειν. οἱ μὲν γὰρ ὑγιαινούσῃ γνώμῃ μεθ' ὑγιαίνοντος σώματος ἐγχειρέουσι, λογισάμενοι τά τε παρεόντα τῶν τε παροιχομένων τὰ ὁμοίως διατεθέντα τοῖσι παρεοῦσι, ὥστε ποτὲ θεραπευθέντα⟨ς⟩ εἰπεῖν ὡς ἀπήλλαξαν· οἱ δ' οὔτε ἃ κάμνουσιν οὔτε δι' ἃ κάμνουσιν εἰδότες, οὐδ' ὅ τι ἐκ τῶν παρεόντων ἔσται, οὐδ' ὅ τι ἐκ τῶν τούτοισιν ὁμοίων γίνεται [εἰδότες], ἐπιτάσσονται, ἀλγέοντες μὲν ἐν τῷ παρεόντι φοβεύμενοι δὲ τὸ μέλλον, καὶ πλήρεις μὲν τῆς νούσου κενεοὶ δὲ σιτίων, θέλοντες [δὲ] τὰ πρὸς τὴν νοῦσον ἤδη μᾶλλον ἢ τὰ πρὸς τὴν ὑγιείην προσδέχεσθαι, οὐκ ἀποθανεῖν ἐρῶντες ἀλλὰ καρτερεῖν ἀδυνατεῦντες. οὕτως δὲ διακειμένους πότερον εἰκὸς τούτους τὰ ὑπὸ τῶν ἰητρῶν ἐπιτασσόμενα ποιεῖν ἢ ἄλλα ποιεῖν ἢ ἃ ἐπετάχθησαν, ἢ τοὺς ἰητροὺς τοὺς ἐκείνως διακειμένους ὡς ὁ πρόσθεν λόγος ἡρμήνευσεν ἐπιτάσσειν τὰ μὴ δέοντα; ἆρ' οὐ πολὺ μᾶλλον, τοὺς μὲν δεόντως ἐπιτάσσειν τοὺς δὲ εἰκότως ἀδυνατεῖν πείθεσθαι, μὴ πιθομέ-*

---

1 *τοίσι* A, *τοῖς* MR *καὶ ἐν τοίσι* A, om. MR *προνοουμένοις* libri *τε* MR, *γε* A 2 *αἰεὶ* A, *ἔτι* MR 3 *δὲ ὑγιην* A^{1}, *ὑγειην* A^{2}, *ὑγιείην* MR *προστιθῆσι* A^{1} et M^{1} *τὴν δὲ τέχνην* A, *τῆς δὲ τέχνης* MR 4 *λέγει* A^{1}, corr. m. 4 *ἀποθνησκ.* libri 5 *συμφ-* R, *ξυμφ.* AM *θαυμάζω* libri *ὅτεω* A, *ὅτωι* MR *ἐπιρομενοι* A^{1}, *ἐπαιρομ.* A^{2}, *ἐπαιρεόμενοι* MR 6 *ἀκρασίην* M, *ἀκρησίην* R (*ἀκρισίην* r), *ἀτυχιην* A *αναιτίαν* A, *αἰτίην* (*ν* add. m. 2) M, *οὐκ αἰτίην* R *τὴν* A, om. MR 7 *σύνεσιν* R, *ξύν.* AM 8 *ἰητροῖς* AM, *ἰητροῖσιν* R *τὰ μὴ* iterat A *ένεστι* A, *ἔστι* MR 10 *κάμνουσιν* MR (*αμ* in ras. M), *κάμνουσι* A (*ν* add. man. 4) *ἀδυνατέειν* libri *ὑπουργέειν* libri *τοῖς* Ar, *τοῖσι* M, *τοῖσιν* R 11 *ὑγιανουσῃ* A^{1} 12 *τῇ* post. *ὑγ* A, om MR 13 *διατεθεντα* A, *διατιθέντα* MR *παρεοῦσι* AM, *παρεοῦσιν* R 14 *θεραπευθέντα* libri, *θεραπευθέντας* scripsi *ὡς* AM, *ὅτι* R *οὔτε δι' ἃ κάμνουσιν* MR, om. A 15 *εἰδότες* A, om. MR *οὐδ' ότι* A, *οὔθ' ὅτι οὖν* posteriore loco MR 16 *τούτοισιν* MR, *τουτέοισιν* A *γίνεται* MR, *γίνονται* A 17 *ἐν* A, om. MR *φοβεύμενοι* A r, *φοβούμενοι* M r *πληρεες* A, *πλήρης* M^{1}, *πλήρεις* M^{2}R 18 *νούσου* AM r, *νόσου* r *κενέοι* A, *κενοὶ* MR *ἐθέλοντες* libri *δὲ τὰ* A, *δὲ* om. MR *ἤδη* A, *ἡδέα* MR 19 *τὴν* AM, om. R *ὑγίειν* A^{1}, *ὑγείην* A^{4} r, *ὑγιείην* M r 20 *ἀδυνατεύντες* A, *ἀδυνατέοντες* MR *οὕτως* A, *οὕτω* MR 21 *ποιέειν* (bis) libri *ἡ α* A, *ἢ ἃ* M, *ἃ οὐκ* R 22 *ἢ* MR, om. A 23 *ἀδυνατεῖν* A, *ἀδυνατέειν* MR *πείθεσθαι* et *πειθομένους* MR, *πίθεσθαι* et *πιθομ.* (*ι* in *ει* mut. man. 4) A

nichts als ein Name. Die Heilkunst aber hat in dem, was durch etwas geschieht und was sich vorhersehen läßt, ihr Bestehen und wird es darin allezeit haben.

7. Dies nun kann man denen erwidern, welche die Rettung der Kranken dem Zufall beilegen und der Kunst entziehen; was aber die betrifft, die in dem unglücklichen Ende der Kranken den Untergang der Kunst erblicken, so weiß ich nicht, mit welchem triftigen Grunde sie die Ohnmacht der Sterbenden für schuldlos halten, die Einsicht der Heilkundigen aber für schuldig, — als ob es zwar möglich wäre, daß die Ärzte das Unrichtige vorschreiben, nicht aber, daß die Kranken die Vorschriften übertreten. Und dennoch ist es viel wahrscheinlicher, daß die Kranken unvermögend sind, das Verordnete zu befolgen, als daß die Ärzte das Unrichtige verordnen. Denn diese gehen gesunden Geistes mit gesundem Körper daran, das Gegenwärtige erwägend und von dem Vergangenen das ähnlich Beschaffene, so daß sie von gar manchen Kranken, die behandelt wurden, sagen können, wie sie davonkamen. Jene aber wissen weder, woran sie leiden, noch wodurch sie leiden, noch was aus dem Gegenwärtigen hervorgehen wird, noch was aus dem, was diesem gleichartig ist, entspringt; und also empfangen sie die Verordnungen der Ärzte — Schmerz empfindend in der Gegenwart, Furcht vor der Zukunft, der Krankheit voll, der Nahrung aber bar, mehr nach dem verlangend, was der Krankheit, als nach dem, was der Gesundheit gemäß ist, nicht zu sterben verlangend, aber sich zu beherrschen nicht vermögend. Ist es nun wahrscheinlicher, daß die, die also beschaffen sind, das von den Ärzten Vorgeschriebene tun werden, oder daß sie anderes tun werden, was ihnen nicht vorgeschrieben ward, oder aber, daß die Ärzte denen, die so beschaffen sind, wie sie das Vorige zeigte, das Unrichtige verordnen? Nicht vielmehr, daß diese zwar richtig verordnen, jene aber nicht zu ge-

νους δὲ περιπίπτειν τοῖσι θανάτοις, ὧν οἱ μὴ ὀρθῶς λογιζόμενοι τὰς αἰτίας τοῖς οὐδὲν αἰτίοις ἀνατίθεισι, τοὺς αἰτίους ἐλευθεροῦντες;

8. *Εἰσὶ δέ τινες οἳ καὶ διὰ τοὺς μὴ θέλοντας ἐγχειρεῖν τοῖσι κεκρατημένοις ὑπὸ τῶν νοσημάτων μέμφονται τὴν ἰητρικήν, λέγοντες ὡς ταῦτα μὲν καὶ αὐτὰ ὑφ' ἑωυτῶν ἂν ἐξυγιάζοιτο ἃ ἐγχειρέουσιν ἰᾶσθαι, ἃ δ' ἐπικουρίης δεῖται μεγάλης οὐχ ἅπτονται, δεῖν δέ, εἴπερ ἦν ἡ τέχνη, πάνθ' ὁμοίως ἰᾶσθαι. οἱ μὲν οὖν ταῦτα λέγοντες εἰ ἐμέμφοντο τοῖς ἰητροῖς, ὅτι αὐτῶν τοιαῦτα λεγόντων οὐκ ἐπιμέλονται ὡς παραφρονεύντων, εἰκότως ἂν ἐμέμφοντο μᾶλλον ἢ κεῖνα μεμφόμενοι. εἰ γάρ τις ἢ τέχνην ἐς ἃ μὴ τέχνη, ἢ φύσιν ἐς ἃ μὴ φύσις πέφυκεν ἀξιώσειε δύνασθαι, ἀγνοεῖ ἄγνοιαν ἁρμόζουσαν μανίῃ μᾶλλον ἢ ἀμαθίῃ. ὧν γάρ ἐστιν ἡμῖν τοῖσί τε τῶν φυσίων τοῖσί τε τῶν τεχνέων ὀργάνοις ἐπικρατεῖν, τούτων ἔστιν ἡμῖν δημιουργοῖς εἶναι, ἄλλων δὲ οὐκ ἔστιν. ὅταν οὖν τι πάθῃ ὤνθρωπος κακὸν ὃ κρέσσον ἐστὶν τῶν ἐν ἰητρικῇ ὀργάνων, οὐδὲ προσδοκᾶσθαι τοῦτό που δεῖ ὑπὸ ἰητρικῆς κρατηθῆναι ἄν. αὐτίκα γὰρ τῶν ἐν ἰητρικῇ καιόντων πῦρ ἐσχάτως καίει, τούτου δὲ ἡσσόνως ἄλλα πολλά· τῶν μὲν οὖν ἡσσόνων τὰ κρέσσω οὔπω δηλονότι ἀνίητα, τῶν δὲ κρατίστων τὰ κρέσσω πῶς οὐ δηλονότι ἀνίητα; ἃ γὰρ πῦρ δημιουργεῖ, πῶς οὐ τούτων τὰ τούτῳ μὴ ἁλισκόμενα δηλοῖ ὅτι ἄλλης τέχνης δεῖται καὶ οὐ ταύτης, ἐν ᾗ τὸ πῦρ ὄργανον; ωὑτὸς δέ μοι λόγος καὶ ὑπὲρ τῶν ἄλλων ὅσα τῇ ἰητρικῇ συνεργεῖ, ὧν ἁπάντων φημὶ δεῖν ἑκάστου ⟨οὐ⟩ κατατυχόντα τὸν ἰητρὸν τὴν δύναμιν αἰτιᾶσθαι τοῦ πάθεος,*

1 *θανάτοις* A (*-τοισι* m³, *ν* add. m. 4), *θανάτοισιν* R, *θανάτοισι* M (*ν* add. m. 2) 2 *ἀνατίθησι* A, *ἀνατιθέασι* MR *ἐλευθεροῦντες* MR, *ἐλευθερευντες* A 3 *θέλοντας* A. et Cod. med. gr. Vindob. 43, *ἐθέλ.* MR *ἐγχειρεῖν* A, *ἐγχειρέειν* MR *τοῖσι* MR, om. A 4 *κεκρατημένοις* A, *κεκρατημένοισιν* MR (*ν* add. M²) 5 *ὑφ'* A r, *ἀφ'* M r *ἑαυτῶν* A, *αὐτῶν* MR 6 *ἰᾶσθαι* (bis) MR, *ἴησθαι* A *ἃ* MR, *ἂν* A *μεγάλης* A, om. MR 7 *εἰ* AR, *ἡ* M (corr. m. 2) 8 *αὐτῶν* A, *αὐτέων* MR *ἐπιμέλονται* A, *ἐπιμελοῦνται* MR (*ἐπιμελῶνται* M¹) 9 *κεῖνα* AM, *ἐκεῖνα* R 10 *ἡ τέχνην* A, *τέχνην* MR *φύσις* A, om. MR 11 *ἀγνοεῖ* AR, *ἀγνοῇ* M (corr. m. 1) *μανίην ἁρμόζουσαν ἀγνοίῃ* libri (*μαν ην* in *μᾶλλον* mut. M², *αγνοια* A), *ἄγνοιαν ἁρμόζουσαν μανίῃ* Zwing. 13 *ἐπικρατέειν* libri *τούτων* MR, *τουτέων* A *δημιουργοῖς εἶναι* MR (*οις* M² in ras.), om. *εἶναι* A 14 *ὤνθρωπος* AM, *ἄνθρωπος* R 15 *τοῦτο ποῦδει* A, om. MR 17 *πῦρ* MR, *το πῦρ* A *τούτου* MR, *τουτέου* A *ἧσσον ὡς* A, *ἧσσον καὶ* R, lacuna in ras. post *ἧσσον* (accent. add. m. 2) M, *ἡσσόνως* scripsi 18 *εἰσσόνων* A¹ (corr. m. 4) *κρέσσω* AR, *κρείσσω* M *ἀνίητα* AM¹, *κ' ἀνίητα* M²R 19 Post *δῆλον ὅτι* add. *ἔστιν* A *δημιουργέει* A, *οὐ δημιουργέει* MR 20 *τα τουτων* A, *τὰ τούτῳ* MR, *τούτων τὰ τουτῳ* scripsi *τέχνης δεῖται* AM, *δεῖται τέχνης* R 21 *ἔνι* M¹, *ἐνῇ* seu *ἐν ᾗ* M², *ἐν ᾗ* A, *ἧς ἔνι* R 21—22 *τῶν ἄλλων* A r, *τῆς τῶν ἄλλων* M r 22 *ξυνεργεῖ* libri, *ξυνεργέει* Zwing. in marg. *ἑκάστου κατατ.* AM r, *ἑκάστου μὴ κατατ.* r, ⟨οὐ⟩ inserui *πάθους* A r, *πάθεος* M r

horchen vermögen, da sie aber nicht gehorchten, auch dem Tode anheimfallen, dessen Schuld die unrichtig Denkenden den Unschuldigen beilegen, die Schuldigen entlastend?

8. Es gibt aber einige, welche die Heilkunst um der Ärzte willen tadeln, welche die von den Krankheiten schon ganz Bewältigten gar nicht zu behandeln unternehmen, indem sie sagen, daß, was sie zu heilen versuchen, auch ohne sie gut würde, was aber ausgiebiger Hilfe bedürfe, das fassen sie gar nicht an; sie müßten aber, wenn die Kunst wahrhaft bestände, alles gleichmäßig heilen. Wenn nun die, welche dies sagen, die Ärzte darum tadeln, daß sie sie, wenn sie dies sagen, nicht als Wahnwitzige behandeln, so würden sie sie mit besserem Rechte tadeln, als indem sie jenes sagen. Denn wenn jemand von der Kunst, was nicht die Kunst, oder von der Natur, was nicht die Natur vermag, verlangt, so irrt er einen Irrtum, der eher dem Wahnwitz eignet als der Unwissenheit. Denn was wir durch die Kräfte der Körper und durch die Hilfsmittel der Künste zu bewältigen vermögen, darin können wir etwas schaffen, sonst aber in nichts. Wenn nun der Mensch von einem Übel befallen ist, das stärker ist als die Hilfsmittel der Kunst, so darf man gar nicht erwarten, daß es von der Heilkunst bewältigt werde. Denn sogleich von den Brennmitteln, welche die Ärzte gebrauchen, brennt das Feuer am stärksten, minder stark aber auch andere mehr. Was nun stärker ist als das minder Starke, das ist offenbar noch nicht unheilbar, was aber stärker ist als das Stärkste, wie sollte das nicht unheilbar sein? Denn wenn das Feuer Übel behandelt, wie sollten jene von ihnen, die ihm nicht unterliegen, nicht den Beweis liefern, daß sie einer anderen Kunst bedürfen, und nicht der, in welcher das Feuer das Werkzeug ist? Und ebendasselbe gilt mir auch von allen anderen Hilfsmitteln der Heilkunst, von welchen ich insgesamt behaupte, daß der Arzt jedesmal, wenn er mit ihnen sein Ziel verfehlt, die Stärke des Leidens anzuklagen

μὴ τὴν τέχνην. οἱ μὲν οὖν μεμφόμενοι τοὺς τοῖσι κεκρατημένοισι μὴ ἐγχειρέοντας παρακελεύονται καὶ ὧν μὴ προσήκει ἅπτεσθαι οὐδὲν ἧσσον ἢ ὧν προσήκει· παρακελευόμενοι δὲ ταῦτα ὑπὸ μὲν τῶν ὀνόματι ἰητρῶν θωμάζονται, ὑπὸ δὲ τῶν καὶ τέχνῃ καταγελῶνται. οὐ μὴν οὕτως ἀφρόνων οἱ ταύτης τῆς δημιουργίης ἔμπειροι οὔτε μωμητέων οὔτ' αἰνετέων δέονται, ἀλλὰ λελογισμένων πρὸς ὅ τι αἱ ἐργασίαι τῶν δημιουργῶν τελευτώμεναι πλήρεις εἰσὶ καὶ ὅτευ ὑπολειπόμεναι ἐνδεεῖς, ἔτι τῶν ἐνδειῶν, ἅς τε τοῖς δημιουργεῦσιν ἀναθετέον ἅς τε τοῖς δημιουργεομένοισιν.

9. Τὰ μὲν οὖν κατὰ τὰς ἄλλας τέχνας ἄλλος χρόνος μετ' ἄλλου λόγου δέξει· τὰ δὲ κατὰ τὴν ἰητρικὴν οἷά τέ ἐστιν ὥς τε κριτέα, τὰ μὲν ὁ παροιχόμενος τὰ δὲ ὁ παρεὼν διδάξει λόγος. ἔστι γὰρ τοῖσι ταύτην τὴν τέχνην ἱκανῶς εἰδόσι τὰ μὲν τῶν νοσημάτων οὐκ ἐν δυσόπτῳ κείμενα καὶ οὐ πολλά, τὰ δὲ οὐκ ἐν εὐδήλῳ καὶ πολλά. ἔστιν δὲ τὰ μὲν ἐξανθεῦντα ἐς τὴν χροιὴν ἢ χροιῇ ἢ οἰδήμασιν ἐν εὐδήλῳ· παρέχει γὰρ ἑωυτῶν τῇ τε ὄψει τῷ τε ψαῦσαι τὴν στερεότητα καὶ τὴν ὑγρότητα αἰσθάνεσθαι, καὶ ἅ τε αὐτῶν θερμὰ ἅ τε ψυχρά, ὧν τε ἑκάστου ἢ παρουσίῃ ἢ ἀπουσίῃ τοιαῦτ' ἐστίν. τῶν μὲν οὖν τοιούτων πάντων ἐν πᾶσι τὰς ἀκέσιας ἀναμαρτήτους δεῖ εἶναι, οὐχ ὡς ῥηιδίας, ἀλλ' ὅτι ἐξεύρηνται· ἐξεύρηνταί γε μὴν οὐ τοῖσι βουληθεῖσιν, ἀλλὰ τούτων τοῖσι δυνηθεῖσιν· δύνανται δὲ οἷσι τά τε τῆς παιδείης μὴ ἐκποδὼν τά τε τῆς φύσιος μὴ ταλαίπωρα.

---

1 *μὴ* MR, *ἀλλὰ μὴ* A r   *τοὺς τοίσι κεκρατημένοισι μὴ ἐγχειρέοντας* A, *τούτοισι* (mut. in *τοῖς τοῖσι* m. 1) *κεκρ. μὴ ἐγχειρέοντας* (mut. in *ἐγχειρέουσι* m. 2) M, *τοῖσι* (om. r) *τοῖς κεκρ. μὴ ἐγχειρέουσι* R   2 *προσήκει* MR, *προσήκε* A   2—3 *ἅπτεσθαι—προσήκει* MR, om. A   3 *τῶν* A, *τῶι* M[1] (*ι* in *ν* mut. m. 2), *τῶν τῷ* R   *ὀνόματι* AR, *οὐνόματι* M r   5 *ἀφρόνων* MR, *ἄφρονες* A r   *διμιουργίης* A[1] (corr. m. 4), *δημιουργίας* MR   *μωμητῶν* libri   6 *οὔτε* (in ras.; fuit, ut vid., *οὗτοι*) *ἐπαινετων* A, *οὔτ' αἰνετῶν* MR   *λελογισμένων* MR, *λελογισμένος* (?) A   *αἱ* AM r, *ἂν αἱ* r   7—8 *ὑπολιπόμεναι ἐνδειεις* A (*ἐνδειης* m. 2), *ὑπολειπόμεναι ἐνδεεῖς* MR   8 *ἔτι* A, *ἔτι τε* MR   *ἐνδειῶν* MR, *ἐνδεῶν* A r   *δημιουργοῦσιν* AR, *δημιουργοῖσιν* M   9 *τοῖς δημιουργεομενοισιν* (*ν* eras. m. 2) A, *τοῖσι δημιουργουμένοισι* MR   11 *δείξει* libri   12 *παροιχόμενος* AM, *παρῳχημένος* R   *παρεὼν* A, *παρὼν* MR   14 *δὲ* A, *δ'* MR   14—15 *πολλᾶ· ἔστιν δὲ τα μεν ἐξανθεύντα* A, *πολλά ἐστι, τὰ δ' ἐξανθεῦντα* MR, post *πολλά ἐστιν* inseruit Cornarius *τὰ μὲν γὰρ πρὸς τὰ ἐντὸς τετραμμένα ἐν δυσόπτῳ*   15 *ἢ χροιη* A, om. MR   *οἰδήμασιν* AMR, *οἰδαίνοντα* r   16 *ἑώυτὴν τήν τε ὄψει* (*ὄψιν* in ras. m. 3 et 4) *τό τε ψαύσαι* A, *ἑωυτῶν τῇ τε ὄψει τῷ τε ψαῦσαι* MR   16—17 *τὴν στερεότητα καὶ τὴν ὑγρότητα* AM, *τῆς στερεότητος καὶ τῆς ὑγρότητος* R   18 *ἡ παρουσίη ἡ ἀπουσίη* (*ἢ ἀπουσ.* A, *ἢ ἀπουσ.* M[2]) AM, *ἢ παρουσίῃ ἢ ἀπουσίῃ* R   *τοιαῦτ'* M r, *τοιαύτη* A r   18—19 *τῶν μὲν οὖν* A r, *τῶν μὲν* M r, *τῶν μὲν δὴ* r   19 *πάσι* A, *ἅπασι* MR   21 *τούτων* MR, *τουτέων* A   *δυνηθησιν* (et *βουληθησιν*) A[1], *δυνηθεῖσι* MR   22 *παιδίης* A[1]M[1]   *ταλαίπωρα* MR, *ἀταλαίπωρα* A

hat, nicht aber die Kunst. Jene nun, welche die Ärzte darum tadeln, daß sie die von unheilbaren Krankheiten Ergriffenen nicht behandeln, verlangen, daß sie das Ungehörige ebenso tun sollen wie das Gehörige, und indem sie dies verlangen, werden sie von den Ärzten, die es dem Namen nach sind, bewundert, von denen aber, die es in Wahrheit sind, verlacht. Denn nicht so törichter — weder Lobredner noch Tadler bedürfen die Meister dieser Kunst, sondern solcher, die erwägen, wo die Arbeiten der Künstler ihr Ziel erreichen und voll sind, und wo sie hinter diesem zurückbleiben und mangelhaft sind; und ebenso in betreff der Mängel, welche von ihnen den arbeitenden Künstlern zur Last fallen, und welche den Gegenständen der Arbeit.

9. Was nun die anderen Künste betrifft, so soll dies eine andere Zeit und eine andere Rede lehren. Was aber die Heilkunst angeht, wie sie beschaffen und wie sie zu beurteilen ist, so hat dies zum Teil das Vorangegangene gezeigt, zum Teil wird es das Folgende zeigen. Es gibt nämlich für jene, welche die Kunst ausreichend verstehen, Krankheiten, die nicht im Dunkeln liegen — und deren sind nicht viele —, und andere, die nicht offen zutage liegen — und deren sind viele. Denn was an die Außenseite mit Farben oder in Anschwellungen hervorbricht, das liegt zutage; denn es bietet sich dem Gesicht und dem Getaste dar und läßt so erkennen, was an ihm hart und was an ihm weich, und was warm und was kalt ist, und durch welcher Dinge Anwesenheit oder Abwesenheit es jedesmal eines von diesen ist. Von diesen allen, so behaupte ich, muß die Behandlung immer und überall unfehlbar sein, nicht daß sie leicht ist, sondern weil sie entdeckt ist; entdeckt ist sie aber nicht für die, welche sie ausüben wollen, sondern unter diesen für die, welche es können; es können dies aber jene, deren Natur nicht widerstrebt und denen es an Mitteln der Bildung nicht gefehlt hat.

10. *Πρὸς μὲν οὖν τὰ φανερὰ τῶν νοσημάτων οὕτω δεῖ εὐπορεῖν τὴν τέχνην· δεῖ γε μὴν αὐτὴν οὐδὲ πρὸς τὰ ἡσσόνως φανερὰ ἀπορεῖν· ἔστιν δὲ ταῦτα ἃ πρός τε τὰ ὀστέα τέτραπται καὶ τὴν νηδύν· ἔχει δὲ τὸ σῶμα οὐ μίαν, ἀλλὰ πλέους· δύο μὲν γὰρ αἱ τὸ σιτίον δεχόμεναί τε καὶ ἀφιεῖσαι, ἄλλαι δὲ τούτων πλέους, ἃς ἴσασιν οἷσι τούτων ἐμέλησεν· ὅσα γὰρ τῶν μελέων ἔχει σάρκα περιφερέα ἣν μῦν καλέουσιν, πάντα νηδὺν ἔχει. πᾶν γὰρ τὸ ἀσύμφυτον, ἤν τε δέρματι ἤν τε σαρκὶ καλύπτηται, κοῖλόν ἐστι πληροῦταί τε ὑγιαῖνον μὲν πνεύματος ἀσθενῆσαν δὲ ἰχῶρος. ἔχουσι μὲν τοίνυν οἱ βραχίονες σάρκα τοιαύτην. ἔχουσι δ' οἱ μηροί, ἔχουσι δ' αἱ κνῆμαι. ἔτι δὲ καὶ ἐν τοῖσιν ἀσάρκοισιν τοιαύτη ἔνεστιν οἵη καὶ ἐν τοῖσιν εὐσάρκοισιν ἐνεῖναι δέδεκται. ὅ τε γὰρ θώρηξ καλεόμενος ἐν ᾧ τὸ ἧπαρ στεγάζεται, ὅ τε τῆς κεφαλῆς κύκλος ἐν ᾧ ὁ ἐγκέφαλος, τό τε νῶτον πρὸς ᾧ ὁ πλεύμων — οὐδὲν ὅ τι τούτων οὐ κενεών ἐστιν, πολλῶν διαφυσίων μεστός, ἧσιν οὐδὲν ἀπέχει πολλῶν ἀγγεῖα εἶναι, τῶν μέν τι βλαπτόντων τὸν κεκτημένον τῶν δὲ καὶ ὠφελεύντων. ἔτι δὲ καὶ πρὸς τούτοισι φλέβες πολλαὶ καὶ νεῦρα οὐκ ἐν τῇ σαρκὶ μετέωρα ἀλλὰ πρὸς τοῖς ὀστέοισι προστεταμένα, σύνδεσμος ἔς τι τῶν ἄρθρων, καὶ αὐτὰ τὰ ἄρθρα, ἐν οἷσιν αἱ συμβολαὶ τῶν κινεομένων ὀστέων ἐγκυκλέονται· καὶ τούτων οὐδὲν ὅ τι οὐχ ὑπόφορόν ἐστι καὶ ἔχον περὶ ἑωυτὸ θαλάμας, ἃς καταγγέλλει ἰχώρ, ὃς ἐκ διοιγομένων αὐτέων πολλός τε καὶ πολλὰ λυπήσας ἐξέρχεται.*

1 *οὕτω* AR, *οὕτως* M *εὐπορέειν* libri 2 *οὐδὲ* AM, *μηδὲ* R *ἡσσονω* (ω eras.) M, *ἥσσονα* r, *ἧσσον* A r, *ἡσσόνως* scripsi *ἀπορέειν* libri 3 *ἔστιν* A, *ἐστὶ* MR *ταῦτά* M[1], *ταῦθ' ἃ* M[2] *πρός τε τὰ* MR, *προς τὰ* A 4 *πλείους* libri *το σιτιον* A, *τὸ* (*ν* add. M[2]) *σῖτον* M r, *τὸν σῖτον* R 4—5 *δεχόμεναι αἵ τε καὶ* A, *δεχόμεναί* (*δεχόμεν αἵ* M[1]) *τε καὶ* MR 5 *τουτέων* libri *πλείους* libri *πλείους— τουτέων* om. A *τουτέων* libri 6 *ἐμέλησεν* MR (*ἐ* add. M[2]), *ἐν μελεσιν* A[3—4] (fuit, ut vid. *ει* sive *ἐς μελησεν*) *ὁκόσα* pro *ὅσα* Erotianus (p. 98, 15 Klein) *καλέουσιν* A, *καλέουσι* MR 7 *ξύμφυτον* Erotian. l. l. 10—11 *τοῖσιν ἀσάρκοισιν* A, *τοῖς ἀσάρκοισι* MR 11 *ἓν εἶναι* A, *εἶναι* MR, *ἐνεῖναι* scripsi *δέδεκται* M[1] (*δέδεικται* M[2]), *λέλεκται* A, *δέδεικται* R 13 *ὧι* M et Serv., *ὃ* A[4] (in ras.; fuit, ut vid., *ω*) R *πλεύμων* AM[1], *πνεύμων* RM[2] 14 *οὐδὲν ὅτι τούτων* A, *τούτων οὐδὲν ὅ τι οὐ* (*ἐτίου* M, *ἔτι οὗ* r) M r *καὶ ἐν ᾧ ἐστὶν* A, *καὶ αὐτὸ κενὸν* (*καινῶν* M) *ἐστι* MR, *κενεών* scripsi *διαφυσίων* MR, *διαφύσεων* A *μεστόν ἐστιν* libri, *μεστός* scripsi *οἷσιν* libri, *ἧσιν* Zwing. in marg. (ante *οἷσιν* littera erasa in M, fort. *τ*, in marg. *τὸν*, supra script. *σφάλμα*, ut videtur) 15 *πολλῶν* AM, Zwing. in marg., Serv., *πολλὸν* R *μέν τι* A (*τοι* m. 4) r, *μέντοι* MR 16 *ὠφελεύντων* A, *ὠφελούντων* MR *ἔτι δὲ πρὸς τούτοισι καὶ* MR, *ἔστι δὲ καὶ πρὸς τουτέοισι* A 17—18 *προστεταμένα* AMR, *προστεταγμένα* r 18 *ἐστὶ* libri, *ἔς τι* Littré 19 *συμβολαὶ* MR, *ξυνβολαὶ* A *κεινεομ.* A *ἐγκυκλ.* MR, *ἐκκυκλ.* A 20 *ὕπαφρον* libri, *ὕποφρον* Erotian. (p. 128, 15 Klein), *ὑπόφορον* Zwing. in marg. (1579) et Foes. (1595) secundum „exemplaria quaedam" *περὶ αὐτῶ* A, *περὶ αὐτὸ* MR Erot. 21 *ὁ ἰχωρως* A[1] (ut vid., *ως* in *ὃς* mut. m. 2), *ἰχῶρος* r, *ἰχὼρ ὅς* MR *διοιγομένων* AM r, *διηγουμένων* r, *διηθουμένων* r *πολλῆς* A, *πολὺς* MR, *πολλὸς* scripsi *πολλὰ* A, *πολλοὺς* MR

10. Gegen die sichtbaren Krankheiten muß also die Kunst zu steter Hilfe gerüstet sein, sie darf aber auch den unsichtbaren gegenüber nicht hilflos sein. Es sind dies aber die, welche gegen die Knochen gekehrt sind und gegen die innere Höhlung. Es hat deren aber der Körper nicht eine, sondern mehrere; denn zwei sind es, welche die Speisen aufnehmen und wieder abgeben, und andere mehr, welche die kennen, die dies kümmert. Denn diejenigen unter den Gliedmaßen, welche eine runde Fleischbedeckung haben, die man Muskel nennt, die haben auch alle eine Höhlung. Denn alles, was nicht ununterbrochen zusammengewachsen ist, es mag nun mit Haut oder mit Fleisch umhüllt sein, ist hohl und im gesunden Zustand mit Luft erfüllt, im kranken aber mit Saft. Ein solches Fleisch besitzen nun die Oberarme, ein solches auch die Oberschenkel, ein solches auch die Unterschenkel. Und auch in den fleischlosen Teilen findet sich eben das, was wir in den fleischigen gefunden haben. Denn die sogenannte Rippenhöhle, in der die Leber ruht, und das Rund des Hauptes, in dem das Gehirn wohnt, und der Rücken, gegen den die Lunge gekehrt ist, — von alledem ist nichts was nicht selbst ein Hohlraum und von Zwischenräumen erfüllt wäre, denen nichts dazu fehlt, Gefäße zu bilden, deren reicher Inhalt dem Besitzer mitunter schadet, mitunter aber auch nützt, Und überdies gibt es auch noch viele Adern, desgleichen Sehnen, die nicht im Fleisch obenan liegen, sondern gegen die Knochen gespannt sind, ein Band der Gelenke bis zu einem gewissen Punkte, und eben die Gelenke selbst, in denen das Gefüge der bewegten Knochen sich umschwingt — und nichts von alledem gibt es, was nicht selber von Gängen durchzogen wäre und Kammern besäße, welche der Saft verrät, der, sobald sie geöffnet werden, in großer Menge und zu großem Schaden hervorströmt.

11. *Οὐ γὰρ δὴ ὀφθαλμοῖσί γε ἰδόντι τούτων τῶν εἰρημένων οὐδενὶ οὐδὲν ἔστιν εἰδέναι· διὸ καὶ ἄδηλα ἐμοί τε ὠνόμασται καὶ τῇ τέχνῃ κέκριται εἶναι. οὐ μὴν ὅτι ἄδηλα κεκράτηκεν, ἀλλ' ᾗ δυνατὸν κεκράτηται· δυνατὸν δ' ἕως αἵ τε τῶν νοσεόντων φύσιες [ἐς] τὸ σκεφθῆναι παρέχουσιν αἵ τε τῶν ἐρευνησόντων ἐς τὴν ἔρευναν πεφύκασιν. μετὰ πλέονος μὲν γὰρ πόνου καὶ οὐ μετ' ἐλάσσονος χρόνου ἢ εἰ τοῖς ὀφθαλμοῖσιν ἑώρατο γινώσκεται· ὅσα γὰρ τὴν τῶν ὀμμάτων ὄψιν ἐκφεύγει, ταῦτα τῇ τῆς γνώμης ὄψει κεκράτηται· καὶ ὅσα δ' ἐν τῷ μὴ ταχὺ ὀφθῆναι οἱ νοσέοντες πάσχουσιν, οὐχ οἱ θεραπεύοντες αὐτοὺς αἴτιοι, ἀλλ' ἡ φύσις ἥ τε τοῦ νοσέοντος ἥ τε τοῦ νοσήματος. ὁ μὲν γάρ, ἐπεὶ οὐκ ἦν αὐτῷ ὄψει ἰδεῖν τὸ μοχθέον οὐδ' ἀκοῇ πυθέσθαι, λογισμῷ μετῄει. καὶ γὰρ δὴ καὶ ἃ πειρῶνται οἱ τὰ ἀφανέα νοσέοντες ἀπαγγέλλειν περὶ τῶν νοσημάτων τοῖσι θεραπεύουσι, δοξάζοντες μᾶλλον ἢ εἰδότες ἀπαγγέλλουσιν· εἰ γὰρ ἠπίσταντο, οὐκ ἂν περιέπιπτον αὐτοῖσι· τῆς γὰρ αὐτῆς συνέσιός ἐστιν ἧσπερ τὸ εἰδέναι τῶν νούσων τὰ αἴτια καὶ τὸ θεραπεύειν αὐτὰς ἐπίστασθαι πάσῃσι τῇσι θεραπείῃσιν αἳ κωλύουσι τὰ νοσήματα μεγαλύνεσθαι. ὅτε οὖν οὐδ' ἐκ τῶν ἀπαγγελλομένων ἔστι τὴν ἀναμάρτητον σαφήνειαν ἀκοῦσαι, προσοπτέον τι καὶ ἄλλο τῷ θεραπεύοντι. ταύτης οὖν τῆς βραδύτητος οὐχ ἡ τέχνη ἀλλ' ἡ φύσις αἰτίη τῶν σωμάτων· ἡ μὲν γὰρ αἰσθομένη ἀξιοῖ θεραπεύειν, σκοπεῦσα ὅπως μὴ τόλμῃ μᾶλλον ἢ γνώμῃ καὶ ῥῃστώνῃ μᾶλλον ἢ βίῃ θεραπεύῃ. ἡ δ' ἢν μὲν διεξαρκέσῃ ἐς τὸ ὀφθῆναι, ἐξαρκέσει καὶ ἐς τὸ ὑγιανθῆναι· ἢν δ' ἐν ᾧ τοῦτο ὁρᾶται κρατηθῇ διὰ τὸ βραδέως αὐτὸν ἐπὶ τὸν θεραπεύσοντα ἐλθεῖν ἢ διὰ τὸ τοῦ νοσήματος τάχος,*

1 ὀφθαλμοῖσί γε MR, ὀφθαλμοίσιΝ A[1] (ν in γ' mut. m. 3) 2 ἔστιν MR, ἔστι A[1] (ν add. m. 3) διὸ AMr, διὸ δὴ r 3 ᾗ A, „vetus cod." Mercur. (ᾗ ἴσως), Par. 2143, εἰ MR 4 δὲ ὥσαι τε A[1] (οσαι m. 4), δὲ ὅσαι τε M[1] (ὡς αἵ τε m. 2) r, δὲ ὅσον αἵ τε r?, δ' ἕως αἵ τε scripsi ἐς seclusi 6 πεφύκασιν A, πεφύκασι MR πλείονος libri 7 χρόνου ἢ εἰ τοῖς ὀφθαλμοῖς συνεωράτο γινώσκεται A, χρόνου εἰ τοῖσιν ὀφθαλμοῖσιν ἑωρᾶτο γινώσκεται MR, χρόνου τοῖσιν ὀφθαλμοῖσιν ὁρᾶταί τε καὶ γινώσκεται r 9 καὶ ὅσα δ' AM, καὶ ὅσα δὲ R 11 αὐτῷ MR, αὐτέω A 13 ἀπαγγέλην A[1] 14 ἀπαγγέλουσιν A 15 περιέπτον A[1] (πι inser. m. 3) αὐτοίσι A, αὐτοῖς MR ξυνέσιος libri 16 ἧσπερ MR, ὑπὲρ A 17 κωλύουσι MR, κωλύουσαι Ar 18 οὐδ' ἐκ AM, οὐδὲ ἐκ R ἀπαγγελομ. A, ἀπαγγελλομ. M, „vet. cod." Merc. (ἀπαγγελλ. ἴσως), ἐπαγγελλ. R ἔστι AR, ἐπὶ Mr 19 σαφηνιαν A[1] (ι mut. in ει m. 4) r, σαφηνείην Mr, σαφηνίην R προσαπτω(?)ντιη(?) A[1], προσαπτεοντις A[2] καὶ ἄλλο τ. θ. MR, om. A 21 ἡ τῶν MR, τῶν A 21 αἰσθομενη A, αἰσθανομένη MR 21—22 σκοποῦσα libri, καὶ σκοπ. A 22 ῥᾳστώνῃ libri (ραιστ. A, αι mut. in α) 23 θεραπεύει A[1] (η supra scrips. m. 4), θεραπεύειν Mr, θεραπεύῃ r ιδ' A[1] (ηδ' m. 2), ὁδ' M[1], ὅδ' M[2]R διεξαρκέσει A, ἀρκέσῃ MR, διεξαρκέσῃ scripsi ἐς (bis) AM, πρὸς R 24 ὑγιανθῆναι AM, ἰαθῆναι R

11. Allerdings kann niemand nichts von alledem mit Augen erschauen und also erkennen, weshalb ich es denn dunkel nenne und es auch der Kunst dafür gilt. Aber weil es dunkel ist, darum hat es noch nicht den Sieg davongetragen; sondern es ist, soweit dies möglich ist, besiegt worden. Möglich aber ist es, insoweit die Natur der Leidenden die Prüfung gestattet und die der Forschenden der Forschung gewachsen ist. Denn freilich minder früh und nicht mit geringerer Müh, als wenn es mit Augen geschaut würde, wird es erkannt. Denn was dem Licht der Augen entflieht, das wird durch das Licht des Geistes bewältigt; und was die Kranken in der Zwischenzeit leiden, daran sind nicht die Behandelnden schuld, sondern die Natur der Leidenden sowohl als jene des Leidens. Denn da jener das Übel nicht mit Augen schauen konnte und nicht mit den Ohren vernehmen, so verfolgt er es durch Schlüsse. Denn auch das, was die an unsichtbaren Übeln Darniederliegenden über ihr Leiden auszusagen versuchen, sagen sie mehr der Meinung als dem Wissen gemäß aus. Denn wenn sie das Übel verstünden, so wären sie ihm gar nicht anheimgefallen; denn die Sache derselben Erkenntnis ist es, die Ursachen der Krankheiten zu wissen und sie zu behandeln verstehen mit allen Mitteln der Behandlung, welche das Heranwachsen der Krankheiten verhindern. Wenn nun also auch nicht aus den Aussagen der Kranken die unfehlbare Gewißheit zu entnehmen ist, so muß sich der Arzt nach etwas anderem umsehen. Und an dieser Verzögerung ist nicht die Kunst schuld, sondern die Natur der Körper selbst. Denn jene will nur Hand anlegen, nachdem sie wahrgenommen hat, indem sie sich vorsieht, daß sie nicht mehr mit Verwegenheit als mit Weisheit und lieber mit Milde als mit Gewalt verfahre. Wenn aber die Natur die Erkenntnis gestattet, so wird sie auch die Heilung gestatten. Wenn jedoch der Kranke in der Zeit, bis alles erkannt ist, unterliegt, weil

οἰχήσεται. ἐξ ἴσου μὲν γὰρ ὁρμώμενον τῇ θεραπείῃ οὐκ ἔστι θᾶσσον, προλαβὸν δὲ θᾶσσον· προλαμβάνει δὲ διά τε τὴν τῶν σωμάτων στεγνότητα, ἐν ᾗ οὐκ ἐν εὐόπτῳ οἰκέουσιν αἱ νοῦσοι, διά τε τὴν τῶν καμνόντων ὀλιγωρίην· ἐπεὶ τί θῶμα; οὐ λαμβανόμενοι γὰρ ἀλλ' εἰλημμένοι ὑπὸ τῶν νοσημάτων θέλουσι θεραπεύεσθαι.

12. *Ἔτι τῆς τέχνης τὴν δύναμιν ὁπόταν τινὰ τῶν τὰ ἄδηλα νοσεύντων ἀναστήσῃ θωμάζειν ἀξιώτερον ἢ ὁπόταν μὴ ἐγχειρήσῃ τοῖς ἀδυνάτοις . . . . . οὔκουν ἐν ἄλλῃ γε δημιουργίῃ τῶν εὑρημένων οὐδεμιῇ ἔνεστιν οὐδὲν τοιοῦτον· ἀλλ' αὐτέων ὅσαι πυρὶ δημιουργεῦνται τούτου μὴ παρεόντος ἀεργοί εἰσι, μετὰ ⟨δὲ⟩ τοῦ ἀφθῆναι ἐνεργοί. καὶ ὅσαι τοι ἐν εὐεπανορθώτοισι σώμασι δημιουργεῦνται, αἱ μὲν μετὰ ξύλων αἱ δὲ μετὰ σκυτέων, αἱ δὲ γραφῇ χαλκῷ τε καὶ σιδήρῳ καὶ τοῖσι τούτων . . . σχήμασιν ἐργασίαι πλεῖσται — ἐόντα [δὲ] τὰ ἐκ τούτων καὶ μετὰ τούτων δημιουργεύμενα εὐεπανόρθωτα, ὅμως οὐ τῷ τάχει μᾶλλον ἢ ὡς δεῖ δημιουργεῖται· οὐδ' ὑπερβατῶς· ἀλλ' ἢν ἀπῇ τι τῶν ὀργάνων, ἐλινύει· καίτοι κἀκείνῃσι τὸ βραδὺ πρὸς τὸ λυσιτελεῦν ἀσύμφορον· ἀλλ' ὅμως προτιμᾶται.*

13. (12.) *Ἰητρικὴ δὲ τοῦτο μὲν τῶν ἐμπύων τοῦτο δὲ τῶν τὸ ἧπαρ ἢ τοὺς νεφροὺς τοῦτο δὲ τῶν συμπάντων τῶν ἐν τῇ νηδύι*

---

3 *στεγνότητα* M^1 (*στεγανότητα* M^2) r, *στενότητα* AR 4 *ἐπιτίθεται* A^1 (*ἐπιτίθενται* A^3), *ἔπι τί θεται* (sic) M, *ἐπιτίθενται* R, *ἐπεὶ τί θῶμα;* scripsi (*ἐπεὶ ἔοικεν* Littré) 4—5 *οὐ λαμβανόμενοι γὰρ ἀλλ' εἰλημμένοι ὑπὸ* A, *οὐ λαμβανόμενοι ὑπὸ* M, *οὐ λαμβανόμενοι δὲ ὑπὸ* R, *γὰρ λαμβανόμενοι δὲ ὑπὸ* r 5 *ἐθέλουσι* libri 6 *ἐπὶ τῆς* A, *ἐπὶ τῆς γε* M, *ἐπεὶ τῆς γε* R, *ἔτι* scripsi *ὁπόταν* AM, *ὁκόταν* R *τὰ* MR, *τε* A 7 *ἀναστῆσαι* M^1 (*ἀναστήσῃ* m. 2) *θαυμάζειν* libri *ἀξιότερον* A^1M^1 *ὁπόταν μὴ* M. *ὁπότερον μὴ* A, *ὁκόταν* R *ἐγχειρήσῃ* A r, *ἐγχειρήσῃ* M, *ἐγχειρίσῃ* R 8 lacunam indicavi praeeunte Reinholdo *γε* A, om. MR *ειρημένων* A, *ἤδη εὑρημένων* MR 9 *δημιοεργ.* M, *δημιεργ.* A (ε in ου mut. m. 2), *δημιουργ.* R 10 *ἀεργοί* M, *ἄεργοι* A^3 r, *ἄνεργοι* R, *ἔργοι* A^1 *τοῦ* AM (verba *μ. τ. ὀ.* iterat M), *τοῦ τούτου* R *ὀφθῆναι* A, *ὀφθῆναι* MR, *ἀφθῆναι* Cornarius (operarum vitio, ut vid., pro *ἀφθῆναι*) *ἔνεργοι* A (*εν* in ras. m. 3), *ἀεργοὶ* MR, *εὐεργοὶ* Codd. reg. ap. Foes. 11 vocabula *καὶ ὅσαι* in libris ante *μετὰ* collocata transposuit et *δὲ* (10) inseruit Cornarius *καίτοι ἐν* A, *καὶ τοῖσιν* MR, *τοι ἐν* scripsi *σώμασι* A, *τοῖσι σώμασι* MR *δημιοεργ.* M, *δημιουργ.* AR 13 *μ χυμασιαι πλειται* A^1, *μ σχημασι αἱ πλ.* A^2, *μ σχημασι αἱ πλ.* A^3, *πλεισται* A^4, *ὁμοίοισιν αἱ πλεῖσται* MR, ... *σχήμασιν ἐργασίαι πλεῖσται* scripsi 13—14 *ὀντα δὲ ἐκ* A, *τὰ δ' ἐκ* MR, *δὲ* seclusi 14 *ἐκ τούτων* MR, *ἐκ τουτέων* A *δημιουργεύμενα* R, *δημιουργούμενα* AM *καὶ εὐεπ.* AMR. *καὶ* om. r 15 *οὐ τω* A, *οὐ τῷ* MR *ταχυ* A^2 (*ταχει* A^1, ut vid.) *η ὡσδεῖται* A, *ἢ ὡς δεῖ* M, *ἢ τῷ ὡς δεῖ* R 15—16 *ἀλλ' ην απειτει* A^1 (*απῃτει* A^4), *ἄλλην ἀπῆτι* M (ι mut. in ει m. 2) 16 *ἐλιννύει* r, *ἐλλινύειν* r, *ἐλινύει* M^1 (alterum *ν* add. m. 2), *ἔλεινυσιν* A *καίτοι κἀκείναις* AMR, *καίτοι εἰ κἀκ.* r 17 *λυσιτελεῦν* A (*τὸ* add. m. 2), *λυσιτελέον* M r, *λυσιτελέστερον* R *προτιμᾶται* AR, *προστ.* M r 19 *ξυμπάντων* libri

er zu spät zum Arzte kam oder wegen des schnellen Verlaufes der Krankheit, dann ist er verloren. Denn wenn diese vom selben Punkte wie die Behandlung ausgeht, so ist sie nicht schneller, wohl aber, wenn sie einen Vorsprung gewonnen hat; einen Vorsprung aber gewinnt sie durch die Dichtigkeit der Körper, vermöge welcher die Krankheiten nicht offen zutage liegen, und durch die Lässigkeit der Kranken. Denn wie sollte es anders sein? Nicht, wenn sie ergriffen werden, sondern, wenn sie schon ergriffen sind von den Krankheiten, wollen sie geheilt sein.

12. Die Macht der Kunst aber ziemt es sich mehr zu bewundern, wenn sie einem von den an unsichtbaren Krankheiten Darniederliegenden wieder aufhilft, als sie zu verachten, wenn sie sich nicht an das Unmögliche wagt. Denn wenigstens in keiner anderen von den bisher erfundenen Künsten gibt es etwas Ähnliches; sondern diejenigen, die mit Feuer arbeiten, sind, wo dies fehlt, untätig, wo es aber entbrannt ist, sind sie tätig. Und auch jene Gewerbe, die an leicht wieder gut zu machenden Stoffen geübt werden, die einen an Holz, die anderen an Häuten, die wieder mit Farben, mit Eisen und mit Erz, und mit dergleichen Arbeitsmitteln mehr, wie die meisten Künste sie gebrauchen — obgleich das, was aus diesen und mit diesen geschaffen wird, leicht wieder gut zu machen ist, wird doch nicht mit größerer Eile gearbeitet als mit der gehörigen. Auch wird nichts übersprungen; sondern wenn eines von den Werkzeugen fehlt, so wird gefeiert. Und doch ist auch bei diesen Gewerben der Aufschub ihrem Vorteil nicht förderlich; aber er erhält dennoch den Vorzug.

13. Die Arzneikunst aber, die sowohl bei den Eiterbrüstigen als bei denen, die an Übeln der Leber oder der Nieren oder überhaupt an Krankheiten der inneren Höhlungen darniederliegen, ge-

νοσεύντων ἀπεστερημένη τι ἰδεῖν ὄψει, ἢ τὰ πάντα πάντες ἱκανωτάτως ὁρῶσι, ὅμως ἄλλας εὐπορίας συνεργοὺς εὗρε. φωνῆς τε γὰρ λαμπρότητι καὶ τρηχύτητι καὶ πνεύματος ταχύτητι καὶ βραδύτητι, καὶ ῥευμάτων ἃ διαρρεῖν ἔωθεν ἑκάστοισι δι' ὧν ἔξοδοι δέδονται — [ὧν] τὰ μὲν ὀδμῇσι τὰ δὲ χροιῇσι τὰ δὲ λεπτότητι καὶ παχύτητι διασταθμωμένη τεκμαίρεται, ὧν τε σημεῖα ταῦτα, ἅ τε πεπονθότων ἅ τε παθεῖν δυναμένων. ὅταν δὲ ταῦτα ⟨μὴ⟩ μηνύωνται μηδ' αὐτὴ ἡ φύσις ἑκοῦσα ἀφιῇ, ἀνάγκας εὕρηκεν, ᾗσιν ἡ φύσις ἀζήμιος βιασθεῖσα μεθίησιν· μεθεῖσα δὲ δηλοῖ τοῖσι τὰ τῆς τέχνης εἰδόσιν ἃ ποιητέα. βιάζεται δὲ τοῦτο μὲν πῦρ τὸ σύντροφον φλέγμα διαχεῖν σιτίων δριμύτητι καὶ πωμάτων, ὅπως τεκμήρηταί τι ὀφθὲν περὶ ἐκείνων ὧν αὐτῇ ἐν ἀμηχάνῳ τὸ ὀφθῆναι ἦν· τοῦτο δ' αὖ πνεῦμα ὧν κατήγορον ὁδοῖσί τε προσάντεσι καὶ δρόμοις ἐκβιᾶται κατηγορεῖν. ἱδρῶτάς τε τούτοισι τοῖσι προειρημένοις ἄγουσα θερμῶν ὑδάτων ἀποπνοίῃσι πυρὶ ὅσα τεκμαίρονται, τεκμαίρεται. ἔστι καὶ ἃ διὰ

---

1 ἀπεστηρημένη AM, ἀποστερουμένη R τί ειδ ὢψεῖ ἢ τὰ A^1, τί ιδ ὄψεῖ ἢ τὰ A^{3-4}, τῇ δεινοψίῃ (δεινοψείῃ M) MR, correxit Littré, qui ἰδεῖν et ἢ in codice A vidisse sibi visus est (ὄψει ἰδεῖν ἃ Zwing.) πάντες AMR, πάντως r 2 εὗρε AM, ἐφεῦρε R 3—4 λαμπρότητι καὶ τριχύτητι (corr. m. 4) καὶ πνεύματος ταχυτητι καὶ βραλυτητι (corr. m. 3) καὶ ῥευμάτων A, λαμπρότητι καὶ βραδυτητι (βραδυτῆτι M) καὶ ῥευμάτων MR, λαμπρότητα καὶ βραδυτῆτα καὶ ῥεύματα r, λαμπρότητος καὶ βραδυτῆτα καὶ ῥευμάτων Monac.[1] (λαμπρότητα καὶ βραδυτῆτος Monac.[2]), λαμπρότητα καὶ βραδυτῆτα καὶ ῥεύματα Cornarius 4 διαρρει . . . . . θεν A^1 (lacuna duarum vel trium litter.), διαρρεῖν εἴωθεν A^4MR ων A^2 (fuit fort. α), ὧν MR ἔξοδ (οι add. m. 2) A^1, ἔξοδοι MR 5 ὧν libri, seclusit Ermerins ὀδμῇσι M r, ὀσμῇσι r, ὀδμῆς A χροιε(?)σι A^1, χροιῆς A^3, χροιῆισι M, χροίησι r, χροῆσι r λεπτότητι καὶ παχύτητι AMR, λεπτότητος καὶ παχύτητος A^2 6 διασταθμωμένη MR, διασταθμώμενα A τεκμαίρεται AR, τε . ·. κμαιρεται M 7 ταυτα τὰ μηνυοντα A, ταῦτα μηνύοντα M, μηνύονται r, μηνύωνται r(?), μή inser. Littré 8 εὕρηκεν ἧσιν AR, εὕρη κενῆισιν M, εὑρήσει κενῆσιν r 9 ἀνεθῆσα A^1 (η in ει mut. m. 4), ἀνεθεῖσα MR, μεθεῖσα scripsi (praeivit Reinhold) δῆ . . . A (litterae quae sequebantur atramento superfuso oblitteratae sunt), δηλοῖ MR τοῖσι AR, τισι M 10 ποιητέα MR, ποιειται A^1 (corr. m. 2—4) πῦρ MR, πυου A^1 (ποουσιν A^{3-4}) διαχεῖν MR, διαχέιν A 11 πωμάτων A^1M, πομάτων A^2R ὅπως MR, ὁκως A τεκμηρειται A^1 (ει in η mut. m. 2), τεκμαρεῖται M r, τεκμαρῆται R ὀφθὲν MRA^2, ωφθεν A^1 12 αὐτη ἐν ἀμηχανω το ὠφθῆναι ην A^1 (ὀφθ. m. 2), αὐτῆι ἐν ᾱμηχάνωι τὸ ὀφθῆναι M, αὐτὴ (αὐτῇ r) ἐμηχάνωτο (add. τὸ r) ὀφθῆναι R τοῦτο δ' αὖ Monac., τό τ' αὖ ceteri 13 ὢν (sic semper) M, ὃν R, om. A (ὧν iam Littré invenerat) κατήγορον MR, κατήγορ (ον add. m. 2) A ἐκβιᾶται MR, ἐκβιητε A^1 (ε in αι mut. m. 2) κατηγορέειν libri 14 τουτοις (per compend. script.) A, τούτοισιν M, τούτοισι R τοις προειρημένοις (per comp. script.) A, τοῖσι MR, προειρημένοισι M, προειρημένοισιν R 14—15 θερμον υδατ (ος add. m. 3) ἀποπνοίησι πυρὶ οσα τεκμερονται (ε in αι mut. m. 2) A, ὑδάτων θερμῶν ἀποπνοίησι τεκμαίρεται MR, ὑδάτων θερμῶν πυρὶ ὅσα τεκμαίρονται, τεκμαίρεται Littré 15 ἔστι (per comp. scr.) καὶ ἁ A, ἔστι(ν) δὲ ἃ καὶ MR

hindert ist, etwas mit Augen zu sehen, durch welche alle alles am trefflichsten erschauen, hat sich dennoch anderen hilfreichen Beistand geschaffen. Denn durch die Helligkeit und die Rauhigkeit der Stimme und durch die Schnelligkeit und Langsamkeit des Atems und durch die Durchflüsse, welche durchzufließen pflegen, wo sich jedem von ihnen Ausgänge öffnen, die einen mit dem Geruch, die anderen nach ihrer Farbe, die wieder nach ihrer Dünne und Dichtigkeit prüfend, erkennt sie, wovon dies alles ein Zeichen ist, von welchen vergangenen und von welchen möglichen künftigen Leiden. Wenn aber all dies nichts von selber verrät und die Natur nichts freiwillig entsendet, so hat die Kunst einen Folterzwang ersonnen, durch welchen die Natur, mit unschädlicher Gewalt genötigt, etwas von sich gibt; indem sie es aber abgab, zeigt sie denen, die die Kunst verstehen, was zu tun ist. So wird denn das Feuer durch die Schärfe der Speisen und der Getränke gezwungen, den verdickten (?) Schleim zu zerteilen, um so etwas von dem ans Licht zu bringen, was sonst unmöglich zu erschauen war; und ebenso wird der Atem durch steile Wege und durch Laufen genötigt, etwas von dem auszusagen, wovon er etwas auszusagen vermag; und durch die genannten Mittel führt sie auch noch Schweiße herbei, um das, was sich durch die Verdunstung warmen Wassers bei Feuer erkennen läßt, zu erkennen. Es gibt auch solches, was, wenn es durch die Blase hindurchgeht, geeigneter ist, die Krankheit kundzutun, als wenn es durch das Fleisch hindurchläuft. So hat sie nun auch solche

τῆς κύστιος διελθόντα ἱκανώτερα δηλῶσαι τὴν νοῦσόν ἐστιν ἢ διὰ τῆς σαρκὸς ἐξιόντα. ἐξεύρηκεν οὖν καὶ τοιαῦτα πώματα καὶ βρώματα, ἃ τῶν θερμαινόντων θερμότερα γινόμενα τήκει τε ἐκεῖνα καὶ διαρρεῖν ποιεῖ ἃ οὐκ ἂν διερρύη μὴ τοῦτο παθόντα. ἕτερα μὲν οὖν πρὸς ἑτέρων καὶ ἄλλα δι᾽ ἄλλων ἐστὶ τά τε διιόντα τά τ᾽ ἐξαγγέλλοντα, ὥστε οὐ θωμάσιον αὐτῶν τάς τ᾽ ἀπιστίας χρονιωτέρας γίνεσθαι τάς τ᾽ ἐγχειρήσιας βραχυτέρας, οὕτω δι᾽ ἀλλοτρίων ἑρμηνειῶν πρὸς τὴν θεραπεύουσαν σύνεσιν ἑρμηνευομένων.

14. (13.) Ὅτι μὲν οὖν καὶ λόγους ἐν ἑωυτῇ εὐπόρους ἐς τὰς ἐπικουρίας ἔχει ἰητρικὴ καὶ οὐκ εὐδιορθώτοισι δικαίως οὐκ ἂν ἐγχειροίη τῇσι νούσοισιν ἢ ἐγχειρευμένας ἀναμαρτήτους ἂν παρέχοι, οἵ τε νῦν λεγόμενοι λόγοι δηλοῦσιν αἵ τε τῶν εἰδότων τὴν τέχνην ἐπιδέξιες, ἃς ἐκ τῶν ἔργων ἐπιδεικνύουσιν, οὐ τὸ λέγειν καταμελήσαντες, ἀλλὰ τὴν πίστιν τῷ πλήθεϊ ἐξ ὧν ἂν ἴδωσιν οἰκειοτέρην ἡγεύμενοι ἢ ἐξ ὧν ἂν ἀκούσωσιν.

1 κύστιος MR, κύστεος A δηλῶσαι τὴν νοῦσον AM, τὴν νοῦσον δηλῶσαι R 2 καὶ τὰ τοιαυτα A, καὶ τοιαῦτα MR πόματα RA², πωμη sive πωμι A¹, πώματα M 3 γιν. AM, γιγν. R τήκει τε MRA⁴, τικει τι A¹ 4 ποιέει libri ἃ R, ἃ om. M. ἣ A διερρύη MR, διρρύη A¹ (ut vid.), διερύη A² μὴ τοῦτο AR, τοῦτο M 5 διιόντα libri, ἐξιόντα „vet. cod." Mercur., an διεξιόντα? 6 ὥστε AM, ὥστ᾽ R θαυμάσιον libri τε ἀπιστίας r, τε πίστιας (π in ras., accent. mut. m. 2, α supra script., ni fallor, M) AMR χρονιωτέρας M r, χρονιοτέρας A r 6—7 γίνεσθαι— βραχυτέρας MR, om. A 7 ἐγχειρήσιας M r, ἐγχειρίσιας r ἀλλοτρίων MR, αλοτριων A ἑρμηνειῶν MR, ερμηνιον A² (in ras.) 8 σύνεσιν AMR, ξύν. r 9 ἐς AM, εἰς R 10 ἡ ἰητρ. MR, ἡ om. A (in ras. sub qua η vix latere potest) εὐδιορθώτοισι MR, ευδιορθότους A (θο in θω mut. m. 4) 11 ἐγχειροίη A, ἐγχειρέοι M r, ἐγχειρέη r, ἐγχειρέει r τῇσι MR, τοισι A (οι in η mut. m. 4) r παρέχοι AM²r, παρέχει M¹, παρέχῃ r 13 ἐπιδείξιες libri post ἔργων add. MR ἤδιον ἢ ἐκ τῶν λόγων, om. A ει in ἐπιδεικνύουσιν A⁴ (fuit ι) 13—14 καταμελήσαντες Sambucus et Fevr., καταμελετήσαντες ceteri 14 πίστιν MR, πίστην A ἂν A, om. MR 15 ἀκούσωσιν AR, ἀκούσωσι Mr

Speisen und Tränke erfunden, die wärmer sind als die innere Wärme, und also schmelzen und durchfließen machen, was nicht durchflösse, wenn es dies nicht erführe. Da somit Verschiedenes auf Grund von Verschiedenem hervortritt, und anderes durch anderes hindurchgeht und etwas aussagt, so kann es nicht wundernehmen, daß die Behandlung der Krankheiten verkürzt, ihre Unklarheit aber verlängert wird, indem sie dergestalt durch fremde Botschaften ihren Bericht an die werktätige Erkenntnis erstatten.

14. Daß nun die Arzneikunst über hilfreichen Beistand gewährende Einsichten gebietet und die nicht mehr zu heilenden Krankheiten mit Recht gar nicht anfaßt oder, wenn sie sie anfaßt, sie ohne Fehl wieder entläßt, das zeigt die jetzt gesprochene Rede gleichwie die Beweise der Kunstverständigen, die es durch ihre Taten beweisen — nicht das Reden verachtend, sondern in der Überzeugung, daß die meisten mehr dem trauen, was sie mit Augen schauen, als was sie mit den Ohren vernehmen.

Kommentar

I. Vorbemerkungen

1. Handschriftliches

Die Textgestalt dieses gleichwie manches anderen Bestandteils der hippokratischen Sammlung liegt uns in drei Stadien fortschreitender Verschlechterung vor Augen. Die letzte dieser Stufen, welcher überaus zahlreiche Handschrifen entstammt sind, bildet die Grundlage unserer Texte. Der, soweit die vorliegende Schrift in Betracht kommt, alleinige Vertreter der ersten Stufe ist durch Littré herbeigezogen, aber nicht in systematischer Weise verwertet worden. Der Repräsentant des zweiten Stadiums aber, auf welchen vornehmlich Daremberg (Oeuvres choisies d'Hippocrate[1] p. CII) die Aufmerksamkeit der Forscher hingelenkt hat, ward bisher weder vollständig ausgebeutet, noch auch in seiner ganzen Bedeutung ausreichend gewürdigt.[2]

Den Wert der vornehmsten Pariser Hippokrateshandschrift — von einem Mönche, dem Kalligraphen Michael, im 11. Jahrhunderte geschrieben, ehemals der Sammlung Colberts angehörig und gegenwärtig der Nationalbibliothek als Nr. 2253 einverleibt — hat bereits Littré in genügend helles Licht gestellt. Ich selbst habe im Herbst 1856 einen Teil dieses kostbaren Manuskriptes teils kopiert, teils verglichen und verdanke der Sorgfalt Prof. Edmund Haulers eine neuerliche im Winter 1886 angefertigte Kopie der Blätter (75^a—81^a), welche die im Voranstehenden behandelte Schrift enthalten, wobei die Schreibungen der vier verschiedenen Hände mit größter Genauigkeit angemerkt und auseinander gehalten worden sind. Über einzelne Lesarten, welche dieses Kleinod der Pariser Bibliothek darbietet, und den aus ihnen zu schöpfenden Gewinn habe ich in den Sitzungsberichten der k. Akademie der Wissenschaften B. LXXXIII (1876), S. 574, 588ff. gehandelt. Littrés Kollation ist eine annähernd getreue; nur die Unterscheidung dessen, was von erster und was von späteren Händen herrührt, erscheint nicht mit gebührender Sorgfalt durchgeführt. Doch hat der als

Denker, Forscher und Schriftsteller gleich hervorragende Mann, welcher auf den verschiedensten Gebieten Unvergängliches geleistet hat, der aber trotzdem, oder vielleicht eben darum nicht ein philologischer Kritiker von Beruf war, die Lesarten der von ihm ans Licht gezogenen Handschrift nur zu gelegentlichen Verbesserungen benützt, nicht aber in streng methodischer Weise ausgebeutet. Er hat nicht die Folgerung gezogen, daß der Überlieferung, welche in so zahlreichen Fällen das allein Richtige darbietet, überhaupt der Vorrang vor den übrigen Textesquellen gebühre und sie überall dort, wo nicht gewichtige innere Gründe gegen sie sprechen, vor diesen den Vorzug verdiene. So hat er sich denn hier wie anderwärts damit begnügt, den Vulgattext, wie er durch Ianus Cornarius in der Basler Ausgabe vom Jahre 1538 (Frobeniana) festgestellt und seitdem ohne tiefgreifende Umgestaltung von dessen zahlreichen Nachfolgern beibehalten war, vielfach nachzubessern, statt, wie es die Grundsätze gesunder Kritik erheischen, den Text ganz und gar auf die Basis der zum Teil von ihm selbst aus dem Staub der Bibliotheken hervorgezogenen Vertreter der verläßlichsten Überlieferung zu stellen.

Der Repräsentant der zweiten Textstufe ist der aus dem Nachlaß des Kardinals Bessarion stammende, jetzt in der Venediger Markusbibliothek — als Nr. 269 — befindliche Pergamentkodex des 11. Jahrhunderts, mit welchem Littré durch eine Mitteilung Darembergs, jedoch zu spät bekannt wurde (s. Oeuvres d'Hippocrate X, LXIII—LXIV), um ihn bei der Behandlung der hippokratischen Schriften zu benützen. Dietz, über dessen der Königsberger Universitätsbibliothek einverleibte Papiere ich einstens durch Ludwig Friedländers gütige Vermittlung erwünschte Mitteilungen empfing, hat denselben im Jahre 1828 vollständig kollationiert, während Ermerins in seiner Hippokratesausgabe von Cobet herrührende gelegentliche Angaben über Lesarten dieser Handschrift verwertet hat. Ich habe den Text der Schrift *Περὶ τέχνης* im Herbst 1857 mit dem Marcianus kollationiert und im Oktober 1882 diese und andere hippokratische Schriften von neuem so sorgfältig als möglich mit der Handschrift verglichen. Weitere Mitteilungen aus diesem Kodex und über ihn haben jüngst Kühlewein und Ilberg gegeben, während Wattenbach und Velsen in ihren „Exempla Codicum Graecorum“ Tafel XL und XLI, ersterer auch in seinen „Schrifttafeln“ Tafel XXXV Schriftproben desselben veröffentlicht haben. Die Stellung, welche der Marcianus im Kreise der Hippokrateshandschriften einnimmt, ist eine überaus eigenartige. Er fördert die Kritik weit mehr auf indirektem als auf direktem Wege. Selbst dort, wo er, wie in unserer Schrift, nur vereinzelte Textbesserungen darbietet, leistet er dem Kritiker wahrhaft unschätzbare Dienste. Denn er wirft das hellste Licht auf die Geschichte des Textes und gewährt uns die lehrreichsten, mitunter die überraschendsten Einblicke in die Schicksale der Überlieferung. Er ist auch in den Teilen, welche er mit den zwei vorzüglichsten Hippokrateshandschriften (dem oben besprochenen Parisinus, A, und dem durch Augier Ghislen de Busbecq aus Konstantinopel nach Wien gebrachten Pergamentkodex des 10. Jahrhunderts — Cod. med. graec. IV., von Littré als *θ* bezeichnet —) gemein hat, aus keinem der beiden abgeschrieben und stellt somit einen selbständigen Zeugen dar, dessen Aussage von größtem Gewicht ist. Manche schwere Verderbnisse der jüngeren Handschriften erscheinen als Fortbildungen von vergleichsweise leichten Irrungen, denen wir im Marcianus begegnen. So lesen wir im voranstehenden Text S. 38, Z. 1 statt des allein sinngemäßen *νομίσειε* des Parisinus im Marcianus von erster Hand *νομήσειε* (die zweite Hand hat den Fehler berichtigt), in sämtlichen jüngeren Handschriften aber *νοήσειε*. Am Schluß von 11 läßt M nach *οὐ λαμβανόμενοι* die Worte *γὰρ ἀλλ' εἰλημμένοι*, natürlich infolge des Homöoteleutons, einfach weg; die R(ecentiores) suchen den gestörten Zusammenhang durch die nach *λαμβανόμενοι* eingeflickte Partikel *δέ*, zum Teil auch durch ein überdies dem Partizip vorangestelltes *γάρ* wiederherzustellen. Mit anderen Worten, der in M unverhüllt zutage liegende Schaden erscheint hier beschönigt und verkleistert. Doch dies sind Fälle, in welchen die Güte der durch A vertretenen Überlieferung jedem halbwegs Einsichtigen an sich einleuchtet und der durch M dargebotenen Unterstützung füglich entraten könnte. Allein es gibt Stellen, insbesondere in solchen Schriften, welche M mit *θ* gemein hat, an welchen eine schwere Interpolation nur durch das Zeugnis von M mit voller Sicherheit als solche erkannt wird. In dem ersten Buche des Werkes *Περὶ διαίτης*, 4 lautet der in *θ* nur durch ganz leichte Buchstabenfehler getrübte Text wie folgt: *καὶ οὔτε τὸ ἀείζωον* (so zu lesen statt *οὔτα εἰ ζῶον*) *ἀποθανεῖν οἷόν τε εἰ μὴ μετὰ πάντων· ποῦ γὰρ ἀποθανεῖται; οὔτε τὸ μὴ ἐὸν γενέσθαι· πόθεν γὰρ ἔσται;* (VI 476, Littré). Statt der letzten drei Worte bietet ein Teil der R(ecentiores): *μὴ ὄντος ὅθεν παραγενήσεται*, ein anderer: *καὶ* (und *τε καὶ*) *ὅθεν παραγενήσεται*. Die erste dieser zwei Lesarten, welche Cornarius in seinen Text aufgenommen hat, könnte immerhin Verteidiger finden, und die Behauptung, daß *θ* einen epitomierten Text darbiete, würde zum mindesten nicht jeder Scheinbarkeit entbehren, wenn uns nicht in M die Veranlassung der Interpolation und ihr Hervorwachsen aus einer vergleichsweise harmlosen Irrung sonnenklar vor Augen läge. Im Archetypus von M und R hat das unmittelbar vorangehende *γενέσθαι* bewirkt, daß statt *πόθεν* (oder vielmehr, wie wir in M lesen, *κόθεν*) *γὰρ ἔσται*; geschrieben ward: *κόθεν γὰρ γενήσεται*. Da in der Unzialvorlage *Γ* und *Π* einander offenbar sehr ähnlich waren, so ergab sich hieraus die weitere irrige Schreibung: *κόθεν παραγενήσεται*, wobei M stehen blieb. Da nunmehr jedoch mit der Partikel *γάρ* die Verbindung mit dem Vorangehenden geschwunden war, so erwuchs im Geiste minder naiver Schreiber und Korrektoren der Wunsch, diesem Mangel abzuhelfen, welchem in einem Teile der Handschriften durch die vergleichsweise noch schüchterne Änderung von *κόθεν* in *καὶ* und *τε καὶ ὅθεν*, in einem anderen durch die kecke Interpolation *μὴ ὄντος ὅθεν* Genüge geschehen ist.[1]

Da nun die ganze Schrift neben einem volleren Texte vielfach einen knapperen darbietet, so hätte, wenn nicht der Einblick in die Genesis des ersteren jeden solchen Streit im Keime erstickte, gar leicht eine Meinungsverschiedenheit darüber entstehen können, ob in Wahrheit die vollere Textgestalt auf Interpolation und nicht vielmehr die knappere Fassung auf Epitomierung beruhe. Solch ein Zweifel entsteht ja gar oft dort, wo eine Interpolation durch eine Reihe feilender, glättender, abrundender Hände hindurchgegangen ist und uns nur in ihrer letzten abgeschliffenen Form vorliegt, während er sofort verstummen muß, sobald wir ihren Ausgangspunkt erkennen und die aufeinander folgenden Stadien ihrer Entwicklung verfolgen können. Ein anderes Beispiel. Im 20. Kapitel der Schrift De prisca medicina schwankt Littré zwischen zwei total verschiedenen Lesarten, derjenigen von A und jener sämtlicher jüngerer Handschriften und Ausgaben. „Der Käse, so heißt es daselbst, schadet nicht allen, die ihn genießen, gleichmäßig, manchen ganz und gar nicht, *ἀλλὰ καὶ ἰσχὺν οἷσιν ἂν ξυμφέρῃ* (l. *συμφέρῃ* mit A und M) *θαυμασίως παρέχεται*.“ Dies die Lesung von A. Die Vulgata hingegen bietet: *ἀλλὰ καὶ τοῖς ἰσχυοῖσιν ἂν ξυμφέρειν θαυμασίως παρέχεται*. Littré erklärt die letztere Konstruktion für „peu habituelle“ und hat darum die Lesart in A vorgezogen. Doch findet er beide Schreibungen wohl verständlich und will sie daher dem Leser gleichsam zur Auswahl vorlegen: „Au reste, toutes deux sont fort intelligibles, et le lecteur a l'une et l'autre sous les yeux" (I 624). Er hätte über den Unsinn der Vulgata wohl minder glimpflich geurteilt, wenn er die Schreibung des Marcianus und damit den harmlosen Buchstabenfehler gekannt hätte, welchem diese reiche interpolatorische Saat entkeimt ist. In M liest man nämlich: *ἀλλὰ καὶ ἰσχνοῖσιν ἂν ξυμφέρει* (dies schon von erster Hand zu *ξυμφέροι* korrigiert) *θαυμασίως παρέχεται.* Die Quelle des Unsals war daher nichts anderes als die Auslassung des e i n e n Buchstabens *υ* in *ἰσχύν.* Dieses Beispiel ist auch darum besonders bedeutsam, weil die von erster Hand herrührende Korrektur jeden Gedanken daran ausschließt, daß die jüngeren Handschriften etwa aus M selbst abstammen könnten. Desgleichen zeigt uns M in *Περὶ διαίτης* I 35 (VI 520 L.) die Urgestalt der großen, durch unwillkürliche Wiederholung eines vorangehenden Stückes (ebenda S. 518) entstandenen Interpolation, indem ihm allein die Worte *ὡς ἔφην* fremd sind, welche die Wiederholung als eine vom Autor beabsichtigte erscheinen lassen sollen! Die voranstehenden Proben dürften genügen, um das Sinken der Überlieferung von A, bzw. *θ*, zu M und von M zu R ersichtlich zu machen und zugleich Wert und Bedeutung des Marcianus ausreichend zu beleuchten. Er stellt augenscheinlich eine zweite Abzweigung vom Hauptstrome der Überlieferung dar, gleichwie der Parisinus und Vindobonensis einer ersten Abzweigung von demselben angehören. Bezeichnen wir die drei Stadien der Überlieferung mit den Buchstaben *α*, *β*, *γ*, so läßt sich die Filiation der Handschriften durch das folgende Stemma verdeutlichen:

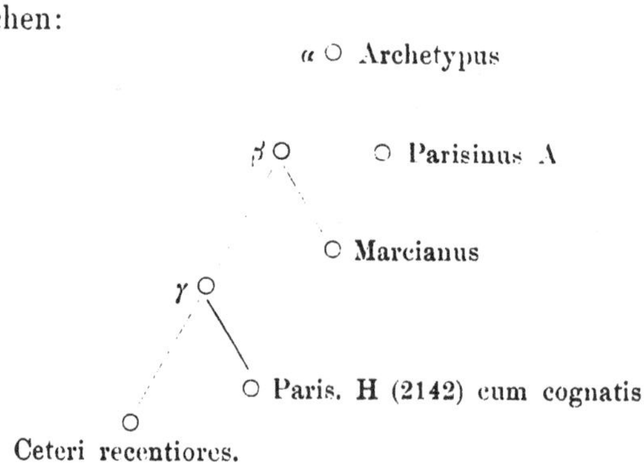

Die von A und M abweichenden Lesarten der Recentiores besitzen somit keinerlei urkundliche Gewähr. Denn wie sollte es geschehen, daß im unteren Stromlauf mit einem Male ein Stück der echten Überlieferung auftaucht, welches an zwei Punkten des Oberlaufes verborgen geblieben war? Oder will jemand an das umgekehrte Septuagintawunder glauben, vermöge dessen die Schreiber von A und M zu wiederholten Malen in anderen als den allergewöhnlichsten Schreibfehlern spontan übereingestimmt und die Tradition an den gleichen Orten in gleicher Weise getrübt hätten? Die Möglichkeit freilich, daß eine gleichsam laterale Fortpflanzung des Ursprünglichen durch Marginalvarianten oder durch die sonstige gelegentliche Benützung eines älteren Originals stattgefunden habe, ist an sich niemals zu entkräften, läßt sich aber in unserem Falle nicht einmal zu der niedrigsten Stufe der Wahrscheinlichkeit erheben. Weisen doch die drei oder vier kleinen Besserungen, welche die Recentiores in der Schrift *Περὶ τέχνης* in Wahrheit darbieten, nichts auf, was uns nötigen oder auch nur veranlassen könnte, sie für etwas anderes zu halten, als für konjekturale Berichtigungen und Ergänzungen von so naheliegender Art, daß ein halbwegs verständiger und sprachkundiger Korrektor auf sie zu verfallen kaum umhin konnte (vgl. den Kommentar zu 3, 9, 13 [12]).

Aus dem Gesagten ergeben sich die nachstehenden Folgerungen:

1. Die Lesarten von A vertreten die älteste uns erreichbare Überlieferung und haben nur dort zu weichen, wo entscheidende Gründe gegen sie sprechen.

2. Die Übereinstimmung von A und M ist den Recentiores gegenüber durchaus autoritativ. Wir legen demgemäß

3. an die Varianten der jüngeren Handschriften, soweit sie nicht augenscheinliche Schreibfehler sind, genau denselben Maßstab wie an die Konjekturen moderner Kritiker. Auch würden wir sie, nebenbei bemerkt, in Fällen, in welchen ihre Wertlosigkeit offen zutage liegt, gleich anderen schlechten Konjekturen ausnahmslos unerwähnt lassen, wenn nicht Zweckmäßigkeitsgründe (vor allem der Wunsch, den Leser von der Richtigkeit des hier dargelegten Sachverhaltes zu überzeugen) diesen Vorgang zurzeit noch als untunlich erscheinen ließen.

Wie sehr es übrigens unserem Texte gefrommt hat, daß wir ihn so gut als ausschließlich auf das Zeugnis von A und M aufgebaut haben, dies wird wohl er selbst und, wenn nötig, der Kommentar lehren. Überaus zahlreich sind die Fälle, in welchen eine Lesart, die zunächst nur um ihrer guten Beglaubigung willen Aufnahme fand, sich nachträglich als die allein berechtigte erwiesen hat und somit selbst zu einer neuen Bürgin für die Güte ihrer Quelle geworden ist. Daneben verschlägt es nichts, daß wir ein an sich angemessenes, aber entbehrliches Wort (*μοῦνον* nach *ὄνομα* 6 fin.), weil jeder urkundlichen Gewähr entbehrend, aus dem Text verweisen, und daß wir aus demselben Grunde an drei Stellen die künstlerische oder mehr pointierte Wortstellung durch eine minder gewählte ersetzen mußten (vgl. 2, 8, 13).

Ganz dasselbe Verfahren, wie gegenüber den Recentiores, müssen wir, wenngleich aus einem verschiedenen Beweggrunde, in Ansehung einer anderen Gruppe von Hilfsmitteln einschlagen. Ich spreche von einer Reihe von Variantensammlungen, deren wir noch in Kürze zu gedenken haben. Fehlte in betreff der drei oder vier beachtenswerten Lesarten der jüngeren Handschriften jeder Grund, sie für etwas anderes als für zutreffende Vermutungen zu halten, so gebricht es uns hier an jedem Mittel sicherer Unterscheidung zwischen gelungenen Konjekturen und etwaigen versprengten Trümmern der echten Überlieferung. Was zunächst die Varianten betrifft, welche der gelehrte oberungarische Arzt, Philolog und kaiserliche Historiograph Johann Sambucky (Joannes Sambucus) im Jahre 1561 an den Rand eines vormals in der hiesigen Hofbibliothek verwahrten, seit mehreren Jahrzehnten jedoch in Verlust geratenen Exemplars der Aldina verzeichnet hat und welche nach Peter Lambecks[1] Angabe aus einer uralten Tarentiner, aus einer damals in Fontainebleau befindlichen Handschrift und aus einem gedruckten, aber zu Rom mit zahlreichen Korrekturen versehenen Exemplare stammen sollen — so entbehren dieselben betreffs unserer Schrift zum mindesten nahezu jeden Wertes. Ob die zahlreichen Glosseme, wie *ἀτιμάζειν* statt *αἰσχροεπεῖν*, *γνώσεως* statt *ἱστορίης*, *παράστασις* und *κατηγορία* statt *κακαγγελίη* (sämtlich in unserem 1. Abschnitt) aus dem Vaticanus 277, in welchem ich sie wiedergefunden habe, geflossen sind (die ersteren zwei habe ich auch in der Handschrift angetroffen, welche einst dem Arzte Adolphus Occo Afan gehört hat und die jetzt als codex graecus 71 einen Bestandteil der Münchner Staatsbibliothek bildet, während das zweite sich auch in dem alsbald zu erwähnenden Exemplar Albert Fevrés vorfand) — dies kann uns herzlich gleichgültig sein. Mit dem letztgenannten Exemplar zeigen jene Varianten auch anderwärts einige weitere Berührungen, nicht minder mit den Pariser Handschriften Nr. 1868, 2142, 2143, 2255 (Littrés O, H, J, E), sowohl dort, wo jene Schlechteres, als wo sie Besseres bieten als die übrigen jüngeren Handschriften. Von Bedeutung ist einzig und allein die treffliche Emendation *καταμελήσαντες* statt *καταμελετήσαντες* in den Schlußworten der Schrift, die hier zum ersten Male auftaucht, die auch Fevré verzeichnet hat und deren Herkunft wir nicht kennen.

Theodor Zwinger, der gelehrte und menschenfreundliche Schweizer Arzt und Schüler Pierre de la Ramées, meldet uns in dem Vorwort zu seiner Ausgabe von 22 Schriften des Hippokrates (Basel 1579), daß ihm durch die Vermittlung seines Lehrers, dessen jüngst in der Bartholomäusnacht erfolgte Ermordung er in pathetischen Worten beklagt, kurz vor dessen Ende wertvolle Mitteilungen des Pariser Professors Jacques Goupyl zugegangen seien, desgleichen von Joannes Sambucus und von dem damals auf der Höhe seines Ruhmes stehenden erfolgreichen und vielschreibenden Arzt und Paduaner (später Bologneser und Pisaner) Professor Girolamo Mercuriale, dessen Textverbesserungen aus römischen Codices geflossen seien; endlich habe ihm auch Adrien Turnèbe weniges, aber Erlesenes beigesteuert; die Worte: „quaedam tamen tanto viro neutiquam indigna“ scheinen auf Emendationen des ausgezeichneten Kritikers hinzuweisen. Der Ertrag all dieser Bemühungen ist jedoch ein vergleichsweise geringer: zwei wirkliche, treffliche Verbesserungen, die schlagend richtige Umstellung in 6 (ἀγνοεῖ ἄγνοιαν) und die Wiederherstellung des schon im Altertum (wie Erotians und Galens Erklärungen beweisen) verdorbenen ὑπόφορον am Ende des 10. Abschnitts. Kaum einer Erwähnung wert ist daneben die offenbar aus Mercuriales Mitteilungen stammende kleine Besserung ὅτι statt ὅ τι 5, die Berichtigung von οἶσιν zu ᾗσιν 10, desgleichen die Tilgung des in einen Teil der Recentiores eingedrungen Glossems καὶ ἐν οἷσι 1, das in der Mehrzahl derselben die ursprüngliche Schreibung völlig verdrängt hat. Da neben diesen Besserungen, die durchweg auf richtiger Vermutung beruhen können und zum Teil müssen, sich auch völlig verfehlte Konjekturen in ziemlich großer Zahl vorfinden, so scheint auch hier kein ernster Grund vorhanden, an die indirekte Fortpflanzung der echten Überlieferung zu glauben.

In noch geringerem Maße ist dies in betreff der Lesarten der Fall, welche Mercuriale selbst am Rande der von ihm veranstalteten Ausgabe, Venedig 1588 (Juntina), verzeichnet und als deren Quelle er eine von ihm schlechtweg „vetus codex“ genannte Handschrift namhaft gemacht hat. Dieselben enthalten so viele schlechte Konjekturen und darunter auch eine ebenso unnütze als willkürliche (nämlich τὴν ἀληθῆ statt τῷ πλήθει in den Schlußworten der Schrift), daß die zutreffenden Berichtigungen — ᾗ (11 mit A und J gegen εἰ in MR) und ἀπαγγελλομένων (ebenda mit AM gegen ἐπαγγ. in R) — uns auch dann keine urkundliche Quelle erschließen lassen könnten, wenn sie sich nicht durch den Zusatz ἴσως als bloße Konjekturen kennzeichnen würden.

Schließlich muß hier noch der zwei von dem gelehrten Metzer Arzt Anuce Foës in seiner Ausgabe (Frankfurt 1595) benützten Exemplare der Aldina und der Frobeniana gedacht werden, deren ersterem der Pariser Arzt Albert Fevré, deren letzterem der dortige Polyhistor und Parlamentsanwalt Louis Servin eine Reihe von angeblich aus nicht näher bezeichneten alten Pergamenthandschriften, aus griechischen Scholien und den damals in Fontainebleau, jetzt in Paris befindlichen Codices stammenden Lesarten beigeschrieben hatten. Dieselben gewähren uns höchstens eine einzige wirkliche, wenn auch kleine Verbesserung des Textes (6 init. ἀπό statt ὑπό), die jedoch bei Servin, der manche seiner Lesarten mit der Bemerkung „ex manusc." begleitet, eben dieses Zusatzes entbehrt. Woher aber in diesem wie in anderen Fällen die Übereinstimmung zwischen beiden untereinander gleichwie mit Lesarten, die A oder M oder beide darbieten, oder auch mit den von Zwinger in margine verzeichneten herrührt (die Lesung καταμελήσαντες des Sambucus mag wohl Fevré von Zwinger, der sie gleichfalls anführt, im Austausch erhalten haben); wie es endlich kommt, daß diese besseren Lesarten hier vielfach mit ganz schlechten und willkürlichen vermischt auftreten — diese Rätsel zu lösen, bin ich außerstande. Ebensowenig vermag ich den Umstand genügend aufzuklären, daß einige der Pariser Handschriften in ganz vereinzelten Fällen, zum Teil im Einklang mit jenen Variantensammlungen, die Lesarten As teilen, mit anderen Worten, ich weiß nicht zu sagen, wo und wann diese Exemplare oder ein Stammvater derselben in sporadischer Weise korrigiert worden sind. Die Handschriftenfrage in diese ihre gleichsam kapillaren Verästelungen zu verfolgen, dies mag füglich künftigen Herausgebern des Corpus Hippocrateum überlassen bleiben. Es wird hierzu einer Nachvergleichung auch der geringeren Handschriften bedürfen, um Littrés Angaben, bei denen man allzu häufig auf die Schreibungen der einzelnen Codices ex silentio schließen muß, und die auch sonst vielfach der äußersten Akribie ermangeln, in ausreichendem Maße zu vervollständigen. Ich verzichte darauf, die Fälle, welche ich im Auge habe, nebst dem vollständigen Inhalt jener Variantensammlungen hier mitzuteilen, hege aber die feste Überzeugung, daß die Gestaltung unseres Textes, mögen nun diese kleinen noch übrig bleibenden Rätsel welche Lösung immer finden, dadurch in keinem Punkte berührt werden wird.

Es erübrigt noch, den Leser über die äußere Einrichtung unserer Ausgabe zu unterrichten. Was im Texte steht, ruht überall dort, wo nicht ausdrücklich das Gegenteil bemerkt ist, auf dem vereinigten Zeugnis von A und M. Da ich von A, wie bemerkt, zwei Abschriften besitze, deren letzte auch die verschiedenen Hände der Schreiber aufs genaueste unterscheidet, und da ich M zweimal mit Littrés Text sorgfältig verglichen habe, so darf ich wohl hoffen, daß meine Angaben einer nachträglichen Berichtigung nicht bedürfen werden. Sollten sie sich dennoch nicht als ausnahmslos richtig erweisen, so werden diese Ausnahmen jedenfalls nur sehr vereinzelt und sehr unerheblich sein. Für völlig ausgeschlossen kann ich diese Möglichkeit — von der Fehlbarkeit menschlicher Augen und menschlicher Aufmerksamkeit überhaupt abgesehen — darum nicht halten, weil ich M zu einer Zeit kollationiert habe, in welcher mir die letzte und genaueste Kopie von A noch nicht vorlag und ich daher mein Augenmerk nicht auf jene Minutien richten konnte, welche erst diese Abschrift ans Licht gebracht hat. Übrigens habe ich in betreff der ersten drei Paragraphen auch manche nichtssagende Schreibfehler in A verzeichnet, um den Leser über die Beschaffenheit der Handschrift aufzuklären, im weiteren Verlauf der Schrift hingegen dies vielfach unterlassen, damit die varia lectio nicht durch derartige Kleinigkeiten allzusehr beschwert und dadurch unübersichtlich werde. Die Interpunktion, die Lesezeichen und die Wortabteilung habe ich in der Regel nicht vermerkt, die letzteren zwei Dinge gewöhnlich nur dort, wo aus anderen Gründen eine Lesart mitgeteilt werden mußte; doch auch dies, von den ersten drei Paragraphen abgesehen, mit der Beschränkung, daß bei der Angabe einer A und M gemeinsamen Schreibung die zumeist regelwidrigen Akzente, bzw. die Akzentlosigkeit As nicht besonders angemerkt wurden. Auch in betreff der Elision sind die Divergenzen der zwei Haupthandschriften nicht jedesmal angegeben, sondern stellt der Text dort, wo jede ausdrückliche Angabe fehlt, die in A vorfindliche Schreibung dar.

2. Dialektologisches

Die weitgehende Entstellung der Dialektformen in den Schriften der hippokratischen Sammlung ist das Werk sehr verschiedener Faktoren. Ein gewalttätiger Vorgang hat hierbei mit zwei gewissermaßen spontan auftretenden, in entgegengesetzter Richtung sich bewegenden Strömungen zusammengewirkt. Der erste Faktor ist die gewaltsame Ausmerzung ionischer Formen, die beiden einander widerstreitenden Strömungen wollen wir die generell- und die partikulär-nivellierende nennen.

Daß solch eine massenhafte Austreibung spezifischer Dialektformen und deren Ersetzung durch gemeingriechische stattgefunden hat, dies ließ sich bei Schriften, die weit mehr um ihrer praktischen Nützlichkeit als um ihrer literarischen Bedeutung willen gelesen wurden, von vornherein erwarten; es wird uns zum mindesten in betreff der im Altertum kursierenden Ausgaben des Dioskurides und des Artemidorus Capito ausdrücklich bezeugt (Galen XVII 1, 798 Kühn; vgl. auch XIX 83 K.);[1] es läßt sich schließlich und hauptsächlich noch mit den uns zu Gebote stehenden Mitteln tatsächlich erweisen. Oder wie sonst will man es erklären, daß sich von manchen Ionismen „nur unter dem Schutz gelegentlicher Korruptelen und Mißverständnisse vereinzelte",[2] aber ganz unzweideutige Spuren erhalten haben? In der Schrift De aër., aq. et loc. 21 (II 74 Littré) bieten die Handschriften und darunter auch, wie ich aus Autopsie versichern kann, der für diesen Teil der hippokratischen Sammlung maßgebende Vaticanus 276: *ἀπὸ τῶν ἥκιστα εἰκὸς εἶναι ἄνδρα κτέ.* Nur Zwinger verzeichnet in margine die augenscheinliche Konjektur: *ἀφ' ὧν*, während Koraës, der in seiner ersten Ausgabe (I 96) *ἀπὸ τῶν* schrieb, in seiner zweiten Ausgabe (wie Littré II 76 mitteilt) die Lesung *ἀφ' ὅτων* empfiehlt. Es ist offenbar *ἀπ' ὅτεων* zu schreiben. De natura hominis 2 (VI 34 Littré) begegnen wir in dem Satze: *οὐδὲ γὰρ ἂν ἦν ὑφ' ὅτου ἀλγήσειεν ἓν ἐών* (sc. *ὁ ἄνθρωπος*) der von M und jüngeren Handschriften dargebotenen merkwürdigen Lesart *ὑπό του*, die man, trotzdem A *ὑφ' οὗ* bietet, wegen der Stütze, die sie an Galens Schreibung: *ὑφ' ὅτου* (XV 36 K.) findet, nicht für bedeutungslos halten kann. Dieselbe geht vielmehr sicherlich auf *ὑπό τευ* und mittelbar auf *ὑπ' ὅτευ* zurück. Im Anfang des siebenten Paragraphen der Schrift De flatibus (VI 98 Littré), welcher auf Grund der Schreibungen in A und M (von den Hauchzeichen abgesehen, die ich nicht ändere) wie folgt zu lesen ist: *αἱ μέν νυν δημόσιαι τῶν νούσων εἴρηνται καὶ ὅτε καὶ ὄκως καὶ οἷσι καὶ ἀπ' ὅτευ γίνονται*, bietet nur A *ἀπό τευ*, während der Marcianus bereits mit den geringeren Handschriften *ἀφ' οὗ* aufgenommen hat. Wer kann angesichts dieser drei Stellen daran zweifeln, daß nur ein Versehen oder ein Mißverständnis der

Korrektoren uns hier unzweideutige Spuren der ionischen Psilosis erhalten hat, die im übrigen unbarmherzig wegkorrigiert wurde. Dieser Schluß wäre selbst dann unanfechtbar, wenn nicht ganz dieselbe falsche Schreibung *ἀπό τευ* statt *ἀπ' ὅτευ*, die uns an der letzten der hier behandelten Stellen in A begegnet ist, auch mehrfach in den Herodothandschriften sich vorfände, worüber man Struve Opusc. II 156 sqq. vergleichen mag. Im übrigen treffen wir, soviel ich weiß, nur in einer der genannten Schriften zwei vereinzelte Spuren der ionischen Psilosis an, nämlich in De flatibus 1 (VI 92 L.), wo bloß A und M die ionische Form *αὖτις* statt des *αὖθις* der übrigen Handschriften und Ausgaben erhalten haben und 14 (114 L.), wo nur M ein deutliches *μετεωΰτοῦ* (sic) zeigt (denn das Zwinger in margine dieselbe Lesung aufweist, hat wenig zu bedeuten), während schon A das halbvulgarisierte *μεθ' ἑωυτοῦ* und die übrigen Codices *μετ' ωὑτοῦ* darbieten. Dahin gehört auch die handschriftliche Schreibung *ὠυτός* in De carnibus VIII 588 L. Sonstige vereinzelte Spuren dieser sprachlichen Erscheinung kenne ich nur aus De sacro morbo 16 (VI 390 L.), wo *ἀπικνέεται* und *ἀπικνέετο* vom Marcianus und einigen anderen Handschriften, in *Περὶ διαίτης* I 32 (VI 508 L.), wo *ἐπόδοισι* statt des *ἐφόδοισι* der Wiener und mehrerer anderer Handschriften vom Marcianus dargeboten, von dem ihm sehr nahestehenden H wiederholt, aber schon zu *ἐπώδοισιν* korrigiert wird und in einigen anderen Codices in der letzteren Form, vereinzelt auch als *ἐπωδῇσιν*, erscheint. Daß die zuletzt angeführten Fälle minder beweiskräftig sind als die zuerst erwähnten, wird der denkende Leser sich selbst sagen. Auch in De morbis 1 (VII 8 L.) zeigt uns H, der hier von alter Hand geschrieben ist (vgl. Littré I 513), *ἀπίκηται*, welches erst eine jüngere Hand in das *ἀφίκηται* der übrigen Codices verwandelt hat.

Eine andere Erscheinung, von der uns nur gelegentliche, aber völlig sichere Spuren erhalten sind, ist die Verwendung der Artikelformen statt jener des Relativs. In dem soeben angeführten I. Buch der Schrift De diaeta liest man 5 bei Littré (VI 477): *καί θ' ἃ μὲν πρήσσουσιν οὐκ οἴδασιν, ἃ δὲ οὐ πρήσσουσι δοκέουσιν εἰδέναι· καί θ' ἃ μὲν ὁρέουσιν οὐ γινώσκουσιν κτέ.* Statt des sprachwidrigen *θ' ἅ*, welches Littré vergebens durch die Berufung auf die „locution *καί τε*“ zu rechtfertigen versucht, bieten der Vindobonensis und der Marcianus beide Male *τά*, was selbstverständlich in den Text zu setzen ist. Wir können es, nebenbei bemerkt, den Schreibern der Recentiores noch Dank wissen, daß sie das Ursprüngliche und von ihnen nicht Verstandene nur so leicht entstellt und nicht insgesamt durch die dreiste Interpolation καθ' ἃ für καὶ τὰ verdrängt haben, welche uns bei einem Glied ihrer Sippe — es ist der Parisinus 2141, ebenderselbe, bei dem wir oben ἐπιδῆσιν fanden! — begegnet. Desgleichen erscheint τά statt des ἅ der Vulgata in dem Satze: τὰ μὲν οὖν ἄνθρωποι ἔθεσαν κτέ. 11 (486 L.) im Marcianus und Vindobonensis. (An beiden Stellen ward τά bereits von Bernays in seiner bewunderungswürdigen Doktorsdissertation Heraclitea, partic. I., Bonn 1848, p. 10 und 22 hergestellt, obgleich er an der ersten Stelle die Lesarten des Vindobonensis und Marcianus, an der zweiten die Bekräftigung, welche der Schreibung der Recentiores durch diese zuteil wird, noch nicht kannte. Wäre die letzte Usener bekannt gewesen, so hätte er in seinem Wiederabdruck jenes Schriftchens — Bernays' Gesammelte Abhandlungen, herausgegeben von H. Usener, I 21, Z. 11 — gewiß nicht τά wieder durch ἅ ersetzt). Ferner bietet A in De prisca medicina 8 (I 586 L.) τῶν statt des ὧν der übrigen Handschriften in dem Sätzchen: ἢ ἄλλο τι ὧν οἱ ὑγιαίνοντες ἐσθίοντες ὠφελέονται. Darf man endlich nicht auch zu De flatibus 12 mit Wahrscheinlichkeit vermuten, daß in dem Satze: ἕπεται δὲ τῇσι φύσῃσιν ὑγρασίη, ᾗς τὴν ὁδὸν ὁ ἀὴρ ἀπειργάσατο ursprünglich τῆς geschrieben war, da sich die merkwürdigen Varianten neben ἧς der Vulgathandschriften, nämlich τῇσι (mit ι nach η von jüngerer Hand) in A — so nach der von mir genommenen Abschrift, während Littré VI 108 τοῖσι als As Lesart angibt, — ητις (sic) in M und ἥτις in H, kaum anders erklären lassen.

Die im Voranstehenden mitgeteilten Beispiele sind sicherlich einer weiteren Vermehrung fähig. Aber daß ihre Zahl keine beträchtliche sein kann, dies erhellt schon aus dem Umstande, daß es einem der genauesten Kenner der hippokratischen Sammlung, keinem anderen als Littré selbst, möglich war, eben das Fehlen dieser zwei Erscheinungen — der ionischen Psilosis und desgleichen der Verwendung der Artikelformen statt jener des Relativs — unter die charakteristischen Unterschiede der hippokratischen von der herodotischen Sprache einzureihen (I 499). Und weil es sich hier um Sprachphänomene handelt, von welchen jedes Blatt eines Schriftwerkes, dem sie eigen waren, laute Kunde geben mußte, darum weiß ich die Tatsache, daß sie aus unseren Handschriften nahezu vollständig verschwunden, und jene andere, daß ihr einstiges Vorhandensein durch zweifellose Indizien bezeugt ist, eben nur durch die oben ausgesprochene Annahme zu vereinigen.

Nach dem Beweggrund dieser Razzia haben wir nicht weit zu suchen. Man wollte in Werken, die als Lehr- und Nachschlagebücher in den Händen aller griechischen Ärzte waren, jene verwirrenden Unklarheiten und Zweideutigkeiten vermieden wissen, welche sich als die Folgen eben dieser Ionismen, zumal im Verein mit der scriptura continua, welche z. B. zwischen *ἐπ' ὧν* und *ἐπών*, zwischen *ἀπ' ὧν* und *ἀπών* nicht unterschied, notwendig einstellen mußten. Andere Dialekteigentümlichkeiten wurden verwischt, ohne daß man eine gewaltsame Ausmerzung derselben vorauszusetzen brauchte. Der dem Menschen so natürliche Hang, das Ungewöhnliche durch das Gewohnte zu ersetzen, konnte genügen, um Spracherscheinungen, die vergleichsweise selten auftraten, fast spurlos hinwegzunivellieren. Im zehnten Paragraphen unserer Schrift liest man die Worte: *ἔτι δὲ καὶ ἐν τοῖσιν ἀσάρκοισι τοιαύτη* (sc. *νηδύς*) *ἔνεστιν, οἵη καὶ ἐν τοῖσιν εὐσάρκοισιν ἐνεῖναι δέδεικται.* Statt *δέδεικται* bietet der Parisinus *λέλεκται.* Da *δέδεικται* hier der gewähltere Ausdruck ist, so können wir die Lesart As nicht einfach annehmen, sondern werden als das Ursprüngliche, das hier in zwei Brechungen erscheint, *δέδεκται* vermuten, was uns der Marcianus, in welchem eine jüngere Hand *ει* über *ε* eingefügt hat, in Wahrheit darbietet. Es ist dies die in den Herodothandschriften vielfach begegnende Form, zu der uns die hippokratischen Texte bisher keine Parallele geboten haben, auch in *ἐπίδεξις* und *ἀπόδεξις* nicht. Doch verdient es Erwähnung, daß in der Schrift De flatibus 15 *ει* in *ἐπιδέδεικται* im Marcianus auf einer Rasur steht. In 11 lesen wir zwischen den Worten *διά τε τὴν τῶν καμνόντων ὀλιγωρίην* und dem nachfolgenden begründenden Satze: *οὐ λαμβανόμενοι γὰρ ἀλλ' εἰλημμένοι ὑπὸ τῶν νοσημάτων θέλουσι θεραπεύεσθαι* in den Recentiores das hier unverständliche Wort *ἐπιτίθενται*, an dessen Erklärung ältere und jüngere Herausgeber viele vergebliche Mühe verschwendet haben. Littré und wohl auch Dübner, dessen Mitteilung Daremberg (Oeuvres choisies d'Hippocrate², S. 47) wahrscheinlich mißverstanden hat, haben unzweifelhaft richtig erkannt, daß hier einzig und allein ein Zwischensätzchen des Inhalts: Denn wie sollte es anders sein? am Platze sei. Doch besitzt weder Littrés Vermutung *ἐπεὶ ἔοικε* („or, la chose est naturelle"), noch Dübners *ἐπεὶ τί γίνεται*; (denn dies und nicht *ἐπεί τι γίνεται* hat er wohl gemeint) ausreichende paläographische, letzteres auch keinerlei innere Wahrscheinlichkeit. Man muß methodischerweise annehmen, daß *ἐπιτίθεται*, was A und M darbieten — M merkwürdigerweise als *ἐπι τί θεται* (sic) —, eine frühere Stufe der Verderbnis darstellt, und fast gewiß ist aus der Hand des Autors ἐπεὶ τί θῶμα hervorgegangen, was als ἐπιτιθῶμαι gelesen und dann mit fortschreitender Anpassung an den Zusammenhang, in welchem der Konjunktiv und die erste Person des Verbums ganz und gar nicht und der Singular nicht viel mehr am Platze war, zu der Vulgatlesart korrumpiert worden ist. Dadurch gewinnen wir aber die ionische, dem in den hippokratischen Schriften regelmäßig begegnenden τρῶμα = τραῦμα entsprechende Form θῶμα, welche Hesychius kennt und die in Herodothandschriften so sehr überwiegt, daß sie sich schließlich auch die Anerkennung der Herausgeber ertrotzt hat. Eine andere Dialektform, die nur ganz vereinzelt, sei es der spontanen Nivellierung, sei es der gewaltsamen Ausmerzung widerstanden hat, ist das ionische ὦν statt οὖν, welches uns die maßgebenden Handschriften im Νόμος 4 (IV 640 L.) gewähren in dem Satze: ταῦτα ὦν χρὴ ἐς τὴν ἰητρικὴν ἐσενεγκαμένους κτέ. Die minderwertigen Codices haben die Partikel zu der Relativform ὧν verderbt, während nur Mercuriales „vetus codex" die vom Zusammenhang geforderte Partikel in ihrer attischen Form, klärlich als Konjektur (οὖν ἴσως), darbietet. Daß jene Form hippokratischen Schriften nicht durchaus fremd war, lehrt auch eine andere Stelle, an der uns dieselbe als Mittelglied zwischen ursprünglichem ὧν und der Korruptel οὖν entgegentritt. Dort (De diaeta I 35 — VI 518 L. —) wurde οὖν eben seiner vollständigen Sinnlosigkeit wegen von der sonstigen Überlieferung fallen gelassen, während der naive Schreiber des Marcianus es allein bewahrt und uns dadurch die Herstellung des schon im Vindobonensis unverständlichen, in den Recentiores ganz willkürlich umgestalteten Satzes ermöglicht hat. Derselbe hat zu lauten: αἰσθάνονταί τε (die Irrsinnigen) ἐτεῇ οὐδὲν ὧν προσήκει τοὺς φρονέοντας.[1]

So fällt denn eine Schranke nach der anderen, welche den hippokratischen vom herodotischen Ionismus zu trennen gedient hatte. Von den acht Punkten, welche Littré (I 499) als charakteristische Merkmale des Dialekts der hippokratischen Schriften bezeichnen zu können glaubte, bleibt kein einziger — wenn nicht etwa δέχομαι statt δέκομαι — aufrecht. Denn auch ἱρός, teils so, teils εἱρός geschrieben, wird uns in der Schrift De sacro morbo von der besten (der Wiener) Handschrift mehrfach dargeboten, wie jüngst auch Johannes Ilberg, Rhein. Mus. 42, 439, Anm. 1, bemerkt hat; nicht minder in De flatibus 14 (VI 110 L.) von A und wieder vom Vind. in De diaeta (passim). Ob die Endung ήιος, ηίη, ήιον statt εἶος usw. in unserem Corpus in Wahrheit seltener als bei Herodot erscheint, vermag ich nicht mit Sicherheit zu entscheiden. Jedenfalls handelt es sich hier nur um einen graduellen Unterschied, ebenso wie bei *σύν* und *ξύν*, von welchen auch das erstere in den Handschriften reichlich, in unserer Schrift z. B., soweit A in Betracht kommt, ein wenig stärker als *ξύν* vertreten ist.

Sollen wir nun nicht nur die aus unzulänglicher Durchforschung der Handschriften geflossenen falschen Verallgemeinerungen unserer Vorgänger berichtigen, sondern unsererseits generalisierende Schlüsse ziehen? Sollen wir die aus ihren Schlupfwinkeln, in welchen sie allein vor teils absichtlicher, teils unwillkürlicher Nivellierung geborgen waren, hervorgezogenen Dialektformen nicht bloß in den Schriften, in welchen sie uns begegnet sind, wiederherstellen — wozu wir vollkommen befugt sind —, sondern sie in allen Teilen des hippokratischen Corpus durchwegs als die allein berechtigten anerkennen? Es wäre dies ein durchaus statthaftes Verfahren, — w e n n das Corpus Hippocrateum das wäre, was es nicht ist, das Erzeugnis e i n e s Autors oder auch nur eines Kreises örtlich und zeitlich eng verbundener Schriftsteller. Vielleicht wird es sich schließlich herausstellen, daß die sprachliche Form dieser bunten Schriftensammlung trotz der Mannigfaltigkeit ihres Ursprungs in Wahrheit eine vollständig oder nahezu vollständig einheitliche ist. Allein dies von vornherein vorauszusetzen und die auf Kos, in Knidos und anderwärts verfaßten Bücher in dialektologischer Beziehung zu uniformieren, davon halten uns mehrfache Erwägungen zurück. Vor allem die bekannten Nachrichten der Alten über Verschiedenheiten auch innerhalb der ionischen Prosa (man findet sie bei Littré I 500—501 zusammengestellt), deren Begründung oder Grundlosigkeit sich zurzeit unserer Beurteilung entzieht. Denn so plausibel auch die Annahme klingt, das „Milesische“ sei das „Schriftionisch“ v. Wilamowitz, Zeitschr. für das Gymnasialw. 1877, S. 645), so können wir doch angesichts des so starken partikularistischen Zuges, der das gesamte griechische Leben nach allen Richtungen durchdringt, nicht völlig sicher sein, daß keinerlei mehr oder minder erhebliche Verschiedenheiten auch innerhalb der ionischen Prosawerke bestanden, gleichwie dies in Ansehung der dichterischen Erzeugnisse dieses Stammes völlig ausgemacht ist und eben von dem genannten Forscher in helles Licht gesetzt ward (Homerische Untersuchungen S. 317f.). So möchte ich denn vor allzu radikalen Schlüssen aus den im Vorangehenden von mir selbst festgestellten

Prämissen warnen und als leitende Grundsätze bei der dialektologischen Behandlung der einzelnen Bestandteile der hippokratischen Sammlung die folgenden empfehlen:

1. Umsichtige Verallgemeinerung der handschriftlichen Ionismen.

2. Subsidiäre Verwendung der inschriftlichen Zeugnisse.

3. Gelegentliche Berücksichtigung auch der anderweitigen handschriftlichen Überlieferung.

4. Sorgfältige Abschätzung der Stärke, mit welcher die generell- und die partikulär-nivellierende Strömung jedesmal auftritt, nicht ohne Rücksicht auf die innere ratio der betreffenden Phänomene. (Wie zu der voranstehenden Erörterung die Bemerkung stimmt, es sei „bedenklich, mit Gomperz den Text des Hippokrates ganz in Übereinstimmung mit Herodot und den ionischen Inschriften zu bringen" [Albert Thumb, Handbuch der griech. Dialekte, Heidelberg 1909, S. 338], darüber mögen meine Leser entscheiden.)

Ich verbinde die Erläuterung dieser Normen mit Exemplifikationen, die vorzugsweise der hier behandelten Schrift entnommen sind.

1. Die Umsicht muß sich zumeist in dem bekunden, was man kurzweg den Schutz der Minderheiten nennen könnte. Mit anderen Worten, wir müssen jederzeit darauf vorbereitet sein, Ausnahmen von bloß empirischen Regeln anzutreffen und anzuerkennen. Wie anders hätte Struve seine wundervollen, nur durch behutsame Anwendung der statistischen Methode gewonnenen Ergebnisse in betreff des relativen Gebrauchs und Nichtgebrauchs der Artikelformen bei Herodot erzielen können? Wenn wir in den besten Hippokrateshandschriften so gut als ausnahmslos *νοῦσος*, daneben aber kaum minder ausnahmslos *νοσέω* mit seinen Derivaten antreffen, so müssen wir jede dieser Formen in ihrem Bereiche gelten lassen, selbst wenn zurzeit keine sichere Erklärung dieser Verschiedenheit möglich ist. Geht *νοῦσος* unmittelbar auf **νόσσος*, dieses (wie ich mit Kretschmer, Beiträge zur griech. Grammatik, Gütersloh 1889, Thesen am Schlusse, annehme) auf **νόσϝος* zurück, so muß die Differenzierung aus der Zeit herstammen, in welcher **νόσσος* neben *νοσέω* gesprochen wurde; das heißt, die Verdoppelung des Lautes muß vor der betonten Silbe unterblieben sein, innerhalb derselben stattgefunden haben. Verwandte, wenn auch nicht genau parallele Erscheinungen behandelt jetzt Johannes Schmidt, Die Pluralbildungen der indogermanischen Neutra, S. 47f.

2. Daß es gegenwärtig mindestens völlig unmöglich ist, einen auch nur negativen Kanon des Ionismus auf den epigraphischen Bestand aufzubauen, bedarf keines Beweises. Die Kärglichkeit des Materials, die zeitlichen und örtlichen Verschiedenheiten der Herkunft müssen jeden derartigen Versuch als chimärisch erscheinen lassen. Bieten uns doch die Inschriften, wie schon von anderer Seite bemerkt ward, bislang kein einziges Beispiel der Formen *ὅκου*, *κῶς* usw. dar, welche sprachgeschichtlich so wohl erklärbar sind und die niemand für Grammatikererfindungen halten wird. Allein wenn zeitlich und örtlich weit auseinander liegende Urkunden trotz sonstiger tiefgreifender Unterschiede in einem Punkte übereinstimmen, so darf man darin eine nicht allzu schwache Präsumtion für die Gemeingültigkeit der betreffenden Sprachregel erblicken. Geschieht es nun, daß zwei Formen, wie in unserer Schrift *σύν* und *ξύν*, in den mit dieser Präposition zusammengesetzten Worten, sich nahezu die Wage halten, und zwar so, daß keinerlei spezifische Differenz erkennbar ist (wie denn A dreimal *σύνεσις* und daneben je zweimal *ξύνεσις* und einmal *ξυνίησιν*, ferner einmal *σύμπαν* und einmal *ξυμπάντων* darbietet), so glaube ich nicht eben vermessen zu handeln, wenn ich das einstimmige Zeugnis der ionischen Epigraphik zugunsten von *σύν* entscheiden lasse. Ein für die mit *σ* anlautenden Formen noch günstigeres Verhältnis weist die Schrift *Περὶ φύσιος ἀνθρώπου* auf (1—9), wo A dieselben achtmal, die mit *ξ* dreimal darbietet. Für die Tendenz der jüngeren Handschriften, die letzteren zu begünstigen, spricht der Umstand, daß A die *σ*-Form in sieben von jenen acht Fällen entweder allein oder nur mit Galen und wenigen Codices bewahrt hat.

3. Daß dialektische Besonderheiten, die nur an wenigen nicht eben häufig vorkommenden Worten haften, in einer zur Nivellierung hinneigenden Überlieferung geringe Aussicht haben, sich zu behaupten, braucht kaum gesagt zu werden. Da wird denn die Irrtumschance wohl eine kleinere, wenn wir die anderweitig vollkommen gesicherte Form einführen, als wenn wir dem gerade hier vorliegenden handschriftlichen Zeugnis ausschließlich vertrauen. Diese Rücksicht hat mich z. B. bestimmt, das in unserem Büchlein nur einmal vorkommende *νοῆσαι* durch das bei Herodot, bei Theognis und überdies auch bei Demokrit, und zwar diesmal durch einen ganz ungewöhnlich alten Zeugen (Philodemus, De ira, p. 101 meiner Ausgabe: *ὅσα τις ἂν νώσαιτο*) beglaubigte *νῶσαι* zu ersetzen. Daß trotzdem *βοηθεῖ* (2), in welchem die beiden Vokale stammhaft sind,

nicht angetastet zu werden braucht, lehrt zum Überfluß die gleiche auch in den Herodothandschriften überwiegende Schreibung des Wortes (vgl. Merzdorf, De dialecto Herodotea, in Curtius' Studien VIII 222).

4. Auch das Gehirn- und Nervenleben rollt in ausgefahrenen Geleisen leichter dahin als in selten oder gar nicht befahrenen. So geschieht es, daß unsere Vorstellungen nicht minder als unsere Bewegungen an jeder Wegscheide einer Assoziationsbahn in die ersteren hinübergleiten, insoweit nicht ein starker oder ein geschulter Wille sie in die letzteren zu zwingen weiß. Hier liegt die Wurzel des Verallgemeinerungstriebes, des Erzeugers aller Wissenschaft und, wo er ungezügelt waltet, auch jedes Irrwahns. Auf dem Gebiete, das uns hier beschäftigt, wirkt er ausschließlich als ein störender, die treue Wiedergabe und Forpflanzung literarischer Denkmäler beirrender Faktor. Und zwar übt er diesen schädigenden Einfluß in zwei einander entgegengesetzten Richtungen. Die eine der von ihm ausgehenden Strömungen strebt nämlich danach, die Herrschaft des Gemeinüblichen, die andere jene des Sonderüblichen, aber in einem engeren Kreise Vorherrschenden über die demselben gebührenden Grenzen hinaus zu erweitern. Im ersteren Falle wird die Ausnahme zugunsten der Regel verwischt, im letzteren die Regel zugunsten der — in einem bestimmten Teilgebiete ihres Geltungsbereiches überwiegenden — Ausnahme. Mitunter ist es nicht leicht, zu unterscheiden, welche der beiden Strömungen (wir nennen sie die generell- und die partikulär-nivellierende) einen uns eben vorliegenden Tatbestand erzeugt hat. So stehen wir denn manchmal vor einer Doppelfrage, die sich also zuspitzt: Ist ein gewisses vereinzeltes Vorkommnis nur darum vereinzelt, weil die generell-nivellierende Woge alle übrigen Vertreter desselben Sprachphänomens hinweggespült hat? Oder steht es vielmehr umgekehrt? Hat die Flut der falschen Analogie oder der ungehörigen Reminiszenz nur gerade an dieser Stelle die schützenden Dämme durchbrochen und die betreffende Sondererscheinung an die Küste unserer Überlieferung geworfen?

Ein Teil der ionischen Schriftdenkmale verwendet im Gegensatz zum gemeingriechischen *ποῦ, πῶς, ποῖος* usw. die Formen **κοῦ, κῶς, κοῖος** u. dgl. m., einem anderen sind dieselben fremd. Daß das letztere von den dichterischen Erzeugnissen der Inselionier gelte, hat v. Wilamowitz (Homerische Untersuchungen, a. a. O.) ermittelt und ausgesprochen. Wie steht es nun in diesem Betracht mit der

Sprache unserer Schrift? Wir finden hier an elf Stellen die Formen mit π ohne Widerspruch eines handschriftlichen Zeugen; nur Theodor Zwinger hat am Rande seiner Ausgabe einmal *ὄκου* angemerkt, was nichts zu besagen braucht. Hingegen erscheint *ὀκόταν* zweimal in den jüngeren Handschriften, wo A und M *ὀπόταν* (einmal in A zu *ὀπότερον* verderbt) darbieten. Das Fazit, daß nur die π enthaltenden Formen dem Verfasser angehören, wäre so einfach als sicher, wenn nicht gegen Ende der Schrift das Verhältnis sich mit einem Male umkehrte und unser bester Bürge dort *ὄκως* böte, wo M und R das gemeinübliche *ὄπως* aufweisen. Da im vorliegenden Falle jeder Gedanke an ein etwaiges Schwanken des Verfassers ausgeschlossen ist, so stehen wir vor der folgenden Alternative. Entweder unser Sophist hat sich in diesem Punkte der Sprache Herodots, Heraklits usw. bedient, und diese seine Eigenart ist in der großen Mehrzahl der Fälle durch die unzeitige Erinnerung an das Gemeingriechische hinwegnivelliert worden. Oder die Formen, welche man die asiatisch-ionischen nennen kann, sind Schreibern und Korrektoren zur Unzeit in den Sinn gekommen und dadurch an jenen drei Stellen in unseren Text gedrungen. Gegen die erste Alternative spricht freilich schon der überaus wunderbare und mit dem, was wir über die Filiation der Handschriften ermittelt haben, schwer zu vereinbarende Umstand, daß dann die Recentiores zweimal ein Stück der echten Überlieferung gerettet haben müßten, welches die älteren und verläßlicheren Vertreter derselben nicht kennen. Allein die Annahme, daß eine alte Randvariante das Ursprüngliche bis auf den Stammvater der Recentiores fortgepflanzt habe, kann zwar keineswegs als eine wahrscheinliche, aber doch nicht als eine schlechthin undenkbare gelten. Eine sichere Entscheidung gewinnen wir einzig und allein durch eine Erweiterung unseres Umblicks. In der Schrift De flatibus bieten die Recentiores, denen sich ein und das andere Mal auch M anschließt, die Formen *ὄκου*, *ὄκως*, *ὀκόταν*, *ὀκόσοι* an nicht weniger als zwölf Stellen, A nicht ein einziges Mal. Daraus folgt unwidersprechlich, daß von einer Neigung, die asiatisch-ionische Form hinwegzukorrigieren, bei den Schreibern der jüngeren Handschriften nicht im entferntesten die Rede sein kann; solch eine Idiosynkrasie aber bei dem Schreiber von A vorauszusetzen, der an so zahllosen Stellen allein das Ursprüngliche bewahrt hat, geht vollends nicht an, und würde diese Annahme auch zur Erklärung des Sachverhaltes nicht genügen. Damit ist der erste Teil der Alternative widerlegt und der zweite als wahr erwiesen. Überdies erscheint *ὁκόταν* auch an einer Stelle (De flat. 12, VI 108 L.), an welcher es unmöglich ein Stück der alten Überlieferung sein kann — aus dem einfachen Grunde, weil der betreffende Satz, wie der Zusammenhang sonnenklar lehrt und bereits Littré erkannt hat, durchaus gefälscht ist. Statt *ὁκόταν δὲ πλῆθος αἱμορραγῆσαι*, was M und R bieten, zeigt A vielmehr: *ὅσοι δὲ διὰ πόνων πλῆθος ἡμορράγησαν* (das zweite *η* aus *ει* korrigiert), wozu allein der Nachsatz stimmt: *καὶ τούτοις οἱ πόροι* (so A, die übrigen *πόνοι*) *πνεύματος ἐνέπλησαν τὰς φλέβας*. Zu demselben Ergebnis führt die Durchmusterung von *Περὶ φύσιος ἀνθρώπου*, wo auf 10 Druckseiten der Littréschen Ausgabe 21 Fällen, in welchen alle oder die meisten jüngeren Handschriften die *κ*-Formen bieten, nur einer gegenübersteht, in welchem eine solche auch (soweit man aus Littrés Schweigen schließen darf) in A erscheint. So kann es denn als ausgemacht gelten, daß eine Tendenz zur Einschmuggelung jener Formen auch in solche Schriften, denen sie fremd sind, vorhanden war, und daß die schlechteren Träger der Überlieferung dieser Versuchung häufiger, aber auch die besten in seltenen Ausnahmsfällen unterlegen sind.

Welche Verwüstungen die falsche Analogie in den hippokratischen Texten angerichtet hat, darauf genügt es im Vorübergehen hinzuweisen. Dem richtig gebildeten *αὐτέων* (Gen. Plur. Fem.) zuliebe ward auch *αὐτέῳ*, *τουτέῳ* usw. geschrieben, in den ersten neun Paragraphen der Schrift *Περὶ φύσιος ἀνθρώπου* z. B. in den geringeren Handschriften nicht weniger als 35 mal — eine Verderbnis, an welcher selbst A an 5 Stellen teilnimmt. Die Gewöhnung an den Ausgang *έων* im Genetiv der Mehrzahl hat in derselben Schrift sogar einmal das ungeheuerliche *ῥινέων* in der großen Mehrheit der jüngeren Handschriften zutage gefördert. Solchen Erscheinungen gegenüber tut dort, wo die beste Handschrift kontrahierte statt der aufgelösten Formen darbietet, große Vorsicht Not; es gilt bei jeder Klasse derartiger Fälle genau zu erwägen, ob die Kontrahierung dem Einfluß des Gemeingriechischen, oder nicht vielmehr die Auflösung der falschen Analogie ihr Dasein verdankt. Nun beachte man den Umstand, daß die Lautverbindungen *ε* + *ε* und *ε* + *ει* in unserer Schrift, soweit A in Betracht kommt, fast genau gleich häufig in kontrahierter und nicht kontrahierter Gestalt erscheinen. Man vergleiche damit andere Lautverbindungen, wie z. B. jene von *ε* + *ω*, in welchen die unkontrahierten Formen ein erdrückendes Übergewicht über die kontrahierten besitzen. Sollen wir annehmen, daß die Tendenz zur Verwischung der spezifischen Dialektformen gerade in diesem Punkte in A zu so übergroßer Stärke angewachsen ist? Oder müssen wir nicht vielmehr den entgegengesetzten Schluß ziehen, daß die pseudanalogistische Strömung mit ihrer Vorliebe für aufgelöste Formen, die in den geringeren Handschriften sogar bis zu Bildungen wie χρέεσθαι, δέεσθαι u. dgl. m. vorgeschritten ist (vgl. Littré VII 168, wo auf einer Seite χρέεσθαι, χρεέσθω zweimal, δέεσθαι, ἐκφορεέτω erscheinen, insgesamt durch die Wiener Handschrift berichtigt, s. Littré X, LXVI), gelegentlich auch, wenngleich in geringerem Maße, einen so treuen Zeugen der Überlieferung, wie A es ist, ergriffen und den Wert seiner Aussagen vermindert hat? Der Schluß wäre wohl auch dann ein statthafter, wenn nicht das Zeugnis der Inschriften hinzuträte, an welchem bisher keine einzige dieser Formen eine Stütze gefunden hat (vgl. Bechtels Sammlung und v. Wilamowitz im Hermes, 21, 98).

Es erscheinen in A: προθυμεῖσθαι, ἡγεῖσθαι (bis), ἐρεῖ, φανεῖται, βοηθεῖ, ἀγνοεῖ, δεῖται (bis), ξυνεργεῖ, δημιουργεῖται, αἰσχροεπεῖν, καρτερεῖν, ἀδυνατεῖν, ἐγχειρεῖν, διαρρεῖν, διαχεῖν (bis) [18], wobei ich von den mehrfach vorkommenden δεῖ und δεῖν absehe, gleichwie von den Aoristinfinitiven von der Art eines ἰδεῖν, bei denen die aufgelösten Formen jetzt endlich nahezu einstimmig verurteilt sind. Diesen stehen gegenüber: μωμέεσθαι, δοκέει (quater), ποιέει (bis), ὁμολογέεται, δημιουργέει, ἐγχειρέειν, ἐπαινέειν, ποιέειν (ter), ἀδυνατέειν, ὑπουργέειν (bis), ἐπικρατέειν, εὐπορέειν, ἀπορέειν, κατηγορέειν [21]. Daß sich durch die Hinzurechnung von δεῖ und δεῖν, gleichwie der Aoristinfinitive ἰδεῖν u. dgl. ein entschiedenes Übergewicht auf Seite der kontrahierten Formen ergibt, will ich nicht allzustark betonen. Ich benütze vielmehr diese Gelegenheit, um Sprachstatistikern einen bescheidenen Rat zu erteilen. Sie würden, meines Erachtens, wohl daran tun, in derartigen Fällen nicht bloß eine Mehrheit von Instanzen für beweiskräftig zu halten. Auch eine starke Minderheit kann unter Umständen schwer ins Gewicht fallen. Ja, diese Stärke braucht nur eine relative zu sein. Denn als leitender Grundsatz derartiger Untersuchungen muß doch der folgende gelten. Eine Ursache A kann nicht oder nicht allein ein Phänomen a erzeugt haben, wenn dieses mit einer anderen (sei es größeren, sei es geringeren) Häufigkeit als derjenigen auftritt, welche durch die anderweitig festgestellte Stärke jener Ursache ausreichend erklärt wird. Die statistische Methode, welche in linguistischen, literarhistorischen und auch in textkritischen Fragen die Präzision und Sicherheit echter Wissenschaft an die Stelle vagen Meinens und polternden Behauptens zu setzen verheißt, muß, wenn sie diese Erwartung erfüllen soll, mit steter Rücksicht auf die jedesmal in Frage kommenden ursächlichen Momente geübt werden. Anderenfalls sinkt sie zur Zahlenspielerei herab, das heißt zu einem Spiel der schlimmsten Art, das zugleich müßig und pedantisch ist.

Wir haben noch der Frage zu gedenken, ob jene Dialekteigentümlichkeiten, von denen wir annehmen mußten, daß sie in systematischer Weise aus dem hippokratischen Corpus ausgemerzt worden sind, auch in der Schrift *Περὶ τέχνης* zweifellose Spuren ihres einstigen Vorhandenseins zurückgelassen haben. Leider muß unsere Antwort unsicher und zögernd ausfallen. Wenn wir in den ersten Zeilen unserer Schrift dort, wo die übrigen Handschriften *ὅ τι καὶ εὑρεθὲν* bieten, in A statt dessen *ὅ τι καὶ ἐρευθεν* finden, wobei *ϱ* von zweiter Hand auf einer Rasur geschrieben ist, die erste Hand aber *ἐπευθεν* geschrieben zu haben scheint, so müssen wir die Unsicherheit der letzteren Wahrnehmung lebhaft beklagen. Denn stünde jene Schreibung völlig sicher, so könnten wir nicht ohne Wahrscheinlichkeit vermuten, daß sie einem ursprünglichen *ἐπευρεθέν* = *ἐφευρεθέν* entstammt ist. Eine andere Spur, die auf Psilosis hinzuweisen scheint, ist bedauerlicherweise um nichts sicherer. 10 init. erscheint statt *ταῦτα ἃ* der übrigen Handschriften (*ταῦτα ἅ* in A) im Marcianus von erster Hand: *ταῦτά* — wieder ein zu schwaches Anzeichen, um daraus auf Psilosis in der Urhandschrift zu schließen. Daß gleichwie hier an manchen sonstigen Stellen dieser und anderer Schriften A von erster Hand, doch ohne jede Konsequenz, einen Spiritus lenis statt des asper zeigt, den zumeist eine spätere Hand in den letzteren verwandelt hat, sei hier vermerkt, ebenso wie der befremdende Umstand, daß die verneinende Partikel *οὐ* oder *οὐκ* sehr häufig mit dem Spiritus asper versehen ist, desgleichen auch *ὀρθός* und Formen des Verbums *ὠφελέω*. Daß die Psilosis, wenn sie anders in unserer Schrift herrschte und, was nicht völlig dasselbe ist (s. Bechtel, Die Inschr. des ionischen Dialekts, S. 98), auch im Inneren eines zusammengesetzten Wortes zum Ausdruck kam, jedenfalls schon sehr früh hinwegkorrigiert sein mußte, dies beweist die allen Handschriften gemeinsame Korruptel *ἀνεθεῖσα* 13 (12), die nicht entstehen konnte, wenn nicht das ihr zugrunde liegende *μεθεῖσα* bereits also und nicht als *μετεῖσα* geschrieben gewesen war.[1] Was die relative Verwendung der Artikelformen betrifft, so ist es uns ebensowenig vergönnt, einigermaßen sichere Spuren derselben nachzuweisen. Für sie scheint die plumpe Interpolation διὰ τούτους τοὺς ψέγειν ἐθέλοντας zu sprechen, die uns in A begegnet (1), und die um vieles erklärbarer wäre, wenn wir annehmen dürften, daß sie aus der ursprünglichen und eben in einem treueren Bewahrer des Echten länger erhaltenen Schreibung διὰ τούτους τοὺς ψέγει hervorgegangen ist. Allein auf diese Vermutung weiterzubauen wage ich ebensowenig wie auf jene andere, daß das die Konstruktion störende und schon von Ermerins mit Recht beseitigte ὧν in dem Satze ὧν τὰ μὲν ὀδμῇσι κτὲ. 13 (12) etwa aus einem mißverstandenen ὦν (= οὖν) entsprungen und daselbst zu schreiben ist: τὰ μὲν ὦν ὀδμῇσι κτέ. (Übrigens erscheint οὖν auch in dem ionisch geschriebenen Wiener Papyrus des 4. Jahrhunderts, Z. 3 der Bearbeitung von Blaß, Philol. 41, S. 748.) Ich verzichte daher in diesen Punkten auf die Einführung der in anderen ionischen Schriftwerken vorwaltenden Eigentümlichkeiten — ein Verzicht, der mir fast sicherlich den Vorwurf eintragen wird, daß ich von meinen eigenen Wahrnehmungen einen allzu zaghaften Gebrauch gemacht habe. Ich vermag eben nicht die sichere Überzeugung zu gewinnen, daß die ionische Schriftsprache in der Epoche, welcher die vorliegende Rede angehört, ein durchaus einheitliches, von lokalen Verschiedenheiten völlig unberührtes Gepräge besessen hat. Daß zumal ein Sophist, das heißt ein Wanderlehrer, manche Ecken und Kanten seiner heimischen Mundart abgeschliffen und seine Sprache zu einer Art von κοινή umgebildet hat, dies muß wenigstens als eine Möglichkeit im Auge behalten werden. Einen gewissen Grad von Wahrscheinlichkeit verleiht ihr vielleicht die Wahrnehmung, daß wir in den Überresten des chalkidischen Sikelioten Gorgias keine sicheren Spuren seiner heimatlichen Eigenart zu erkennen vermögen. Mit dieser Mutmaßung würde auch die Tatsache übereinstimmen, daß der Wortschatz unseres Büchleins eine vergleichsweise geringe Zahl von spezifischen Ionismen aufweist, und daß die Verwendung von μετά statt σύν (7, 9, 11 ter) ganz und gar mit der Gebrauchsweise übereinstimmt, welche in attischer Prosa zuerst bei Antiphon, Thukydides, Andokides, und in ionischer[1] wohl nicht vor Demokritos begegnet.[2]

Über den Gebrauch des sog. paragogischen ν können wir uns kurz fassen. Dasselbe erscheint nicht selten vor Konsonanten, freilich nicht so oft als auf altionischen Inschriften (vgl. Erman in Curtius' Studien V 279 und Gustav Meyer, Griech. Gramm.², S. 298), häufig am Schluß eines Satzes, vor Vokalen aber — diesmal in

Übereinstimmung mit den altionischen Inschriften — so regelmäßig, daß die euphonische Rücksicht offen zutage liegt und wir wohl berechtigt sind, in den drei widerstrebenden Fällen das ν, welches A von erster Hand nicht bietet, dennoch mit MR und den späteren Händen As beizufügen (διαιτήμασιν ἰώμενοι 6, κάμνουσιν ἀδυνατεῖν 7 und ἔστιν εἰδέναι, wenn nicht etwa ἔστ' εἰδέναι zu schreiben ist, 11); hingegen könnnen wir dem Zeugnis von AM gegen R in τοῖσι παρεοῦσι 7 folgen, da die Interpunktionspause nach diesen Worten eine Rücksichtnahme auf das folgende ὥστε entbehrlich macht.

Die volleren Dativformen überwiegen durchaus. Von den kürzeren Formen der A-Deklination erscheint nur ein Beispiel: κἀκείναις 12 (11) fin., welches man wohl unbedenklich beseitigen darf. Anders steht es mit den kürzeren Formen der O-Deklination.[1] Diese begegnen in A nicht weniger als 21 mal, jedoch — von einigen wenigen, sogleich zu besprechenden Ausnahmsfällen abgesehen — durchaus vor vokalischem Anlaut, der ohne stärkere Interpunktionspause nachfolgt. Man kann daher zweifeln, ob es nicht angemessener wäre, die volleren Formen apostrophiert in den Text zu setzen, gleichwie dies Buttmann und Ahrens bei ionischen Dichtern zu tun empfahlen und Nauck jetzt im Homertext durchgeführt hat. Ob in λουτροῖσι ἢ ἀλουσίῃ 5, in τοῖσι ἀτέχνοισι 1 und τοῖσι ἐς ἰητρικὴν ἐμπ. 1 der Hiat in dieser oder in jener Weise zu beseitigen sei, mag zweifelhaft erscheinen. Ich folge der Autorität der besten Handschrift, indem ich nicht ν beifüge, sondern annehme, daß hier wie so häufig selbst in epigraphischen Urkunden der zu elidierende Vokal nichtsdestoweniger geschrieben ward. In betreff der wenigen der oben namhaft gemachten Regel wirklich oder scheinbar widersprechenden Stellen ist folgendes zu bemerken. τοῖς ἀδυνάτοις 12 init. tritt aus der Reihe dieser Ausnahmen heraus, sobald wir die in jenem Satz notwendig anzunehmende Lücke eben nach ἀδυνάτοις ansetzen und, wie es sich am meisten empfiehlt, durch ein Wort mit vokalischem Anlaut ausfüllen. Die Stelle in 13, wo drei aufeinander folgende Dative in A mittels Kompendiums geschrieben sind, während die anderen Handschriften die vollen Formen zeigen, kann um so weniger in Betracht kommen, als der Schreiber von A sich in jener Schlußpartie mit Vorliebe der kompendienhaften Schreibungen bedient. Daß der Autor 6 fin. τοῖσι προνοουμένοις geschrieben habe, halte ich darum für unglaublich, weil es, falls er die schleppende Wiederholung vermeiden wollte, jedenfalls ungleich näher lag, die kürzere Artikelform zu wählen. Somit bleibt nur

8 fin. das zweimalige τοῖς vor δημιουργέουσιν und δημιουργεομένοισιν übrig, das ich nicht antaste, obgleich mir auch hier die Möglichkeit eines Schreibfehlers nicht als ausgeschlossen gilt.[1]

Die kürzere und die längere Form von ἐκεῖνος erscheinen beide ausreichend verbürgt. Auch das zweimalige ἐθέλω würde ich neben dem einmal erscheinenden θέλω dulden, wenn nicht eine entschiedene Tendenz zur Verdrängung des letzteren durch das erstere in den Handschriften erkennbar wäre. So ist auch an jener Stelle (8 init.) θέλοντας, desgleichen θέλοις in Περὶ φύσιος ἀνθρώπου 7 (VI 46 L.), dieselbe Form ebenda 7 (50 L.), endlich Περὶ ἀρχ. ἰητρ. 1, I 570 L. θέλωσιν neben ἐθέλωσιν von A, teils allein, teils nahezu allein, erhalten. Elidiert habe ich Vokale im übrigen nur dort, wo dies in A geschieht, — nicht als ob ich so töricht wäre, in diesen Dingen der Autorität auch der besten Handschrift irgend ein Gewicht beizumessen, sondern einfach darum, weil wir kein Mittel besitzen, die bezüglichen Intentionen des Autors zu erschließen und daher nichts Besseres tun können, als die überlieferten Schreibungen schlechtweg wiederzugeben. Über anderes wird an den betreffenden Stellen gehandelt werden.

3. Gliederung der Rede

Wir sind hierbei durchaus den vom Verfasser selbst erteilten Winken gefolgt. So werden die drei ersten Abschnitte von ihm als Proömium gekennzeichnet durch den Eingang von 4: ἔστι μὲν οὖν μοι ἀρχὴ τοῦ λόγου κτέ., womit man vergleichen mag den Anfang der Rede des Eryximachos im platonischen Symposion (177[a]): ἡ μὲν μοι ἀρχὴ τοῦ λόγου ἐστὶ κτέ. Daß er den beweisenden und den widerlegenden Teil seiner Darstellung im folgenden nicht gesondert hat, sagt er ausdrücklich 3 fin.: ἐν δὲ τῇ τῆς τέχνης ἀποδέξει ἅμα καὶ τοὺς λόγους τῶν αἰσχύνειν αὐτὴν οἰομένων ἀναιρήσω κτέ. Desgleichen markiert er 7 init. einen neuen Hauptabschnitt als solchen, indem die von 4—6 reichende Erörterung als nunmehr abgeschlossen bezeichnet wird mit den Worten: τοῖσι μὲν οὖν τῇ τύχῃ τὴν ὑγιείην προστιθεῖσι τὴν δὲ τέχνην ἀφαιρέουσι τοιαῦτ' ἄν τις λέγοι. Und so wird jedesmal der Inhalt des Vorhergehenden zusammenfassend rekapituliert und das schon Bewiesene von dem erst noch zu Beweisenden streng geschieden. Man vergleiche damit die scharfe Abgrenzung der kleinen Abschnitte, die man für die Reden in Symposion so charakteristisch gefunden hat (Teuffel im Rhein. Mus. 29, 133), auch Plato, Protagoras 323[c] oder 324[c] (samt Sauppes Bemerkungen dazu). Die Paragrapheneinteilung ist jene älterer Herausgeber, genauer jene Littrés, von dem ich nur darin abweiche, daß ich seinen 11. Abschnitt in zwei Teile zerfälle.

Προοίμιον			1. Allgemeine Einleitung und Ankündigung des Themas (*Πρόθεσις*) 2. Ontologischer Exkurs 3. Definition des Hauptbegriffs und Ankündigung des zugleich positiven und negativen Beweisverfahrens (*ἀπόδειξις* und *λύσις*)
Ἀπόδειξις καὶ Λύσις	I. Kunst versus Zufall		4. Allgemeines über das Verhältnis von *τέχνη* und *τύχη* (Einleitung dieses Hauptabschnitts) 5. Die Wirksamkeit der Arzneikunst reicht weiter als die Tätigkeit der Ärzte 6. Basierung dieser These auf die Natur der Dinge
	II. Begrenzte Wirksamkeit der Arzneikunst		7. Die ärztlichen Mißerfolge beweisen nichts gegen das Dasein der Heilkunst 8. Ebensowenig die Nichtbehandlung verzweifelter Fälle
	III. Ihre Stellung gegenüber den sichtbaren und den verborgenen Krankheiten	a) Anatomische Grundlegung	9. Allgemeine Unterscheidung der zwei Krankheitsgattungen 10. Detailausführung dieses Unterschiedes
		b) Allgemeine Anwendung	11. Allgemeines über Erkenntnis und Behandlung verborgener Krankheiten 12. Illustrierung des Gesagten durch die Verfahrungsweise anderer Künste
		c) Besondere Anwendung	13. Detaillierte Darlegung der diagnostischen Methoden und daraus gezogene Nutzanwendung
Ἐπίλογος			14. Rekapitulation (*ἀνακεφαλαίωσις*) und Abschiedsgruß des Redners an die Ärzte.

II.

1. Sogleich in den ersten Worten tritt uns der Verfasser in seiner vollen Eigenart entgegen: als streitlustiger und streitgewohnter Kämpe, als weitschauender Kopf, der sein jedesmaliges Thema als Teilgebiet eines großen, vielumfassenden Ganzen zu betrachten und zu behandeln pflegt, und nicht am mindesten als Meister der Rede, der die Aufmerksamkeit seiner Hörer sofort durch eine packende Wendung zu erzwingen und zu fesseln weiß. Dieses „Aufrütteln des Publikums“ (vgl. Scherer, Poetik, S. 199) durch den paradox klingenden Satz: „Es gibt Leute, die aus der Lästerung der Gewerbe selbst ein Gewerbe machen“ mußte gleich einem Posaunenstoß wirken. Man glaubt es wahrzunehmen, wie das letzte leise Geflüster in der fernsten Ecke des Saales verstummt, wie alle Augen sich auf den Sprecher richten, alle Ohren seine Worte begierig einsaugen. Den also erregten Anteil wach zu erhalten, diesem Zwecke dient ein anderes Kunstmittel. Der Hörer wird zu ernster Mitarbeit gezwungen durch die Häufung ungewöhnlicher Worte und schwierigerer Konstruktionen, die den Geist beschäftigen, während der mit starkem Selbstgefühl gesättigte schneidig-polemische Ton die Erwartung des Publikums hoch spannt und sein Interesse nicht erkalten läßt.

Nicht wenig bezeichnend für den Autor ist der Gegensatz, in welchen er die eigene σοφίη und παιδείη zur ἱστορίη seiner Gegner stellt. Wer diese waren, ist uns zu wissen nicht vergönnt; aber es müssen wohl berufsmäßige Gelehrte, wahrscheinlich Vertreter einer eigentlichen Philosophenschenschule gewesen sein, vielleicht solche, welche den Betrieb der τέχναι auf eine neue, wissenschaftliche Grundlage zu stellen beanspruchen und die bisherige Ausübung derselben als bloße handwerksmäßige Routine (τριβή) bezeichnen mochten. In betreff der Heilkunst geschieht etwas derartiges durch den Verfasser der Schrift Περὶ διαίτης, wie das Anm. 1 zu S. 30 Mitgeteilte zeigen kann. Man wird an die schmähende Äußerung Heraklits über Pythagoras erinnert (Fgm. 17 Bywater, vgl. auch 16 = 129 u. 40 Diels), in welcher die ἱστορίη so ziemlich mit unfruchtbarem Vielwissen identifiziert wird. Das Wort bedeutet in jener Zeit so viel wie Wissenschaft und Erudition überhaupt im weitesten Sinne, vgl. z. B. Euripides Fgm. 910 N². In pythagoreischen Kreisen ward die Geometrie so genannt, denn dies ist der Sinn der von Tannery (Archiv für Gesch. der Philos. I 29) meines Erachtens mißverstandenen Worte des Jamblichus De vita Pythagorica p. 66, 11 Nauck: ἐκαλεῖτο δὲ ἡ γεωμετρία πρὸς Πυθαγόρου ἱστορία. Das heißt, sie galt als die Wissenschaft par excellence, genau so, wie das Wort μαθήματα seine Bedeutung verengt hat: in geringschätzigem Sinne gebraucht den Ausdruck ἱστορίη auch der Verfasser von De prisca medicina dort, wo er gegen die Phantastereien der Naturphilosophen vom Schlage des Empedokles ankämpft, 20 (I 622 L.). Der Anklang an das Wort des Ephesiers gewinnt dadurch an Bedeutung, daß dieser dem Pythagoras vorwirft, er habe πολυμαθίη und κακοτεχνίη zu seiner σοφίη gemacht, zumal wenn man die κακοτεχνίη mit mir (Zu Heraklits Lehre usw. S. 8—9) auf die Eloquenz des samischen Weisen bezieht, während auch hier neben die ἱστορίη sehr bald die λόγων οὐ καλῶν τέχνη tritt, was nur eine höflichere Umschreibung eben der κακοτεχνίη ist. Ich will nicht behaupten, daß dem Verfasser jener Satz aus der Schrift des „Dunkeln" vorgeschwebt haben muß, vielmehr kann die gleichartige Ausdrucksweise dem gleichartigen Gegensatz entsprungen sein, in welchem sich der gewitzte und von seiner geistigen Überlegenheit durchdrungene Autodidakt den schulmäßigen Vertretern der damaligen Wissenschaft gegenüber befinden und empfinden mochte.

Wenden wir uns zur Form des Ausdrucks, so fällt es auf, daß die Eingangsworte dieselben sind, mit welchen auch Isokrates seine 3. und seine 10. Rede begonnen hat (εἰσί τινες οἳ δυσκόλως ἔχουσι κτέ., εἰσί τινες οἳ μέγα φρονοῦσιν κτέ.) Weniger stark ist der Anklang im Eingang der pseudhippokratischen Schrift De flatibus: εἰσί τινες τῶν τεχνέων αἳ κτέ.

τὸ τὰς τέχνας αἰσχροεπεῖν]. Die hier zum ersten Male erscheinende Substantivierung des Infinitivs ist unserem Autor sehr geläufig, noch weit mehr als Herodot (vgl. Heilmann, De infinitivi syntaxi herodotea, Gießen 1879, p. 62 sqq.). Er stimmt hierin mit Antiphon überein (vgl. Birklein, Die Entwicklungsgeschichte des substantivierten Infinitivs in Schanz' Beiträgen zur histor. Syntax, Heft 7, Würzburg 1888, S. 73), desgleichen mit Thukydides, der diese Konstruktionsweise, zumal in den Reden, ungemein häufig anwendet (vgl. Behrendt, Über den Gebrauch des Infinitivs mit Artikel bei Thukydides, Berliner Gymnasialprogramm 1886, insbesondere S. 22 bis 23). Auch in zwei sehr alten Bestandteilen der hippokratischen Sammlung, dem Buche De fractis und seiner Fortsetzung De articulis, welche letztere jedenfalls Ktesias kannte (Littré I 70, 334, 338), begegnet diese Konstruktion keineswegs selten, wie Uthoff, Quaestiones Hippocraticae p. 37, gezeigt hat.

Das nur durch A erhaltene, in den übrigen Handschriften durch Glosseme verdrängte *αἰσχροεπεῖν* erscheint in den auf uns gekommenden Überresten der griechischen Literatur — von den Lexikographen abgesehen — nur noch einmal, in der Philyra des Komikers Ephippos (III 339 Meineke = II 263 Kock).

ὡς μὲν οἴονται οὐ τοῦτο διαπρησσόμενοι ὃ ἐγὼ λέγω, ἀλλὰ ἱστορίης οἰκείης ἐπίδεξιν ποιεύμενοι]. Die von Littré angenommene Lesart einiger Pariser Handschriften: *ὡς μὲν οἴονται οἱ τοῦτο διαπρησσόμενοι οὐχ ὃ ἐγὼ λέγω ἀλλ' — ποιεύμενοι* ist glatt und gefällig, für unseren Autor vielleicht in allzu hohem Maße, entbehrt aber jedenfalls aller urkundlichen Gewähr. Denn daß *οὐχ ὃ* auch vom Monacensis, von Zwinger in margine und vom Exemplum Fevréi dargeboten wird, will nichts besagen. Die Worte *ὡς μὲν οἴονται* muß man stark betonen, um, was ihnen „an äußerem Umfange abgeht, an Nachdruck und innerer Kraft" zu „ersetzen" (Otfr. Müller, Gr. Literaturg. II 394). Der periphrastische Ausdruck *ἐπίδεξιν ποιεύμενοι*, womit man vergleiche 3: *τὴν ἀπόδεξιν ποιήσομαι*, erinnert an die zahllosen derartigen Umschreibungen bei Antiphon (vgl. darüber Ottsen, De Antiphontis verborum formarumque specie, Rendsburger Gymnasialprogramm 1854, p. 8), desgleichen bei Thukydides, — wo Bétants Spezialwörterbuch s. v. *ποιεῖν* massenhaftes Material darbietet — eine Eigentümlichkeit, die schon die Alten frappiert hatte, wie Alexander De figuris (Rhet. Graeci, ed. Walz VIII 469 = III 32 Spengel) lehren kann. Hier wird die Umschreibung *τὴν μάθησιν ἐποιεῖσθε* statt *ἐμανθάνετε* (Thuc. I 68, 2) mit der Bemerkung angeführt: *πολὺ δὲ τὸ σχῆμα παρὰ τῷ ἀνδρὶ τούτῳ* (l. *τοῦτο*). Dasselbe Streben nach Fülle des Ausdrucks verraten die zahlreichen Periphrasen mit *φαίνομαι* (nicht weniger als vier in 6 — vgl. Antipho V 22: *φαίνομαι τὸν πλοῦν ποιησάμενος* —), *δημιουργοῖς εἶναι* statt *δημιουργεῖν* u. dgl. m. Diese Gebrauchsweise ging auch auf die jüngeren Redner über (vgl. Isocrates or. IV 17 und XV 147).

ἐμοὶ δὲ τὸ μέν τι τῶν μὴ εὑρημένων ἐξευρίσκειν ὅ τι καὶ εὑρεθὲν κρέσσον ἢ ἀνεξεύρετον, συνέσιος δοκεῖ ἐπιθυμημά τε καὶ ἔργον εἶναι, καὶ τὸ τὰ ἡμίεργα ἐς τέλος ἐξεργάζεσθαι ὡσαύτως]. Daß *εὑρίσκειν* und *ἐξευρίσκειν* zugleich „erfinden" und „entdecken" bedeutet, was die Übersetzung nicht wiederzugeben vermochte, braucht kaum gesagt zu werden. Man darf vermuten, daß der so selbstbewußte Verfasser auch sich selber manche Erfindungen und Entdeckungen zuschrieb und an diese Betätigung seiner *σοφίη* im Gegensatz zu der mehr passiven *ἱστορίη* seiner Gegner beiläufig erinnern wollte.

Doch dem sei, wie ihm wolle, jedenfalls war dies ein bei den Sophisten beliebter τόπος, an welchen Plato Protagoras 320ᵇ: διὰ τὸ ἡγεῖσθαί σε πολλῶν μὲν ἔμπειρον γεγονέναι, πολλὰ δὲ μεμαθηκέναι, τὰ δὲ αὐτὸν ἐξευρηκέναι und Isocrates or. XV 208 erinnert: καὶ πρεσβύτερον καὶ πολλῶν πραγμάτων ἔμπειρον, καὶ τὰ μὲν παρειληφότα, τὰ δ' αὐτὸν εὑρηκότα — zwei Stellen, auf deren auffällige Übereinstimmung bereits Diels (Doxographi, p. 258) hingewiesen hat. Vielleicht gehen sie auf ein gemeinsames Original zurück, auf die ruhmredige Äußerung eines Autors, den wir nicht weit von dem unsrigen zu suchen haben mögen. — Wie wenig es nottut, mit Littré ein ἡ nach κρέσσον einzuschieben (sprachrichtig wäre übrigens nur ἐστί), kann zu allem Überfluß der Hinweis auf die bei Homer und in Orakelversen so häufig begegnende Wendung ὡς γὰρ ἄμεινον u. dgl. oder auf Heraklit Fgm. 108—109 Bywater (= 95 u. 109 Diels) lehren, gleichviel ob wir κρύπτειν ἀμαθίην κρέσσον oder ἀμαθίην ἄμεινον κρύπτειν für die ursprüngliche Fassung jenes Ausspruchs halten. — ἐπιθύμημα ist ein ungemein selten vorkommendes Wort, von welchem Pollux XII 183 anzumerken nötig fand, daß Antiphon — die Fragmentsammler denken hierbei an den Sophisten dieses Namens — es gebraucht habe. Einige Belege gibt Blaß, De Antiphonte sophista Iamblichi auctore p. 4.

σύνεσις ist ein Lieblingswort unseres Autors, welches er ebenso emphatisch zu gebrauchen pflegt wie Euripides, der Schutzfleh. 203 die „Vernunft" als die höchste Gottesgabe preist (πρῶτον μὲν ἐνθεὶς σύνεσιν), daher ihn auch Aristophanes Frösche 893 die Vernunft als Göttin anbeten läßt, oder wie Thukydides, der IV 81 von der Vernunft und Tugend des Brasidas spricht (ἡ τότε Βρασίδου ἀρετὴ καὶ ξύνεσις, dieselbe Verbindung VI 54) und, nebenbei bemerkt, das Wort, von dem häufigen συνετός und συνετόν abgesehen, nicht weniger als dreizehnmal (darunter sechsmal in den Reden) anwendet. In unserer Schrift erscheint es fünfmal, d. h. häufiger als im ganzen Platon! Denn wenn man von den elf Stellen, welche Ast im Lexicon Platonicum namhaft macht, die zwei abzieht, welche den anerkannt unechten Ἐρασταί angehören, ferner die sechs (Cratyl. 441ᵃ bis, 412ᵃ, 412ᶜ, 437ᵇ, Sophist. 228ᵈ), an welchem das Wort eben nur als solches in etymologischen Erörterungen erscheint, desgleichen Phileb. 19ᵈ, wo die Ausdrücke für „Einsicht" usw. aufgezählt werden, endlich Phädrus 232ᶜ, wo der lysianische Ἐρωτικός es darbietet, so bleiben nur drei Stellen übrig. Eine von diesen, an welcher es heißt, daß der Mensch alle anderen ζῷα an σύνεσις übertreffe, gehört dem rhetorisch gefärbten Menexenus an (237[d]), an der zweiten wird das Wort von der Verständigkeit der Hunde gebraucht (Staat II 376[b]), und nur Politic. 259[c] wird ψυχῆς σύνεσις καὶ ῥώμη der Kraft der Hände und des Körpers überhaupt entgegengesetzt. Man könnte vorerst vermuten, daß der Ausdruck als ein Schibboleth der Aufklärer Platon ebenso unsympathisch war wie etwa der „Verstand" unseren Romantikern. Und wenn die einzige Stelle, in welcher nichts von dieser Antipathie zu merken ist, Platons letzter Stilperiode angehört, so stimmt dies aufs beste zu unserer Beobachtung, Anm. 2 zu S. 9, daß der Philosoph in den Erzeugnissen derselben Wendungen und Ausdrücke gebraucht, die er in früheren Werken gemieden oder verspottet hatte. Allein die Sache steht ein wenig anders. Das Wort scheint der attischen Umgangssprache fremd gewesen zu sein; mindestens fehlt es in der Komödie vor Menander (denn die zwei Stellen, wo Aristophanes es bei der Verspottung des Euripides gebraucht, Frösche 893 und 1483, sind eben die Ausnahme, welche die Regel bestätigt, und von den Rednern wenden nur Isokrates, und zwar im Encom. Helen. (also in einem nicht zu wirklichem Vortrag bestimmten Stücke) 56 und Aeschines adv. Ctesiph. 260 es je einmal an, der letztere in einer schwülstigen Anrufung, die den Spott des Demosthenes herausfordert, de cor. 127. Hingegen ist das für Plato so charakteristische ἐπιστήμη unserer Schrift völlig fremd. Seine Stelle nimmt eben σύνεσις und das oft gebrauchte altertümliche γνώμη ein.

οὐκέτι συνέσιος δοκεῖ ἐπιθύμημά τε καὶ ἔργον εἶναι, ἀλλὰ κακαγγελίη μᾶλλον φύσιος ἢ ἀτεχνίη]. Die Wortstellung in AM erzeugt den Hiat, welchen das δοκέει ξυνέσιος der Recentiores vermeidet. Allein unser Autor geht dem Hiat noch nicht konsequent aus dem Wege, wie eben dieselbe Wortverbindung δοκεῖ ἐπιθύμημα einige Zeilen vorher und bald auch κακίῃ ὑπουργεῖν lehren kann. κακαγγελίη, was wieder nur A bewahrt hat und Galen im Glossar bestätigt, wenn er gleich das Wort falsch erklärt (XIX 107 Kühn: κακαγγελίη· κακορρημοσύνη, κακολογία), ist der Literatur im übrigen fremd (nur bei Manetho, Apotelesm. IV 556, wollte Lobeck zu Soph. Aias v. 705 es herstellen); doch erscheint das Adjektiv bei Aeschylos, Agamemno 614 Kirchhoff = 641 Wecklein: κακαγγέλῳ γλώσσῃ, das Verbum κακαγγελεῖν im Frg. trag. adesp. 122 N². Die Hypallage κακαγγελίη φύσιος, wo wir eher ἀγγελίη κακῆς φύσιος erwarten, ist von einer Kühnheit, die in der Prosa kaum jemals, um so häufiger in der Poesie angetroffen wird; vgl. Soph. Antig. 794 νεῖκος ἀνδρῶν *ξύναιμον*, Trach. 817 *μητρῷον ὄγκον ὀνόματος* und Aias 8 (mit Lobecks reichen Sammlungen), 53, 860, auch Bernhardy, Wissensch. Syntax 427. Von gleicher Kühnheit sind *θνητὰ γένη* und *πτηνὸς φυγή* in Platons Nachbildung protagoreischer Diktion (Protag. 320c—e).

Der Gegensatz von *φύσις* und *τέχνη*, von Naturanlage und geschulter Einsicht, der die Geister in jenem Zeitalter lebhaft beschäftigte, wird uns noch mehrfach begegnen. Das Substantiv *ἀτεχνία* erscheint hier wohl zum ersten Male in der griechischen Literatur, wenn nicht etwa der pseudhippokratische *Νόμος* älter sein sollte. Beiläufig bemerkt, die jener Stelle: *δειλίη ἀδυναμίην σημαίνει, θρασύτης δὲ ἀτεχνίην* nachfolgenden Worte (IV 642 L.) sind, soviel ich weiß, noch nicht erklärt oder geheilt worden. Der Sinn kann nur dieser sein: Es gibt zweierlei Arten von Mut; der eine ist die Frucht der Einsicht, der andere jene der Unwissenheit. Sicherlich sind die Worte *ἐπιστήμη τε καὶ δόξα* mit der besten Handschrift zu tilgen. Im übrigen weiß ich eine völlig sichere Besserung des Überlieferten: *δύο γάρ, ὧν τὸ μὲν ἐπίστασθαι ποιεῖ, τὸ δὲ ἀγνοεῖν*, nicht zu empfehlen, aber der Sinn muß derselbe sein, als ob geschrieben stünde: *διξαὶ γάρ, ὧν τὴν μὲν τὸ ἐπίστασθαι ἐμποιεῖ, τὴν δὲ τὸ ἀγνοεῖν*. Vielleicht genügt es, mit engerem Anschluß an die Überlieferung zu schreiben: *δύο γάρ* (denn es gibt zweierlei Arten), *ὧν τὸ μὲν τὸ ἐπίστασθαι ἐμποιεῖ, τὸ δ. τ. ἀ.* (Eine hübsche Parallele bietet Niebuhr mit den Worten: „eine tappende und aus Unkenntnis verwegene Philologie“. Kleine Schriften I 301.) Der zwiefache Mut, nämlich die der Unkunde entspringende Keckheit — vgl. Thucyd. II 40, 3 — und ihr Widerspiel, die berechtigte Kühnheit, erinnert an die zwiefache *ἔρις* des Hesiod *ἐκή*. 11 ff., die zweigeteilte Scham bei Euripides Hippol. 385 und gleichfalls schon bei Hesiod *ἐκή*. 316, die doppelte Liebe bei Euripides Fgm. 388 N², nicht minder an den doppelten Neid beim Sophisten Hippias, Fgm. Hist. Graec. II 62, 13. Daß das Wort in den Kreisen der Rhetoren und Sophisten aufkam, dazu stimmt auch seine früheste Verwendung bei Platon, im Phaedr. 274b, wo Tisias apostrophiert wird, außerdem begegnet es nur Phaedo 90b und Sophist. 253b.

ἐς τὸ τὰ τῶν πέλας ἔργα ἢ ὀρθὰ ἐόντα διαβάλλειν ἢ οὐκ ὀρθὰ μωμεῖσθαι]. *πέλας* und zumal der substantivierte Gebrauch des Wortes kann kaum als attisch gelten. Es fehlt der attischen Komödie bis auf Alexis durchaus, und auch Platon verwendet dasselbe erst in seiner letzten Stilperiode (Gesetze und Philebos).

Hingegen ist es der Tragödie von allem Anfang an geläufig, nicht minder dem Thukydides und Antiphon, welche in diesen und anderen Stücken nicht die eigentliche attische Umgangssprache vertreten, während die übrigen Redner (von Isocrat. or. XIV 47 abgesehen) es nicht kennen, hingegen gleich Platon *πλησίον* vielfach, substantiviert und nicht substantiviert, gebrauchen.* „Die Schärfe des Wortgebrauchs", die für unseren Autor so bezeichnend ist, zeigt sich hier darin, daß er das Verbum *διαβάλλω*, welches häufig auch in der alten Sprache im Sinne des Verhetzens, Verfeindens, Verhaßtmachens angewendet wird, in seine mehr spezifische Gebrauchssphäre des Verschwärzens und Verleumdens einzuschließen sucht. Das Streben nach scharfer Abgrenzung synonymer Ausdrücke, welches für Prodikos so charakteristisch ist, konnte natürlich auch einem Schriftsteller nicht fremd sein, dessen Stärke in der Proprietät des Ausdruckes lag und der, wie unsere Schrift ausreichend dartut, für die Unterschiede der Wortformen eine so ungemein starke Empfindung besaß; vgl. Einleitung.

οἷσι μέλει τε καὶ ὧν μέλει οἱ δυνάμενοι κωλυόντων]. Der Relativsatz *οἷσι-μέλει* vertritt einen Genetiv (vgl. Krüger, Gr. Gramm. 51, 13, 4). Ähnlich 8: *ἃ δ' ἐπικουρίης δεῖται μεγάλης, (τούτων) οὐχ ἅπτονται* oder 11: *καὶ ὅσα .... πάσχουσιν, (τούτων) οὐχ οἱ θεραπεύοντες αὐτοὺς αἴτιοι*. Zahlreiche analoge Fälle begegnen schon von Homer angefangen, vorzugsweise, wenn ich nicht irre, bei Thukydides; vgl. Krügers grammatisches Register s. v. Demonstrativ. Man vergleiche auch Antipho or. VI 47, Tetralog. *Γα* 6 (mit Mätzners Bemerkungen p. 186f. und 274). Das Phänomen scheint, insofern es sich um oblique Kasus handelt und das Relativpronomen in einem anderen als dem vom Verbum des Hauptsatzes regierten Kasus erscheint, im großen und ganzen gleich sonstigen Merkmalen einer lockereren Syntax der älteren Sprache mehr zu eignen als der jüngeren.

ὁ δὲ παρεὼν λόγος τοῖς ἐς ἰητρικὴν ἐμπορευομένοις ἐναντιώσεται]. Das schon durch Cornarius' „qui . . . irruunt" richtig wiedergegebene *ἐμπορευομένοις* ist bereits im Altertum, wie die in mehreren Handschriften, vor allem dem Vaticanus 277 und seinen Abkömmlingen aufbewahrte, auch von Sambucus seinem Exemplar beigeschriebene Erklärung zeigt, gröblich mißverstanden worden. Man hat das Wort nämlich auf banausischen Handelsbetrieb und Handelsgewinn be-

* Auch Rutherford (The new Phrynichus p. 28) gedenkt im allgemeinen der Tatsache, daß „*πέλας* had in the development of Attic been to a great extent superseded by *πλησίον*".

zogen, etwa wie es in dem bekannten Spottvers: *λόγοισιν Ἑρμόδωρος ἐμπορεύεται* angewendet ward. Die verkehrte Glosse ist übrigens nicht einmal richtig überliefert worden, weshalb ich sie hierher setze: *ἐμπορευομένοις· καθοδοποροῦσι κέρδους ἐλευθέρου* (l. *ἀνελευθέρου*) *χάριν· Ὅμηρος γάρ φησιν· ἔμπορος· οὐ γὰρ νηὸς ἐπήβολος οὐδ' ἐρετάων* (*β* 319). Wenn die Glosse wirklich auf Erotian zurückgeht, wie dessen neuester Herausgeber annimmt (Erotianus ed. Klein p. 24), so macht sie seinem Scharfsinn blutwenig Ehre.

θρασυνόμενος μὲν διὰ τούτους οὓς ψέγει, εὐπορέων δὲ διὰ τὴν τέχνην ᾗ βοηθεῖ, δυνάμενος δὲ διὰ σοφίην ᾗ πεπαίδευται]. Das Isokolon, welches den ersten Abschnitt würdevoll abschließt, erwächst hier, wie stets bei unserem Autor, aus der Architektonik des Gedankens. Es ist kein bloßer Aufputz und Zierat, sondern die innere Gliederung der Rede gelangt auch äußerlich zu strengem Ausdruck. Es stehen koordiniert nebeneinander: der Mut, welchen dem Redner die Beschaffenheit der zu bekämpfenden Gegner einflößt; der Reichtum an Argumenten, den er aus der Natur seines Gegenstandes zu schöpfen vermag; endlich die eigene geistige Überlegenheit, welche jene Argumente zu erkennen und zu verwerten versteht und die sich ihrerseits wieder aus beherrschender Einsicht (*σοφία*) und erworbener Kenntnis und Schulung (*παιδεία*) zusammensetzt. Daß der Sprecher keinen Anstand nimmt, sein starkes Selbstgefühl so unverhohlen zur Schau zu tragen, darf uns nicht allzusehr befremden. Der Sophist, der staatlicher Anerkennung und Unterstützung ermangelte, war im harten Kampfe um Geltung und Existenz ganz besonders auf rücksichtslose Verwertung seiner Kraft angewiesen. Auch der Rhapsode Xenophanes preist die eigene Weisheit: *ἡμετέρη σοφίη* (frg. 2 Bergk); selbst der aristokratische Heraklit tritt mit einem für unser Gefühl verletzenden Aplomb auf; das Schulhaupt Demokritos rühmt sich dreist der von ihm unternommenen weiten Reisen und seiner von niemand übertroffenen Leistungen in der Geometrie (Clem. Strom. I 15, 357 Pott.); ja auch Platon ist nicht blöde, wenn es den Glanz seines Hauses zu verkünden gilt (*παῖδες Ἀρίστωνος, κλεινοῦ θεῖον γένος ἀνδρός*, Staat II 368ᵃ).

2. Über den Gedankengehalt dieses Abschnittes habe ich bereits in der Einleitung gehandelt. Ehe ich hier weiter darauf eingehe, sei zu *τίνα ἄν τίς* verwiesen auf die reiche Beispielsammlung in Lobecks Kommentar zu Sophokles Aias v. 1185, p. 454f. Ferner bedürfen zwei Textänderungen, die ich vorge-

nommen habe, einer Rechtfertigung. In dem Satze: γινώσκεται τοίνυν δεδεγμένων ἤδη ⟨εἴδεα⟩ τῶν τεχνέων habe ich mit einigen Vorgängern εἴδεα aufgenommen, ohne jedoch das vollkommen passende ἤδη zu beseitigen. Daß der Satz eines Subjektes bedarf, daß dieses kein anderes sein kann als eben εἴδεα, da sonst das folgende καὶ οὐδεμία ἐστὶν ἥ γε ἔκ τινος εἴδεος οὐχ ὁρᾶται jeder logischen Anknüpfung entbehrte, daß endlich der Textfehler aus der Schreibung εἴδη entstanden ist, welches als Dittographie von ἤδη galt und demgemäß getilgt ward — dies alles braucht freilich bloß gesagt und nicht erst weitläufig bewiesen zu werden. Desgleichen muß die Verbindung φύσιος νομοθετήματα an sich und zumal mit Rücksicht auf den jenes ganze Zeitalter beherrschenden Gegensatz von φύσις und νόμος als unmöglich gelten. Ich habe demgemäß φύσιος, welches man überdies bei βλαστήματα nur schwer entbehrt, an den Schluß gesetzt. Das Wort war offenbar einmal ausgefallen, ist dann an den Rand geschrieben worden und schließlich an eine unrechte Stelle geraten. Daß der überlieferte Text unhaltbar sei, diese Einsicht war bereits Daremberg aufgedämmert (Oeuvres choisies d'Hippocrate², p. 39), ohne daß er sie jedoch festzuhalten oder zu einer befriedigenden Herstellung zu verwenden wußte.

Ich freue mich, die zuletzt gerechtfertigte Umstellung in einer gelegentlichen Anführung der Stelle von Diels (Vorsokratiker 592, 11/2) angenommen zu sehen. Hingegen hat er ἤδη vor εἴδεα ausgelassen und veranlaßt mich dadurch zu einem Worte der Rechtfertigung. Gewiß bedarf es nicht der Beibehaltung von ἤδη neben εἴδεα, um die überlieferte Schreibung zu erklären. Allein etwas leichter erklärt sich diese dennoch bei dem von mir vorausgesetzten Urtext. Die Hauptsache aber ist diese. Die schon entdeckten Künste scheinen mir den Niederschlag eines Gedankens zu enthalten, der sich unserem Autor fast mit Notwendigkeit aufdrängen mußte. Er gründete das Dasein der Künste auf das Vorhandensein ihrer „Artbilder" (εἴδεα) im Geiste der Menschen. Sollte er sich da nicht gesagt haben: Im Fortschritt der Gesittung tauchen immer neue Künste auf, von denen die früheren Generationen nichts wußten, und deren Artbilder ihnen daher fremd waren. Da lag es ihm gar nahe, mit einem Wörtchen jenem Einwurf zuvorzukommen, auf die Möglichkeiten der Zukunft hinzuweisen und seine Beweisführung demgemäß einzuschränken. Das geschieht bündig, aber bestimmt eben durch das Sätzchen: γινώσκεται τοίνυν δεδειγμένων ἤδη ⟨εἴδεα⟩ τῶν τεχνέων. Auch mein Ohr würde ἤδη schwer vermissen.

Der Beweisgang des Abschnittes läßt sich wie folgt auf seinen einfachsten Ausdruck zurückführen: Was wahrgenommen wird, ist wirklich; die Künste werden wahrgenommen; also sind sie wirklich. Der Schwerpunkt dieser Argumentation und zugleich das allein Wertvolle und Interessante an ihr liegt im Obersatze, nicht in dem Unter- und in dem Schlußsatz. Die bereits so oft von uns berührte mangelhafte Unterscheidung zwischen den Funktionen der Sinneswahrnehmung und des sonstigen Schließens hat es bewirkt, daß eine Theorie, die ursprünglich den Objekten der sinnlichen Wahrnehmung galt, durch gelegentlichen Mißbrauch auch auf das Gebiet der Abstraktionen ausgedehnt wurde. Ich wende mich zur Erklärung des Einzelnen.

Δοκεῖ δή μοι τὸ μὲν σύμπαν τέχνη εἶναι οὐδεμία οὐκ ἐοῦσα]. Man könnte zunächst versucht sein, hierin eine bloße Tautologie oder höchstens eine Einschärfung des Satzes des Widerspruches zu erblicken: „Eine Kunst kann nicht zugleich sein und nicht sein.“ Allein der Ausdruck wäre in diesem Falle ungeschickt gewählt; die Negation stünde an unrichtiger Stelle, und ein *ἅμα* ließe sich kaum entbehren. Entscheidend aber gegen solch eine Deutung ist die ganze nachfolgende Begründung, von *ἐπεὶ τῶν γε μὴ ἐόντων* angefangen. Aus ihr folgt klärlich, daß *εἶναι* im ersten Satze im Sinne der Copula zu verstehen ist, und daß derselbe nichts anderes besagt als: Ich behaupte, daß die Künste überhaupt in Wahrheit existieren, daß sie keine Scheingebilde, sondern Realitäten sind. Zur Form des Ausdrucks vergleiche man Aristides *Τεχνῶν ῥητορικῶν* B 7 (Rhet. gr. ed. Spengel II 517), wo zur Eingangsphrase des xenophontischen Symposions: *Ἀλλ' ἔμοιγε δοκεῖ* (unsere Texte geben: *ἀλλ' ἐμοὶ δοκεῖ*) bemerkt wird: *εἰ δὲ ἀπὸ ὀνόματος ἤρξατο αὐτῷ λόγος ἀποφαντικοῦ, οἷον δοκεῖ δ' ἔμοιγε, σκληρότερος ἂν ἐγένετο ὁ λόγος καὶ μᾶλλον Κριτίου ἔδοξεν ἂν εἶναι ἤ τινος τῶν τοιούτων.* Man vergleiche hiermit eine andere Bemerkung desselben Aristides ebenda p. 530, wo wieder einem xenophontischen Satz (Symp. I 4) die Form gegenübergestellt wird, welche derselbe bei Kritias oder bei einem der alten Sophisten gewonnen hätte: *οἷον μᾶλλον τοῖσδε, ὡς εἰ στρατηγοῖς καὶ ἱππάρχοις καὶ σπουδάρχαις. εἰ δὲ σὺ τὸ ἐναντίον συλλαβὼν ἔλεγες, ὡσεὶ ὅσοι μὲν τοὺς τοιούτους εἶναι λέγονται* (überliefert ist *εἰ λέγονται*, worin ich ***ΕΓΛΕΓΟΝΤΑΙ***, d. h. *ἐκλέγονται* erkenne), *οὓς ἂν ὁρῶσιν ἀρχαῖς τε καὶ τιμαῖς καὶ τοιαύταις δυνάμεσι πλέον τι τῶν ἄλλων ὑπεραίροντας, οὔ μοι δοκοῦσιν ὀρθῶς ποιεῖν, Κριτίου μᾶλλον ὁ τοιοῦτος τρόπος ἔδοξεν εἶναι ἤ τινος* *τῶν ἀρχαίων σοφιστῶν.* Dieselbe Art der Anknüpfung, die gelegentlich freilich auch bei einem medizinischen Fachschriftsteller begegnet, wie es der Verfasser der Schrift *Περὶ διαίτης ὀξέων* ist (II 238 L.: *δοκεῖ δέ μοι ἄξια γραφῆς εἶναι κτέ.*), erscheint noch einmal in unserem Abschnitt: *οἶμαι δ' ἔγωγε*, desgleichen 5 (S. 46, 9). Wie nahe auch im übrigen die Manier des Kritias derjenigen unseres Sophisten stand, kann seine Charakteristik bei Philostratus, Vitae sophistarum I 15 (II 19 Kaiser) zeigen: *τὴν δὲ ἰδέαν τοῦ λόγου δογματίας ὁ Κριτίας καὶ πολυγνώμων σεμνολογῆσαι τε ἱκανώτατος οὐ τὴν διθυραμβώδη σεμνολογίαν οὐδὲ καταφεύγουσαν ἐς τὰ ἐκ ποιητικῆς ὀνόματα ἀλλ' ἐκ τῶν κυριωτάτων συγκειμένην καὶ κατὰ φύσιν ἔχουσαν καὶ τὸ παραδόξως μὲν ἐνθυμηθῆναι, παραδόξως δ' ἀπαγγεῖλαι* —. Alles in allem scheint Kritias als Stilist unserem Autor und zugleich dem Protagoras, insoweit wir aus den Berichten der Alten und der karrikierenden Darstellung bei Platon ein Bild seiner Redeweise gewinnen können, ungemein nahe gestanden zu sein, weit näher als dem Gorgias, von welchem ihn der mäßige Gebrauch schmückenden und poetischen Beiwerks scharf unterschieden haben muß; vgl. auch Hermogenes, De figuris II 11 (II 415f. Spengel). Wenn Philostratos (II 12 Kaiser) den Einfluß hervorhebt, welchen Gorgias bei seinem Auftreten in Athen auf ihn geübt haben soll, so mag die Nachricht gerade so authentisch sein wie die andere, daß der sizilische Sophist damals (427) auch den zwei Jahre früher verstorbenen Perikles entzückt habe.

εἰ γὰρ δή ἔστι γ' ἰδεῖν τὰ μὴ ἐόντα ὥσπερ τὰ ἐόντα, οὐκ οἶδ' ὅπως ἄν τις αὐτὰ νομίσειε μὴ ἐόντα, ἅ γε εἴη καὶ ὀφθαλμοῖσιν ἰδεῖν καὶ γνώμῃ νῶσαι ὡς ἔστιν]. Stünde dieser Satz vereinzelt da, so könnte man glauben, der Standpunkt seines Urhebers sei der der Kyrenaiker; er sei Phänomenalist, und objektives Sein sei ihm nur ein anderer Name für subjektives Empfinden (*μόνα τὰ πάθη καταληπτὰ εἶναι*). Allein das nachfolgende Sätzchen: *ἀλλ' ὅπως μὴ οὐκ ᾖ τοῦτο τοιοῦτον* widerlegt diese Auffassung. Es zeigt, zumal durch seine nicht apodiktische Gestalt, daß der Autor die Voraussetzung, es gebe auch ein Schauen von Unwirklichem, zwar mißbilligt, aber doch nicht für ungereimt und sinnlos hält. Er leugnet, daß dieses Verhältnis, aber nicht, daß irgend ein Verhältnis zwischen Wahrnehmung und Existenz bestehe. Beide gelten ihm nicht als identisch, er sucht vielmehr hinter der subjektiven Wahrnehmung ein objektives Sein. Der Kern jenes Satzes ist mithin dieser: wenn es ein Schauen von Unwirklichem gäbe, so würde uns jedes sichere

Merkmal der Unterscheidung zwischen Wirklichem und Unwirklichem fehlen. Zur Form des Satzes sei nur bemerkt, daß ich die von MR dargebotene Schreibung *ὀφθαλμοῖσιν ἰδεῖν* derjenigen in A: *ὀφθαλμοῖς ἰδεῖν* vorgezogen habe, aus dem einfachen Grunde, weil unser Autor den Anklang an hexametrisches Maß weit mehr aufsucht als meidet, und die Annahme, es habe ihm hier die Erinnerung an das homerische *ὀφθαλμοῖσιν ἴδω, ἴδωμαι, ἰδέσθαι* vorgeschwebt, als wahrscheinlich gelten kann; auch die Verbindung von *ἰδεῖν* und *νοῆσαι* stammt übrigens schon von Homer her, vgl. E 475: *τῶν νῦν οὔ τιν' ἐγὼ ἰδέειν δύναμ' οὐδὲ νοῆσαι* und *α* 3: *ἴδε' ἄστεα καὶ νόον ἔγνω.*

γινώσκεται τοίνυν δεδεγμένων ἤδη ⟨εἴδεα⟩ τῶν τεχνέων, καὶ οὐδεμία ἔστιν ἥ γε ἔκ τινος εἴδεος οὐχ ὁρᾶται]. Ich bemerke im Vorübergehen, daß *δείκνυμι* im Sinne des Erfindens oder Entdeckens hier ganz ebenso gebraucht ist wie bei Sophokles frg. 399, 7 N². wo es von den heilbringenden Erfindungen des Palamedes heißt: *ἔδειξε κἀνέφηνεν οὐ δεδειγμένα,* und wende mich zur Erklärung der *εἴδεα.* In betreff derselben läßt sich vorerst mit Sicherheit sagen, was sie nicht bedeuten können. Es sind keine platonischen Ideen, wie gar manche, welche unsere Schrift nur gelegentlich eingesehen haben, darunter befremdlicherweise auch Zeller II 1⁴, 630, Anm. 2, gemeint haben. Dies erweist sich als durchaus unmöglich, selbst dann, wenn man die sämtlichen von uns für das höhere Alter der Schrift vorgebrachten Argumente für nichtig halten sollte. Vor allem, der Verfasser wendet sich an ein großes Publikum, nicht an die Anhänger einer Schule. Der Schwerpunkt seines Beweises liegt in dem metaphysischen Hauptsatze *τὰ μὲν ἐόντα αἰεὶ ὁρᾶταί τε καὶ γινώσκεται.* Mit *γινώσκεται τοίνυν* erfolgt die Anwendung des allgemeinen Satzes auf einen besonderen Fall; diese enthält augenscheinlich einen Appell an das unmittelbare Bewußtsein eines jeden und kann nicht erst wieder eine Lehre in sich schließen, die niemals allgemein anerkannt und den weiteren Kreisen der Gebildeten sicherlich nicht geläufig, ja kaum verständlich war. Auch wird der Beweisgang unter dieser Voraussetzung vollkommen unverständlich. Denn wenn das Dasein der Heilkunst aus dem Dasein ihres Urbildes gefolgert wird, wozu bedurfte es dann jenes Umweges durch die mit so großem Nachdruck vorgetragene Lehre: Alles Wirkliche wird geschaut und erkannt, nichts Unwirkliches wird geschaut und erkannt? Ferner: die Erkenntnislehre unseres Sophisten ist durch eine nicht zu überbrückende Kluft von derjenigen Platons getrennt.

Dieser verwirft die Realität der Sinnenwelt, jener erkennt sie im vollsten Maße an; bei diesem klafft ein gähnender Spalt zwischen Sinneswahrnehmung und geistiger Erkenntnis, jener vermag die beiden kaum zu trennen und stellt sie zum mindesten als völlig gleichberechtigt nebeneinander (*ὀφθαλμοῖσιν ἰδεῖν καὶ γνώμῃ νῶσαι*). Doch genug und mehr als genug. Nur die Hochachtung, die wir vor Zeller auch dort, wo er uns zu irren scheint, empfinden, hat uns genötigt, das auszusprechen, was jeder, der die Schrift mit einiger Aufmerksamkeit liest, sich selbst sagen muß. Es tut nicht not, hier die Geschichte des Wortes *εἶδος* zu schreiben und zu zeigen, wie dasselbe von seiner Grundbedeutung Anblick oder Ansehen aus allmählich dazu gelangt ist, das Sondergepräge eines Dinges oder einer Gruppe von Dingen, einmal objektiv als Form oder Artung, ein andermal subjektiv als Begriff oder Gemeinvorstellung gefaßt, dann die durch ein solches Gepräge gekennzeichnete Gruppe selbst, gelegentlich das zu ihr gehörige Einzelding oder -wesen als Vertreter derselben, schließlich auch das vorausgesetzte Urbild der Gruppe zu bezeichnen. Nur das eine sei bemerkt, daß der Sprachgebrauch unserer Schrift eine Mittelstufe dieser Entwicklungsreihe bezeichnet, ungefähr gleich weit entfernt von ihrem homerischen Ausgangs- wie von ihrem platonischen Endpunkte. Nicht nur ist dem Autor *εἶδος* kein platonisches Urbild, auch von der klassifikatorischen Verwendung des Wortes, von dem *τέμνειν κατ' εἴδη* und der Unterordnung des *εἶδος* unter das umfassende *γένος*, ist hier keine Spur zu finden. Der letztere Umstand verhindert uns, *εἴδη* an zwei Stellen des sechsten Abschnittes durch „Arten" wiederzugeben, indem dieser Ausdruck seiner Abstammung gemäß gleich einem *γένος* oder genus, zumal in der Vielzahl gebraucht, weit mehr an Sippen oder Gruppen verwandter und gleichartiger Dinge denken läßt als an das, was diese Gleichartigkeit ausmacht. Wie nahe der Sprachgebrauch unseres Autors auch hier demjenigen der Schriftsteller steht, in denen wir seine Zeitgenossen erkennen, mag die folgende Parallele lehren. Wir lesen 4 fin.: *ἐν τούτῳ αὐτῆς καὶ τὸ εἶδος ἐσκέψαντο καὶ τὴν δύναμιν πεϱανθέντος τοῦ ἔϱγου ἔγνωσαν.* Melissos aber schreibt dort, wo er die Existenz der „vielen Dinge" bekämpft (Fragm. 17, I 265, 13 Mullach = Vorsokratiker 148, 10) *φαμένοις γὰϱ εἶναι πολλὰ ἀίδια* (wofür, wie ich anderswo nachgewiesen zu haben glaube, *ἴδια* zu lesen ist, Beiträge IV 15) *καὶ εἴδεα καὶ ἰσχὺν ἔχοντα πάντα ἑτεϱοιοῦσθαι ἡμῖν δοκεῖ κτέ.* Nicht viel anders der Verfasser von De natura hom. 2 (VI 34 Littré): *ἓν γάϱ τι* (*τι* fehlt, beiläufig, nicht in A, sondern ist von erster Hand über der Zeile nachgetragen) *εἶναί φασιν ὅ τι ἕκαστος αὐτῶν βούλεται ὀνομάσας, καὶ τοῦτο ἓν ἐὸν* (die zwei Worte fehlen in A, aber nicht in M) *μεταλλάσσειν τὴν ἰδέην καὶ τὴν δύναμιν κτέ.* Endlich kann man auch noch eine Äußerung des Diogenes von Apollonia über seinen Urstoff und dessen mannigfache Veränderungen bei Simplicius in Phys. I 4 p. 153 Diels vergleichen. Mag von dem *εἶδος* der Einzeldinge wie bei Melissos oder von jenem der Künste, bzw. einer Kunst die Rede sein, immer bedeutet *εἶδος* oder *ἰδέα* das Sondergepräge, die Eigenart oder Artung eines Objektes, insofern dieselben der bloßen Betrachtung erkennbar sind. Der bloßen Betrachtung, sage ich, im Hinblick auf jene Erkenntnis der Eigenart, welche erst aus der Betätigung oder Wirksamkeit des Objektes gewonnen wird.

Wenn wir von Künsten sprechen — so etwa können wir den Ideengang unseres Autors ergänzen —, sind es nicht bloße leere Klänge, die durch unseren Geist ziehen. Vielmehr stehen bestimmte, scharfumrissene Bilder vor unseren Augen, die wir nicht geschaffen zu haben uns bewußt sind und welchen somit nicht weniger als den sinnlichen Wahrnehmungsbildern etwas Gegenständliches zugrunde liegen muß. Das *εἶδος* einer Kunst, d. h. der Inbegriff wahrnehmbarer Attribute, der zusammen mit dem Verein verborgener Eigenschaften, der *δύναμις* derselben, ihr Wesen ausmacht, muß ebensosehr etwas Objektives und Reales sein als etwa das *εἶδος* eines Tieres oder einer Pflanze. Diese Art zu schließen gehört zu jener primitiven Weise des Philosophierens, die sich bereits in dem Bedeutungswandel von *οἶδα* (ich weiß nur, was ich gesehen habe) ankündigt. Will jemand diesen vagen oder urwüchsigen Realismus einen Platonismus vor Platon nennen, so wäre der Ausdruck mehr zugespitzt als zutreffend. Mit gleich gutem und gleich schlechtem Rechte könnte man denjenigen, der zuerst „ich habe gesehen" im Sinne von „ich weiß" von Unsichtbarem und Unsinnlichem gebraucht hat, als Vorläufer Platons in betreff der Lehre von der *ἀνάμνησις* betrachten.

Der Fehlschluß unseres Sophisten aber darf uns nicht allzusehr wundernehmen. Es beirrt ihn nicht, daß derselbe Appell an das unmittelbare Bewußtsein die Realität der Zauberei oder der Mantik ebensogut beweisen könnte als jene der Heil- oder der Turnkunst. Mit einem Worte, er übersieht, daß die Wirklichkeit einer Kunst nichts anderes bedeutet als ihre Wirksamkeit und somit — von seiten ihrer Naturbegründung angesehen, auf welche er ja mit Recht das Hauptgewicht legt — in letzter Auflösung eine Frage der Kausalverknüpfung von Phänomenen ist. Wie vielen aber auch unter uns, die wir doch eine lange Schule der Begriffsläuterung durchgemacht haben, gilt immer noch das Ding als der alleinige Typus der Wirklichkeit. Wir besitzen die schönen Worte „wirklich“ und „Wirklichkeit“, die durch ihren Zusammenhang mit „wirken“ und „wirksam“ wie dazu geschaffen sind, die Träger einer gesunden Philosophie zu sein. Und doch können wir kaum Vorgänge, Bewußtseinszustände, Kausalverknüpfungen und Gesetze für wirklich erklären, ohne so verstanden zu werden, als ob wir dieselben auch für etwas Dingartiges oder Reales hielten. Angesichts der verderblichen Rolle, welche Jahrhunderte nach Locke und Berkeley der nichtige Substanz- und der verwirrende Seinsbegriff zu spielen nicht aufgehört haben, sollten wir uns den unvermeidlichen Irrungen der Frühzeit des menschlichen Denkens gegenüber zu weitgehender Nachsicht gestimmt finden.

Schließlich bedarf noch unsere Übertragung der *εἴδη* durch „Artbilder“ eines Wortes der Entschuldigung. Auch dieser Ausdruck ist nicht frei von irreleitenden Assoziationen und entspricht nicht ganz dem objektiven Charakter des griechischen Wortes, wie dasselbe hier oder bei Melissos angewendet wird. Doch glaubte ich durch diese Neubildung dem Original näher zu kommen als durch irgend eine andere Bezeichnung, die mir zur Verfügung stand. Auch das soll nicht unbemerkt bleiben, daß bereits Daremberg, wie ich nachträglich sehe, in der Argumentation dieses Abschnittes einen Anklang an die Philosophie des Protagoras wahrzunehmen meinte, was ihn freilich nicht gehindert hat, auch eine Berücksichtigung der platonischen Ideenlehre darin zu finden und trotzdem wieder den Verfasser für einen Zeitgenossen des Hippokrates zu halten! (Oeuvres choisies d'Hippocrate[2] p. 27—28.)

οἶμαι δὲ ἔγωγε καὶ τὰ ὀνόματα αὐτὰς διὰ τὰ εἴδεα λαβεῖν· ἄλογον γὰρ ἀπὸ τῶν ὀνομάτων ἡγεῖσθαι τὰ εἴδεα βλαστάνειν καὶ ἀδύνατον. τὰ μὲν γὰρ ὀνόματα νομοθετήματά ἐστιν, τὰ δὲ εἴδεα οὐ νομοθετήματα, ἀλλὰ βλαστήματα φύσιος]. Die Abzweckung dieser Sätze ist nicht ganz leicht zu erkennen. Man würde dem Verfasser schweres Unrecht tun, wenn man ihm etwa die Lehre extremer Realisten von der Art jenes Fredegisus, des Schüler Alcuins, beilegen wollte: wo ein Name, dort ist auch ein existierendes Ding vorhanden, was folgerichtig zu der Behauptung führte, auch „das

Nichts, aus welchem Gott die Welt geschaffen", sei ein solches gewesen, „und zwar aus dem höchst einfachen Grunde, weil jedes Wort sich auf eine Sache bezieht" (Lange, Gesch. d. Material. I² 160). Aber auch die nur aus den eigenartigen Voraussetzungen seiner Erkenntnislehre erklärbare Äußerung Epikurs ist nicht hierher zu ziehen: *οὐδ' ἂν ὠνομάσαμέν τι μὴ πρότερον αὐτοῦ κατὰ πρόληψιν τὸν τύπον μαθόντες* (Laert. Diog. X 33). Das Dasein der *εἴδεα* der Künste gilt unserem Autor als ausgemacht, zweifellos, ja selbstverständlich. Aus ihrem Verhältnisse zu den Benennungen der Künste braucht er — selbst wenn ein Gegner die letzteren für bloße wesenlose Namen erklärt haben sollte — kein Argument für ihre Realität zu schöpfen; auch kann ihm dieses Verhältnis kein solches liefern, weil er ja das Vorhandensein von Benennungen auch des Irrealen anläßlich des *αὐτόματον* 6 fin. rückhaltlos einräumt. Somit kann wohl nur der Wunsch des Verfassers, bei diesem Anlaß auch an seine Sprachtheorie zu erinnern, ihn zu der hier vorliegenden Abschweifung veranlaßt haben. Vgl. übrigens Parmenides v. 38 ff. (Vorsokratiker 120/1): *τῶν πάντ' ὄνομ(α) ἔσται | ὅσσα βροτοὶ κατέθεντο πεποιθότες εἶναι ἀληθῆ κτέ.* Dagegen scheint unser Autor zu polemisieren — eine Möglichkeit, an die Diels mich einst erinnert hat.

Die Frage, ob Protagoras die *νόμῳ*- oder die *φύσει*-Theorie der Sprache verfochten habe, ist von den Fachgelehrten vielfach erörtert worden (die hierüber geäußerten verschiedenen Meinungen verzeichnet Cucuel in seiner Dissertation „Quid sibi in dialogo cui Cratylus inscribitur proposuerit Plato", Paris 1886, p. 41 f.). Entscheidend scheint mir mit Grote (Plato II 516 und 522) die Art, wie Platon im Kratylos den *λόγος Πρωταγόρου* der *φύσει*-Theorie und den auf ihr beruhenden Etymologien entgegensetzt. Wenn Dümmler neuerlich aus dem, was er den „protagoreischen Prometheus-Mythos" nennt (Akademika 237), den entgegengesetzten Schluß zieht (S. 279 Anm.), so genügt es vielleicht, seine Schlußfolgerung wörtlich anzuführen, um ihre Unhaltbarkeit zu erkennen: „Die Sprache ist also keineswegs konventionell, sondern ein unmittelbarer Ausfluß des himmlischen Diebstahls, ebenso wie das Gottesbewußtsein." Wäre das letztere richtig, so müßte man wohl konsequenterweise das berühmte Götterfragment des Protagoras für unecht erklären! Ich weiß nicht, ob Dümmler den Prometheus-Mythos mit Frei, Quaestiones Protagoreae p. 183, für eine wörtliche Entlehnung aus einer Schrift des Sophisten oder für eine getreue Wiedergabe protagoreischer Lehren hält. Ich könnte jedenfalls die eine dieser

Meinungen so wenig teilen wie die andere; vielmehr erblicke ich in jenem Mythos nur den Versuch Platons, die stilistische Manier des Protagoras zu zeichnen und zugleich sein Können zn überbieten. Er erinnert darum durch seine Stoffwahl an eine Darstellung, welche in des Protagoras Schrift „Über den Urzustand der Gesellschaft“ (περὶ τῆς ἐν ἀρχῇ καταστάσιος) enthalten war, wobei es an gelegentlichen Anspielungen auf das, was dem Sophistenhasser in der protagoreischen Schrift mißfällig war oder lächerlich erschien, nicht fehlen konnte. Doch selbst wenn man Dümmlers Meinung, die wir hier nicht von Grund aus widerlegen können, für richtig halten sollte, so müßten doch alle Folgerungen, die er aus ihr ableitet, als unstichhaltig gelten. Auf einen und den nicht wenigst bedeutsamen Punkt haben wir bereits hingewiesen. Daraus ferner, daß αἰδώς und δίκη daselbst nicht als Erzeugnisse bloßer Übereinkunft erscheinen, könnte nimmermehr gefolgert werden, daß der Verkünder dieser Lehre „den Gegensatz von φύσει und νόμῳ (= δόξῃ) ὄντα nur erst für die Erkenntnistheorie im Sinne von objektiv und subjektiv verwertet“ habe. Denn eines ist es, dem Köhlerglauben zu entsagen, welchem alles Bestehende eben darum, weil es besteht, als natürlich und göttlich, als vollkommen und unwandelbar gilt, ein anderes, jede Naturbasis des Rechtes und der Moral zu leugnen. Daß irgend ein griechischer Sophist das letztere getan hat, soll noch bewiesen werden. Denn Kallikles ist kein Sophist, und was Platon dem Thrasymachos in den Mund legt, kann unmöglich als authentische Darstellung etwaiger Lehren auch nur dieses Rhetors gelten. Wie wenig aber die beiden Theorien miteinander gemein haben, das kann das Beispiel des Hippias zeigen, der, wenn auch nicht, wie Dümmler annimmt, der Urheber, so doch jedenfalls ein eifriger Verfechter der νόμῳ-Lehre war und der nichtsdestoweniger oder vielleicht richtiger eben darum mit größter Emphase den Satz von der natürlichen Verwandtschaft und dem Weltbürgertum aller Menschen verkündet und dieses natürliche Recht der dasselbe vergewaltigenden tyrannischen Satzung mit schärfstem Nachdruck gegenüberstellt — bei Plato, Protag. 337^{c-d}, eine Stelle, die wir aus mehrfachen, von Dümmler ebenda S. 252 vortrefflich auseinandergesetzten Gründen allerdings befugt, ja genötigt sind, für eine treue Wiedergabe dessen zu halten, was Hippias in Wahrheit lehrte.

Was aber die zwei antagonistischen Theorien über den Sprachursprung betrifft, so muß vor allem daran erinnert werden, daß die sog. φύσει-Theorie in jener Zeit ein wenig klarer Ansdruck für zwei sehr verschiedene Lehren war: die Sprachbildung entstammt nicht absichtsvollem Bemühen, sondern einem spontanen, instinktiven Drang, und (was etwas wesentlich anderes ist): der ursprüngliche natürliche Zusammenhang zwischen Laut und Bedeutung ist noch in den Gebilden der griechischen Sprache erkennbar und nachweisbar. Die letztere Überzeugung konnte in Verbindung mit den damals so unzulänglichen Mitteln der Sprachzergliederung, zumal wenn dieselben auf einen so spröden Stoff angewendet wurden, wie es die von allem Uranfänglichen so weit entfernte griechische Sprache ist, zu nichts anderem führen als zu einem wüsten und wilden Spiel mit haltlosen Etymologien. Eine deutliche Scheidung dieser zwei Momente und überdies auch eine Klärung der φύσει-Theorie selbst durch Anerkennung ethnischer und klimatischer Verschiedenheiten bei der Sprachentstehung, gleichwie der Mitwirkung eines sekundären übereinkunftmäßigen Faktors begegnet uns erst bei Epikur, dem nach allem, was wir wissen, das phantastische Etymologisieren, welches von Heraklit, wahrscheinlich nicht ohne die Vermittlung des Antisthenes, auf die Stoiker übergegangen ist, völlig fremd war, während er andererseits den instinktiven Ursprung der Sprache bestimmt erkannt und eindringlich gelehrt hat. Was Protagoras betrifft, so haben wir nicht den mindesten Grund, anzunehmen, daß seine ὀρθοέπεια etwas anderes enthielt als den wohlbekannten Versuch, die grammatischen Unterscheidungen der Sprache zu erkennen, fest zu umschreiben und nach dem Lichte seiner Einsicht reformierend umzugestalten. Daß er die Etymologie irgendwie in den Kreis der Betrachtung gezogen, oder daß dieselbe gar seine ὀρθοέπεια ausgemacht habe, für diese Behauptung, die jüngst v. Wilamowitz in seinem Buche „Euripides' Herakles" II 62 ausgesprochen hat, kenne ich keinerlei Begründung. Ebensowenig freilich für Dümmlers gleichartige, aber noch viel weiter gehende Annahme in betreff des Prodikos, a. a. O. S. 158—159. Denn wenn der letztere das abgeleitete Wort φλέγμα dieser seiner klar zutage liegenden Ableitung gemäß gebraucht und auf die Bezeichnung von Verbrennungsprodukten beschränkt wissen wollte, so hat er nichts anderes getan, als was wir tun, wenn wir gegen die Sprachverderbnis ankämpfen, die aus der fortwährend in Gang befindlichen Verallgemeinerung der Worte und der ihr entsprechenden Verflüchtigung ihres Gehaltes entspringt; wie wenn wir beispielsweise wünschen, daß das Wort „Limonade" nicht jeden beliebigen Fruchtaufguß bezeiche, oder das Wort „Anschauung" nur wirklich intuitive Erkenntnisse und nicht nebenbei auch Meinungen, Gedanken, Überzeugungen überhaupt bedeute (vgl. Mills Logik II 57 ff. mit unseren Zusätzen). Daß jedes Wort eine scharf umschriebene Konnotation besitze, daß kein Begriff einer festen Bezeichnung ermangle, und daß kein Ausdruck mehr als einen Begriff bezeichne — diesen Erfordernissen einer für wissenschaftliche Zwecke brauchbaren, zur Bildung und Mitteilung klarer Gedanken tauglichen Sprache hat die von Dümmler an jener Stelle erörterte Bemerkung des Prodikos über den Gebrauch des Wortes *φλέγμα* ebenso gedient wie seine nicht hoch genug zu preisenden Bemühungen um die scharfe Scheidung synonymer Ausdrücke.

Derartige Bestrebungen haben mit den Versuchen der Zeitgenossen, die Urbedeutung der Worte zu ermitteln, nicht das Mindeste zu schaffen; sie liefern uns nicht den allergeringsten Anhalt, um ihrem Urheber Etymologien von der Art der im Kratylos verhandelten zuzuschreiben; sie sind mit jeder möglichen Ansicht vom Ursprung der Sprache vereinbar und berechtigen uns nicht im entferntesten, in ihrem Urheber einen Anhänger der *φύσει*-Theorie zu erkennen. Doch — um auf Protagoras zurückzukommen — wie unzulässig es ist, aus dem Wort *ὀρθοέπεια*, mit welchem sein Streben nach Sprachrichtigkeit und Sprachverbesserung bezeichnet ward, auf die Beschäftigung mit der *φύσει ὀρθότης τῶν ὀνομάτων* im Sinne des Kratylos zu schließen, dafür liefert der folgende Umstand den entscheidenden Beweis. Unter den Werken des Demokritos befand sich eine Schrift, deren Titel also lautete: *Περὶ Ὁμήρου ἢ ὀρθοεπείης καὶ γλωσσέων* (Laert. Diog. IX 48). Und eben Demokritos ist es ja, von dem wir mit voller Bestimmtheit wissen, daß er die *νόμῳ*-Theorie vertreten und eingehend begründet hat. Schließlich mag noch eine Vermutung geäußert werden, die vielleicht nicht jeder Beachtung unwert ist. Wenn irgend etwas in den auf die Sprachentstehung bezüglichen Worten des Prometheus-Mythos eine Beziehung auf die wirkliche Lehre des Protagoras enthält, so ist dies wohl das Wort *τέχνη* in dem Satze; *ἔπειτα φωνὴν καὶ ὀνόματα ταχὺ διηρθρώσατο τῇ τέχνῃ* (Plat. Prot. 322[a]). Man vergleiche wenige Zeilen später: *πολιτικὴν γὰρ τέχνην οὔπω εἶχον ἧς μέρος πολεμική*. Täusche ich mich nicht, so enthalten diese Worte, die inmitten der schwungvollen und gehobenen Rede gar hausbacken und banausisch klingen, einen satirischen Hieb Platons, der in des Protagoras Ansicht von den Anfängen der Kultur eine allzu mechanische, rein verstandesmäßige, alles auf bewußte Absicht und Erfindung zurückführende Auffassung zu bemerken glaubte und zu geißeln bestrebt war.

3. *Περὶ μὲν οὖν τούτων εἴ γέ τις μὴ ἱκανῶς ἐκ τῶν εἰρημένων συνίησιν, ἐν ἄλλοισιν ἂν λόγοισιν σαφέστερον διδαχθείη*]. Zum Ausdruck vergleiche man *περὶ τούτων ἐν ἄλλῳ λόγῳ γεγράψεται* und *ἐν ἑτέρῳ λόγῳ δεδηλώσονται*, Hippocrates de articulis 40 u. 45 (IV p. 174 u. 190 Littré). Die *ἄλλοι λόγοι*, auf welche der Leser verwiesen wird, sind augenscheinlich eine Schrift metaphysischen oder erkenntnistheoretischen Inhalts. Der Plural ist ebenso angewendet wie am Schlusse *οἵ τε νῦν λεγόμενοι λόγοι*, desgleichen Herodot VI 137: *Ἑκαταῖος ἐν τοῖσι λόγοισι*, oder I 106: *ἐν ἑτέροισι λόγοισι δηλώσω*, wenn man diese Worte, wie dies uns gleich vielen anderen nötig scheint, auf eine geplante selbständige Schrift, die *Ἀσσύριοι λόγοι*, bezieht. Auch Buchtitel, wie die *καταβάλλοντες* (sc. *λόγοι*) des Protagoras, die *ὑπερβάλλοντες* des Thrasymachos oder die *ἀποπυργίζοντες* des Diagoras gehören hierher. Daß der Autor hierbei nicht an das Werk eines anderen (oder gar an die Werke mehrerer anderer) denkt, erhellt aus einigen naheliegenden Erwägungen. Das stolze Selbstgefühl, welches er überall zur Schau trägt, macht es von vornherein höchst unwahrscheinlich, daß er sich, zumal bei Erörterungen nicht fachmäßiger, sondern der allerallgemeinsten Art, in denen er ja augenscheinlich seine größte Stärke erblickt, auf fremde Autoritäten berufen sollte. Die von uns schon hervorgehobene Neigung des Sophisten, aus dem Rahmen seines Spezialthemas herauszutreten, sein Reichtum an umfassenden Gesichtspunkten und seine Herrschaft über die Mittel der Beweisführung und der Darstellung ließe es als ein wahres Wunder erscheinen, wenn die Schrift „Von der Kunst“ das einzige Erzeugnis seines so fruchtbaren und mit so reichen Bildungselementen gesättigten Geistes wäre, davon nicht zu sprechen, daß sein so überaus selbstbewußtes Auftreten unter dieser Voraussetzung völlig unerklärlich wäre. Zu allem Überfluß aber kündigt er uns ja 9 init. eine andere Schrift, eine Erörterung der Künste, mit unzweideutigen Worten an. Daß er aber wie dort eine erst abzufassende, so hier eine schon veröffentlichte eigene Schrift im Auge hat, erscheint als völlig zweifellos, wenn man bedenkt, wie ganz und gar entbehrlich für den Fortgang seines Beweisverfahrens eben der vorangehende Abschnitt gewesen ist, und wie eben nur innige Vertrautheit mit ontologischen Erörterungen, eine ausgesprochene Vorliebe für dieselben und nicht am mindesten wohl auch der Wunsch, an seine hierher gehörigen Leistungen und Erfolge zu erinnern, diese Abschweifung erklärlich machen.

Die Definition der Heilkunst oder richtiger des Zieles derselben unterscheidet sich wesentlich von den mehrfachen anderen hierher gehörigen Begriffsbestimmungen, die sich in der hippokratischen Sammlung vorfinden oder sonst aus dem Altertum auf uns gelangt sind (über dieselben vergleiche man Daremberg, Oeuvres choisies etc., p. 40). Der Versuch unseres Autors ist geistvoll und frappant, wenn auch ganz und gar nicht schulmäßig und schulgerecht. In letzterer Rücksicht trifft ihn natürlich mit vollem Recht die Kritik Galens oder vielmehr Pseudo-Galens Introductio s. medicus c. 6 (XIV 687 K.), der sich gegen den dritten Punkt dieser Definition mit der Bemerkung wendet: *οὐ γὰρ ἐξ ὧν μὴ δύνανται αἱ τέχναι, ἀλλ' ἐξ ὧν δύνανται οἱ ὅροι αὐτῶν εἰσίν.* Doch hat unser Schutzredner, indem er der eigentlichen Begriffsbestimmung: Heilung der Krankheiten und Milderung der Leiden noch jenen dritten Punkt in lockerer Weise und wohl mit bewußter Paradoxie anreiht — man beachte das Fehlen des Artikels vor *τῶν νοσημάτων κτέ.*, wodurch die zwei ersten Glieder enger verbunden sind — etwas getan, was zwar dem seinerzeit noch unbekannten Kanon der Definition widerspricht, was aber nicht nur für den von ihm verfolgten apologetischen Zweck, sondern auch an und für sich von hoher Bedeutung war. Der begründende Zusatz, der auf die Schranken menschlicher Naturbeherrschung hinweist, hängt aufs engste mit seiner Einsicht in die festen Eigenschaften der Dinge und in die ausnahmslose Gesetzmäßigkeit des Weltlaufes zusammen. Ein Nachklang dieser und der parallelen Äußerungen, 8 init., 12 init.: *ἢ ὁπόταν ἐγχειρήσῃ τοῖς ἀδυνάτοις*, 14: *καὶ οὐκ εὐδιορθώτοισιν οὐκ ἂν ἐγχειροίη τῇσι νούσοισιν* begegnet uns wahrscheinlich bei Platon (Staat II 360[e]: *οἷον κυβερνήτης ἄκρος ἢ ἰατρὸς τά τε ἀδύνατα ἐν τῇ τέχνῃ καὶ τὰ δυνατὰ διαισθάνεται, καὶ τοῖς μὲν ἐπιχειρεῖ τὰ δὲ ἐᾷ· ἔτι δὲ ἐὰν ἄρα πῃ σφαλῇ, ἱκανὸς ἐπανορθοῦσθαι*, vgl. hier 12) und nach ihm bei einem der größten ärztlichen Schriftsteller des Altertums, bei keinem Geringeren als Herophilos, von welchem uns Joannes Stobäus Florileg. 102, 9 das Folgende berichtet: *ἐρωτηθεὶς ὑπό τινος, τίς ἂν γένοιτο τέλειος ἰατρός, „ὁ τὰ δυνατά“, ἔφη, „καὶ τὰ μὴ δυνατὰ δυνάμενος διαγινώσκειν“.* Ähnliches äußert auch sein Jünger Hegetor bei Apollonios von Kition: *καὶ μὴ κατακολουθεῖν ἀδυνάτοις ἐπιβολαῖς* Schol. in Hippocr. et Galen, ed. Dietz I 35; Rosenbaums törichter Einfall, *Ἡγήτωρ* sei von Dietz irrtümlich für eine Person gehalten worden, während es nur eine Bezeichnung des Herophilos selbst als Führers einer Schule sei, Kurt Sprengel, Geschichte der Medizin im Altert. I[4] 520, bedarf keiner Widerlegung, vgl. auch Marx, Herophilus, S. 101f.). Inwieweit der weise Praktiker sich auch mit unheilbaren Krankheiten zu befassen habe, darüber spricht sich der tiefdenkende Verfasser der Schrift *Περὶ ἄρθρων* 58 (IV 252 L.) in sehr bemerkenswerter Weise aus; anerkannt werden unheilbare Leiden als solche auch *Προγνωστ.* 1 (II 110f. L.).

Meine Schreibung der letzten Worte, in welcher mir im wesentlichen schon der älteste Übersetzer, Fabius Calvus, gleichwie Daremberg vorangegangen sind, bedarf kaum einer Rechtfertigung. Die Vulgatlesart *ὅτι ταῦτα οὐ δύναται ἰητρική*, wobei *οὐ* auf bloßer, aber richtiger Konjektur in R und auf der Schreibung Pseudo-Galens XIX 350 K. beruht, besagt zugleich etwas Unrichtiges und etwas Überflüssiges — etwas Unrichtiges, weil das *ἐγχειρεῖν* gegenüber den von Krankheiten Bewältigten zwar unwirksam, aber nicht unmöglich ist, etwas Überflüssiges, weil von den Krankheiten bewältigt (*κεκρατημένοι*) kaum andere heißen können als die, deren Heilung eine unmögliche ist. Die Verderbnis der Vulgathandschriften ist wohl aus demselben Buchstabenfehler entsprungen, den ich einmal bei Herodot II 154 berichtigt habe (Herodot. Studien II 38f. [556f.]), und der ein andermal III 48, wie dort bemerkt ward, im Codex Parisinus 2933 begangen wurde, der Verwechslung von *πάντα* und *ταῦτα*. Man beachte übrigens die erlesene, der nachdrücklichen Verneinung der Allmacht der Heilkunst dienende Stellung der Negation, während z. B. bei Philodem *Περὶ θεῶν διαγωγῆς*, col. VIII, dieselbe Wortverbindung einmal in der folgenden Gestalt auftritt: *ὅτι οὐ πάντα δύναται* (Vol. Herc., Coll. pr. VI 53). Ähnlich im vorangehenden Abschnitt: *ἥ γε ἔκ τινος εἴδεος οὐχ ὁρᾶται.*

4. *Ἔστι μὲν οὖν μοι ἀρχὴ τοῦ λόγου ἣ καὶ ὁμολογήσεται παρὰ πᾶσιν*]. *ὁμολογήσεται*, das ich aus A aufgenommen habe, ist die einzig richtige Form, da, wie Veitch Irregular verbs s. v. zeigen kann, das bisher gelesene *ὁμολογηθήσεται* eben nur hier vorkommt, wo die beste Handschrift es nicht bietet. Hingegen gebraucht auch Plato Theaet. 171[b] die Medialform im passiven Sinne.

Καὶ φασὶν οἱ τὰ χείρω λέγοντες διὰ τοὺς ἁλισκομένους ὑπὸ τῶν νοσημάτων καὶ τοὺς ἀποφεύγοντας αὐτὰ τύχῃ ἀποφεύγειν καὶ οὐ διὰ τὴν τέχνην]. Daß dieser Vorwurf damals gar häufig gegen die Ärzte erhoben wurde, kann De loc. in hom. 46 (VI 342 L.) lehren. Die Gegenüberstellung von *τύχη* und *τέχνη*, zwei Worten, deren begrifflicher Gegensatz durch den Gleichklang zu erhöhter Geltung kommt, kehrt, von dem Zeitalter angefangen, dem unsere Rede angehört, in Schriftwerken jeder Art gar häufig wieder. Ich erinnere an Euripides Alcestis 785: *τὸ τῆς τύχης γὰρ ἀφανὲς οἷ προβήσεται κἄστ' οὐ διδακτὸν οὐδ' ἁλίσκεται τέχνῃ*, Polos bei Plato, Gorg. 448^c: *ἐμπειρία μὲν γὰρ ποιεῖ τὸν αἰῶνα ἡμῶν πορεύεσθαι κατὰ τέχνην, ἀπειρία δὲ κατὰ τύχην*, danach Aristot. Metaph. I 1, 981^a 4: *ἡ μὲν γὰρ ἐμπειρία τέχνην ἐποίησεν, ὥς φησι Πῶλος ὀρθῶς λέγων, ἡ δ' ἀπειρία τύχην*, Agatho Fgm. 6: *τέχνη τύχην ἔστερξε καὶ τύχη τέχνην*, Fgm. 8: *καὶ μὴν τὰ μέν γε τῇ τέχνῃ πράσσειν, τὰ δὲ ἡμῖν γ' ἀνάγκῃ καὶ τύχῃ προσγίγνεται*, Plato, Legg. 10, 889^b: *φύσει πάντα εἶναι καὶ τύχῃ φασίν, τέχνῃ δὲ οὐδὲν τούτων*, oder 4, 709^d: *τί ἂν παρὸν αὐτῷ διὰ τύχης τῆς τέχνης ἂν μόνον ἐπιδέοι*, Aristot. Eth. Nic. VI 4, 1140^a 17: *καὶ τρόπον τινὰ περὶ τὰ αὐτά ἐστιν ἡ τύχη καὶ ἡ τέχνη*, Poet. 14, 1454^a 10: *ζητοῦντες γὰρ οὐκ ἀπὸ τέχνης ἀλλ' ἀπὸ τύχης ηὗρον κτέ.*, Rhet. A 5, 1362^a 2: *αἰτία δ' ἐστὶν ἡ τύχη ἐνίων μὲν ὧν καὶ αἱ τέχναι*, Menander Monost. 495: *τύχη τέχνην ὤρθωσεν, οὐ τέχνη τύχην*, Hipparch (Fgm. comicor. graec. IV 431 Meineke = III 273 Kock): *τὰ μὲν γὰρ ἄλλα καὶ πόλεμος καὶ μεταβολὴ τύχης ἀνήλωσ', ἡ τέχνη δὲ σῴζεται*, Plutarch, De fortuna 4: *ὅτι γὰρ βραχεῖα σοφῷ τύχη παραπίπτει . . . . . ., τὰ δὲ πλεῖστα καὶ μέγιστα τῶν ἔργων αἱ τέχναι συντελοῦσι κτέ.*, und 5: *θαυμαστὸν οὖν ἐστι, πῶς αἱ μὲν τέχναι τῆς τύχης οὐ δέονται κτέ.* (= I 118, 9 u. 35 Dübner), Aristides, *Περὶ ῥητορικῆς* II 22 Dindorf: *οὔτε πολλοὶ μετέγνωσαν τῶν πρὸ τῆς τέχνης τὴν παρὰ τοῦ θεοῦ τύχην ἑλομένων*, or. XLVI 255 (II 332 Dindorf): *ἀλλ' ἤδη τινὰ καὶ σκηπτοῦ καὶ χειμῶνος ἡττηθέντα καὶ χρησάμενον τύχῃ τῆς τέχνης κρείττονι κτέ.*, Julian or. I 25^d (I 31 Hertlein): *ὅλως δὲ οὐδεμίαν ἄξιον τέχνην μετὰ τῆς τύχης ἐξετάζειν*, or. VII 207^d (I 269 H.): *ἐὰν δὲ ἅμα τις οἰκέτης γένηται τὴν τύχην καὶ τὴν τέχνην ἰατρός*, Anthol. VII 135, v. 4: *δόξαν ἑλὼν πολλῶν οὐ τύχᾳ ἀλλὰ τέχνᾳ*, Simplicius in Phys. II 4 (328, 1 Diels): *πρός τε τούτοις ὁρῶμεν ἔνια τῶν ἀπὸ τέχνης γινομένων καὶ ἀπὸ τύχης γινόμενα· καὶ γὰρ ὑγίεια καὶ ἀπὸ τύχης δοκεῖ γίνεσθαι ὥσπερ ἀπὸ τέχνης.* Die Sammlung ließe sich ohne Zweifel erheblich vermehren, doch genügt sie, um zu zeigen, daß nicht bloß gorgianisches Assonanzenspiel es war, welches die beiden Worte zu paaren liebte. Man vergleiche auch Crusius, Rhein. Mus. XXXIX, 600.

ἐγὼ δὲ ἀποστερέω μὲν οὐδ' αὐτὸς τὴν τύχην ἔργου οὐδενός]. Daß die Rede nachdrucksvoller wird, wenn wir mit A *οὐκ* vor *ἀποστερέω* tilgen, sei beiläufig bemerkt (vgl. Kühner, Griech. Gramm. II^2 739 f.). Wichtiger ist es, darauf hinzuweisen, daß die Anerkennung der ausgedehnten Wirksamkeit der *τύχη* im Munde unseres Autors keineswegs eine leere Phrase ist oder zu sein braucht. Ein Aufklärer oder Aufgeklärter hat gar häufig Gelegenheit, dort von Zufall zu sprechen, wo Gläubige oder Abergläubische die Gunst oder Ungunst übernatürlicher Wesen, die Erhörung einer Fürbitte, die Berücksichtigung eines Gelübdes oder sonstige absichtsvolle Schickungen und Fügungen voraussetzen. Willkürlich und oberflächlich wäre es, wollte man zwischen dieser nachdrücklichen Anerkennung der *τύχη* und der ebenso nachdrücklichen Leugnung des *αὐτόματον* 6 fin. einen Widerspruch erblicken. Irgend ein Vorkommnis dem *αὐτόματον* zuschreiben, heißt das Walten der Kausalität in dem bestimmten Falle überhaupt leugnen; es der *τύχη* beilegen, heißt nur eine von anderen vorausgesetzte besondere Kausalverbindung, zumal die Annahme bewußten oder absichtlichen Wirkens leugnen. Leugner der *πρόνοια* z. B., wie die Atomisten es waren, verfuhren, so oft dies auch verkannt wird, vollkommen folgerichtig, wenn sie einerseits das Vorhandensein des *αὐτόματον* bestritten (*οὐδὲν χρῆμα μάτην γίνεται, ἀλλὰ πάντα ἐκ λόγου τε καὶ ὑπ' ἀνάγκης* — Leukipp in Vorsokratikern 350) und andererseits die Weltentstehung der *τύχη* zuschrieben. Die Verwechslung dieser grundverschiedenen Begriffe hat bewirkt, daß man die Verbindung *ἀνάγκη καὶ τύχη* in dem oben angeführten Fgm. 8 des Agathon wegemendieren wollte (vgl. Wagner, Trag. graec. fragm. III 77), ohne zu bedenken, daß dieselbe sich ganz ähnlich bei Demosthenes vorfindet. or. XXI 186: *τῇ φύσει τε καὶ τῇ τύχῃ* oder wiederholt bei Plato. Legg. 10, 889: *φύσιν τε καὶ τύχην, — φύσει πάντα εἶναι καὶ τύχῃ φασίν, οὐδὲ διά τινα θεὸν οὐδὲ διὰ τέχνην, ἀλλά, ὃ λέγομεν, φύσει καὶ τύχῃ*, an letzterer Stelle in sehr bezeichnendem Wechsel mit dem Ausdruck *κατὰ τύχην ἐξ ἀνάγκης*, „nach blinder Naturnotwendigkeit".

εἴπερ χρώμενοι αὐτῇ καὶ ὑπουργέοντες ὑγιάσθησαν]. Ich schreibe *χρώμενοι*, obgleich A an dieser Stelle *χρεόμενοι* darbietet. 5 erscheint *χρωμένους* zweimal auch in A, ebenso daselbst *χρώμενοι*, nicht minder *ἐχρῶντο* im selben Parapraph. Eine prinzipielle Entscheidung über die hier in Frage kommenden Formen ist zur Stunde kaum möglich. In *Περὶ φύσιος ἀνθρώπου* bietet A mit den übrigen Handschriften im 1. Abschnitt zweimal *χρέονται*, im 6. hingegen zweimal, darunter einmal nur von erster Hand, *χρῶνται* gegen das *χρέονται* der Recentiores, während M an beiden Stellen *χρέωνται* zeigt; ebendort zweimal *ὁρῶντες* gegen das *ὁρέοντες* der jüngeren. Da auch bei Herodot „die Zahl der in *εω* (*εο*) aufgelösten Formen der verbalen *α*-Stämme . . . auf Grund der reineren Überlieferung . . . erheblich vermindert“ ward (H. Stein im Jahresber. f. Altertumsw. Bd. 42, S. 132), so neigt sich, da die Inschriften keine sichere Entscheidung bieten, die Wage zugunsten der von Merzdorf, Studien VIII 190 empfohlenen Kontrahierung dieser Formen.

Die Art, wie hier das Argument ausgeführt wird: „Wer überhaupt die Dienste der Heilkunst in Anspruch genommen hat, kann nicht mehr seine Genesung dem Zufall zuschreiben“, mag man advokatenhaft nennen, sophistisch im üblen Sinne darf man sie nicht schelten. Wir würden uns heutzutage etwa wie folgt ausdrücken: Sobald ein Kranker sich in größerem oder geringerem Maße ärztlicher Hilfe bedient hat, so läßt sich nicht, wenigstens nicht ohne eindringende Analyse des Falles, der direkte empirische Beweis dafür erbringen, daß die Genesung auch ohne die ärztliche Behandlung erfolgt wäre. Ebensowenig freilich kann das Gegenteil bewiesen werden. Eine Entscheidung ließe sich nur gewinnen, wenn der Zustand des Kranken vor Anwendung der Heilmittel in allen Einzelheiten festgestellt, jeder mit dieser Anwendung parallel gehende sonstige Einfluß tatsächlich ausgeschlossen oder sorgsam veranschlagt, die Wirksamkeit jener Heilmittel durch eine strenge Induktion oder Deduktion festgestellt und die Proportion der Fälle spontaner Heilung zur Gesamtzahl der fraglichen Erkrankungen genau ermittelt wäre. Man kann diese Erfordernisse nicht aufzählen, ohne sofort zu erkennen, daß sie sich auch gegenwärtig nur ganz ausnahmsweise vollständig erfüllen lassen. In weit höherem Maße gilt dies vom Altertum. Unser Apologet durfte demgemäß nicht ohne Fug behaupten, daß in dem fraglichen Falle die etwaigen Faktoren spontaner Heilung mit den Wirkungen ärztlicher Behandlung in unauflöslicher Weise verschlungen sind. Seine advokatenhafte Neigung gibt sich nur darin kund, daß er im Zweifelsfalle, wo in Wahrheit Suspension des Urteils das logisch Richtige wäre, die unzergliederte Erfahrung, welche ihm zugunsten der Heilkunst zu sprechen scheint, für diese den Ausschlag geben läßt.

5. *ἀλλ' ὥστε ἐπιτύχοιεν τοιαῦτα θεραπεύσαντες ἑωυτούς*]. Ich wage nicht, mit einigen der geringeren Handschriften, mit Cornarius und seinen Nachfolgern, *ἂν* nach *ὥστε* einzusetzen. Unser Autor mag eben auch in diesem Betracht Antiphon und den Tragikern nahestehen, welchen die Herausgeber die Partikel, in deren Anwendung die alte Sprache offenbar weniger streng war als jene einer späteren Zeit, an nicht wenigen Stellen aufzudrängen pflegen; vgl.

Mätzners Antiphontis orationes p. 144—145, auch unsere Bemerkungen, „Die Bruchstücke der griechischen Tragiker" usw. S. 12 oder Krüger, Gr. Gramm. II⁵ 2, 54, 3, 8, vor allem aber Kühner, Gr. Gramm. II² S. 191, 221. Die Verbindung von ἐπιτυγχάνω mit dem Partizip erscheint auch bei Herodot VIII 101 fin.: ἐπιτύχω εὖ βουλευσάμενος.

καὶ τοῦτό γε τεκμήριον μέγα τῇ οὐσίῃ τῆς τέχνης, ὅτι ἐοῦσά τέ ἐστι καὶ μεγάλη]. Unser Autor liebt es gleich Antiphon, „das verbum finitum in ein adjektivisches Partizipium mit dem Hilfszeitwort εἶναι" aufzulösen (vgl. Hoppe, Antiphonteorum specimen, p. 48f. und v. Morawski, Bemerkungen zu den attischen Rednern, Zeitschr. für die österr. Gymn. 1879, 165), z. B. 13: ἕτερα ..... καὶ ἄλλα ..... ἐστὶ τά τε διιόντα τά τ' ἐξαγγέλλοντα. Vgl. auch Protagoras im Götterfragment: πολλὰ γὰρ τὰ κωλύοντα εἰδέναι. Ebendahin gehört die Wendung τούτων ἔστιν ἡμῖν δημιουργοῖς εἶναι statt ταῦτα ἔστιν ἡμῖν δημιουργεῖν (8). Eine Nachbildung dieses Satzes begegnet uns in den pseudhippokratischen Praecepta 9 in: Μετὰ τούτων δὲ πάντων μέγα ἂν τεκμήριον φανείη [ξὺν] τῇ οὐσίῃ τῆς τέχνης, εἴ τις κτέ. (IX 264 L.). — Gegnerische Zweifel an der Existenz der Heilkunst schimmern auch durch in der Phrase ὅτι ἀμφὶ τέχνης ἐούσης De prisca med. 1 (I 570 L.), sie werden ausgesprochen in De victu acut. 3: ὡς μηδὲ δοκεῖν ὅλως ἰητρικὴν εἶναι (II 240 Littré) und abgewehrt De prisca med. 12 (I 596 L.): οὔ φημι δὴ δεῖν διὰ τοῦτο τὴν τέχνην ὡς οὐκ ἐοῦσαν οὐδὲ καλῶς ζητεομένην τὴν ἀρχαίην ἀποβάλλεσθαι.

ἢ γὰρ ἀσιτίῃ ἢ πολυφαγίῃ, ἢ πότῳ πλέονι ἢ δίψῃ, ἢ λουτροῖς ἢ ἀλουσίῃ, ἢ πόνοισιν ἢ ἡσυχίῃ, ἢ ὕπνοισιν ἢ ἀγρυπνίῃ, ἢ τι⟨νι⟩ ἁπάντων τούτων ταραχῇ χρώμενοι ὑγιάσθησαν]. Über den stürmisch hastenden und häufenden Charakter der Stelle und ihre Verwandtschaft mit Plato, Protagoras 334ᵃ⁻ᶜ vergleiche die Einleitung S. 31. Die beiden Stellen haben auch ein anderes gemeinsam, nämlich die tiefe und klare Einsicht in die r e l a t i v e Natur der Eigenschaften der Dinge und der uns zu Gebote stehenden Mittel der Beeinflussung. In frappanter Weise vertritt denselben Grundgedanken in weitestem Umfang auch der geistvolle Verfasser von De locis in homine 41 (VI 330—332 L.). — Über Einzelheiten sei folgendes bemerkt. Ich habe πότῳ geschrieben, nicht ποτῷ, was die sämtlichen Handschriften und Ausgaben bieten, da nur πότος, „das Trinken, der Trunk", nicht ποτόν, „das Getränk", dem Zusammenhang entspricht; ferner πλέονι, weil die ionischen Inschriften, selbst jene, die schon attischen Einfluß zeigen, diese Form allein kennen, s. Bechtel S. 45 und 49, auch Merzdorf a. a. O. VIII 215. Auch erscheint die Form zwar selten, aber doch gelegentlich im Corpus Hippocr., so in De flatibus, wo die Formen *πλέον*, *πλέονας*, *πλεόνων* mehrmals, zum Teil in A allein, zum Teil in den Handschriften überhaupt begegnen, ferner in De nat. hom. 4, wo einmal A mit Galen im Kommentar, einmal Galen allein *πλέον* statt *πλεῖον* darbietet. Dasselbe Schwanken zeigt sich bei Herodot, wo jedoch die Formen ohne *ι* weitaus überwiegen, s. Bredow, De dial. Herodot. 154f. — *ταραχή* im Sinne von „Gemenge“ ist der Mehrzahl der Bearbeiter so unverständlich erschienen, daß es in der Vulgata durch das sinnlose vom Exempl. Sambuci dargebotene *παροχῇ* verdrängt ward, während Mercuriales „vetus codex“ die alte sinnwidrige Konjektur *ἀποχῇ* darbot. Und doch ist es nicht schwer einzusehen, wie das Wort zu der hier vorkommenden ungewöhnlichen Bedeutung „Gemenge“ gekommen ist. Man mengt eben Flüssigkeiten, indem man sie durcheinanderschüttelt. Wie nahe *ταράσσειν* einem *κυκᾶν* steht, lehrt z. B. Aeschyl. Prometheus 993 Kirchhoff = 1026 Wecklein: *κυκάτω πάντα καὶ ταρασσέτω*, vgl. auch in den Schlußversen: *ξυντετάρακται δ' αἰθὴρ πόντῳ*. Ebenso lesen wir bei Homer Σ 229 *ἐκυκήθησαν* (*τρὶς δ' ἐκυκήθησαν Τρῶες*), wo *ἐταράχθησαν* ebensogut am Platze wäre. Desgleichen beachte man die Verwendung des Wortes in der Kosmogonie der Schrift De carnibus 2 und 3 (VIII 584 L.), *ὅτε ἐταράχθη πάντα*, nicht minder die so häufig vorkommenden Verbindungen von *ταράττειν* und *κυκᾶν* gleichwie von *φύρειν* und *ταράττειν*. Wenn ich statt des früher von mir bevorzugten *ἢ τῇ ἁπάντων τούτων ταραχῇ* der neueren Handschriften und des Marcianus nunmehr im genaueren Anschluß an A *ἤ τι⟨νι⟩* schreibe, so gelangt damit, wie ich meine, auch der Gedanke des Autors zu besserem Ausdruck. Denn die Mischung, an die er denkt, ist nicht nur eine in ihren Proportionen, sondern, wie wir ohne Mißbrauch der Interpretationskunst kühnlich behaupten dürfen, auch in ihren Ingredientien wechselnde. Konnte er doch sicherlich nicht sagen wollen, daß die aufgezählten Naturheilmittel zwar jedes für sich, vereinigt aber nur in ihrer Gesamtheit eine Heilwirkung ausüben können. Mit anderen Worten: *ἁπάντων τούτων* ist gewiß distributiv, nicht kollektiv zu verstehen. Darum ist das unbestimmte Pronomen hier ungleich besser an seinem Platze als der bestimmte Artikel.

τά γὰρ τῷ ὠφελῆσθαι καὶ τὰ τῷ βεβλάφθαι ὡρισμένα οὐ πᾶς ἱκανὸς γνῶναι· εἰ τοίνυν ἐπιστήσεται ἢ ἐπαινεῖν ἢ ψέγειν ὁ νοσήσας τῶν διαιτημάτων τι οἶσιν ὑγιάσθῃ, πάντα ταῦτα τῆς ἰητρικῆς ⟨εὑρήσει⟩ ὡς ἔστιν· καὶ ἔστιν οὐδὲν ἧσσον κτἑ]. Die von den Recentiores dargebotenen Worte: *πάντα ταῦτα τῆς ἰητρικῆς ὄντα εὑρήσει* würden an sich kein Bedenken erregen. Aber die in hundert anderen Fällen bewährte Vorzüglichkeit von A und M läßt keinen Zweifel darüber, daß schon der Archetypus eine Lücke zeigte, daß M die Reste der alten Überlieferung am reinsten erhalten hat, daß diese in A durch das Überspringen des Schreiberauges vom ersten auf das zweite *ἔστιν* unabsichtlich getrübt ward, daß endlich im Stammvater der sämtlichen Recentiores der lückenhafte Text sinngemäß, aber willkürlich umgestaltet worden ist. — Der Anstoß, welchen Ermerins an der Negation vor *πᾶς ἱκανὸς γνῶναι* nahm und durch die Tilgung von *οὐ* beseitigen wollte, schwindet, sobald man mit uns dem in A klärlich überlieferten *ὅτι ἦν τι τὸ βλάψαν* entsprechend auch im ersten Satzglied *ὅτι ἦν ⟨τι⟩ τὸ ὠφελῆσαν* schreibt. Der Autor will sagen: Der Patient muß notwendig, wenn er durch die zufällige Anwendung jener diätetischen Mittel gefördert oder geschädigt wurde, wissen, daß ihn etwas gefördert, bzw. geschädigt hat. Anders steht es mit dem Was. Dies zu beurteilen, sei freilich nicht jeder imstande (wobei *γάρ* geradeso wie 11 init. *οὐ γὰρ δὴ ὀφθαλμοῖσι γε ἰδόντι κτἑ.* mit konzessiver Nebenbedeutung, als „ja freilich" zu verstehen ist. Vgl. J. M. Stahl, Über eine besondere Bedeutung von *γάρ*, Rhein. Mus. N. F. LVII 1—7, auch im Hinblick auf die vorliegende Stelle S. 6f.). Gelinge es dem Kranken nun, in einzelnen Fällen die heilsame oder die schädliche Wirkung jener Mittel zu erkennen, so werde er finden, daß sie insgesamt zur Domäne der Heilkunst gehören. Wenn man hingegen Ermerins' Vorschlag annimmt, so legt man dem Autor die verkehrte Behauptung in den Mund, daß die fundamentalen Wahrheiten der Arzneikunst jedermann geläufig sind; man läßt ihn jede Unterscheidung zwischen Laien und Fachmännern verwischen und sich selbst, der eben gesagt hatte: *οὐ μὴν ὥστε εἰδέναι, ὅ τι ὀρθὸν ἐν αὐτῇ ἔνι ἢ ὅ τι μὴ ὀρθόν,* in grellster Weise widersprechen.

τὰ μὲν γὰρ ὠφελήσαντα τῷ ὀρθῶς προσενεχθῆναι ὠφέλησαν, τὰ δὲ βλάψαντα τῷ μηκέτι ὀρθῶς προσενεχθῆναι ἔβλαψαν]. Die grammatische Singularität, welche, wie unser Apparat zeigt, nahe daran war, schulmeisterlicher Uniformierungssucht zum Opfer zu fallen, begegnet uns wieder 13 in den Worten: *ὅταν δὲ ταῦτα μὴ μηνύωνται* und entbehrt auch bei den Zeitgenossen unseres Autors nicht aller Analogie. Am nächsten kommt unserem Fall Antipho or.

V 34; *διαπειραθέντα δ' αὐτὸν τὰ ψευδῆ λέγειν ὕστερον δὲ τἀληθῆ λέγοντα οὐδέτερα ὠφέλησαν* (es hat ihm das eine so wenig wie das andere genützt), wo freilich moderne Pedanterie die sehr wohl gerechtfertigte Ausnahme von der grammatischen Regel hinwegzunivellieren eifrig bemüht ist, doch vgl. Mätzner zur Stelle, desgleichen Kühner a. a. O. II² 58f. Auch in der hippokratischen Sammlung fehlt es nicht an recht auffälligen Beispielen, so in der Schrift De locis in hom. 8 (VI 290 L): *ἔς τε τὴν κοιλίην καὶ τὰ ἐσθιόμενα καὶ τὰ πινόμενα χωρέουσιν*, desgleichen 45 (VI 340 L.): *πάντα φάρμακά εἰσι τὰ μετακινέοντα τὸ παρεόν· πάντα δὲ τὰ ἰσχυρότερα μετακινέουσιν.*

Im folgenden (42, 8) habe ich *ὅρος* so wenig angetastet, als anderwärts seine Derivate, weil ich von den betreffenden Ionismen in unserer Schrift und, wenn mich mein Gedächtnis nicht täuscht, auch in den übrigen Teilen der hippokratischen Sammlung keine Spur angetroffen habe (anders die Inschriften und Herodot nach Herbert Weir Smyth, The vowel system of the Ionic dialect p. 96). Nebenbei könnte, selbst wenn man *οὖρος* als ausnahmslos ionische Form gelten lassen müßte, das Vorkommen von *νοσέω* neben *νοῦσος* zu einiger Vorsicht mahnen. *οὐρίζω* scheint bisher nur durch die Herodothandschriften bezeugt zu sein; denn daß die Glosse des Hesychius *οὐρίσαι· ὁρίσαι, παρασκευάσαι* auf uns erhaltene Stellen des Aeschylos und Sophokles geht, an welchen das von *οὖρος* „Fahrwind" abgeleitete *οὐρίζειν* vorliegt, diese Meinung der Herausgeber kann zum mindesten als höchst wahrscheinlich gelten.

6. *Ἔτι τοίνυν εἰ μὲν ἀπὸ φαρμάκων τῶν τε καθαιρόντων καὶ τῶν ἱστάντων ἡ ἴησις κτέ.*]. So gering im allgemeinen die Autorität der Randglossen ist, welche Servin und Fevré in ihre Exemplare eingetragen haben, so habe ich diesmal doch (mit Reinhold) ihr *ἀπὸ φαρμάκων* statt des *ὑπὸ φ.* der Handschriften seiner vollkommenen Sinngemäßheit wegen angenommen. Man vergleiche De nat. hom. 7 (VI 50 L.): *ἀπὸ γὰρ τῆς αὐτῆς ἀνάγκης πάντα συνέστηκε καὶ τρέφεται* oder ebend. p. 48 L.: *καὶ τὸ φλέγμα αὔξεται πάλιν ἀπό τε τῶν ὑετῶν τοῦ πλήθεος καὶ ἀπὸ τῶν νυκτῶν τοῦ μήκεος*, wo *ἀπό* beide Male von Galen in seinem Kommentar dargeboten wird. Vgl. auch De prisca med. 3 (I 578 L.): *ἀπὸ τούτων . . . πόνους τε καὶ νούσους καὶ θανάτους ἔσεσθαι . . . ἀπὸ τούτων τροφήν τε καὶ αὔξησιν καὶ ὑγιείην.* Auch in Plato, Phaedo 83ᵇ gesellt sich jetzt das Zeugnis der alten Papyrushandschrift (vgl. Mahaffy in Flinders-Petrie Papyri p. 26) zu dem der übrigen besten Handschriften, um *ἀπό*

zu sichern gegen das von Heindorf und Schanz, nicht aber von Burnet bevorzugte *ὑπό* in dem Satze: *οὐδὲν τοσοῦτον κακὸν ἔπαθεν ἀπ' αὐτῶν κτέ.* Dieselbe Gebrauchsweise begegnet mehrfach bei Herodot, wo Cobet Mnemos. N. S. XI 73, 132, 290; XII 129 sie wiederholt wegemendieren wollte, so I 15: *οὐδὲν μέγα ἀπ' αὐτοῦ ἄλλο ἔργον ἐγένετο,* II 54: *ἔφασαν ζήτησιν μεγάλην ἀπὸ σφέων γενέσθαι,* III 78: *οἱ δὲ μάγοι ἔτυχον τὰ ἀπὸ Πρηξάσπεος γενόμενα ἐν βουλῇ ἔχοντες,* V 2: *τὰ μὲν δὴ ἀπὸ Παιόνων πρότερα γενόμενα ὧδε ἐγένετο* oder Thucyd. I 17: *ἐπράχθη ἀπ' αὐτῶν οὐδὲν ἔργον ἀξιόλογον,* wo Herwerden *ἀπ'* durch *ἐπ'* ersetzen will. Die Präposition bezeichnet in solchen Fällen den Ausgangspunkt eines Geschehens, sei es daß dasselbe sich von ihm aus räumlich (*ὄζειν δὲ ἀπ' αὐτῆς ὡς εἰ ἴων* Herod. III 23), sei es, daß es sich zeitlich ausbreitet (man denke an die Bezeichnungen der Abstammung und der Namensübertragung, z. B. *ἥ τις νῦν ἀπὸ τοῦ Θάσου — τοὔνομα ἔσχε* Herodot VI 47, *ἐὼν ἀπ' ἀμφοτέρων ἀδελφεός* VII 96, *ἀπ' ἧς καὶ ὁ κόλπος οὗτος τὴν ἐπωνυμίην ἔχει* VII 121 — lauter Stellen, die Cobet angefochten hat, l. l. XII 156, 255, 256), sei es im Sinne eines kausalen Zusammenhanges, bei welchem eine Kraftanstrengung entweder nicht stattfindet oder nicht beachtet oder endlich einem anderen Agens als dem mit *ἀπό* bezeichneten zugeschrieben wird. In die erste dieser drei letztgenannten Kategorien gehört Diogen. Apollon. Fgm. 6 Mullach: *ἀπὸ γάρ μοι τούτου* (sc. *τοῦ ἀέρος*) *ὁ νόος δοκεῖ εἶναι,* wie ich die Worte einst, zum Teil mit Mullach übereinstimmend, geordnet habe (Beiträge zur Kritik usw. I 38 [270 — ganz verschieden jetzt Diels, Vorsokratiker 335, 21]), oder Antipho or. V 81: *τοῖς ἀπὸ τῶν θεῶν σημείοις γενομένοις.* Der zweiten gehört die Mehrzahl der oben angeführten Fälle an, der dritten endlich die Stelle, von der wir ausgingen. Denn als die Handelnden werden hier die Ärzte und die Arzneikunst gedacht; als der Punkt, von welchem ihre Wirkung ausgeht, erscheinen die Heilmittel. Statt *ἀπὸ φαρμάκων* hätte es auch *φαρμάκοις* heißen können, gleich *διαιτήμασιν* im folgenden. — Unter den „reinigenden“ und „stillenden“ Mitteln sind natürlich nicht nur Purgantia im engeren Sinne und ihr Widerspiel, sondern Heilmittel jeder Art zu verstehen, welche sei es normale sei es abnorme Ausscheidungen fördern oder hemmen, also einerseits auch Emetica, Diuretica, Hidrotica, Mittel zur Beförderung der Katamenien und der Ausscheidung von Schleim oder Eiter, andererseits blutstillende Medikamente u. dgl. m. Gering wäre, so meint unser Anonymus, die Beweiskraft seiner Rede dann, wenn die Arzneikunst nur auf jene altbekannten, an Zahl vergleichsweise geringen, mehr die Symptome als die tieferliegenden Ursachen derselben beseitigenden Heilmittel angewiesen wäre. Anders stehe es, seitdem die gefeiertsten Ärzte auch durch diätetische Maßregeln (über den weiten Umfang des Begriffes *διαιτήματα* vgl. Galen XV 117 K.) und durch andere Behandlungsweisen heilen, welchen selbst der Laie nicht die Anerkennung versagen könne, daß sie Sache der *τέχνη*, das heißt einer rationellen, auf wissenschaftlicher Einsicht beruhenden Praxis seien. An wen oder an was denkt unser Apologet, indem er die rohen und drastischen, gleichsam von der Not selbst eingegebenen medizinischen Behelfe der Vorzeit den subtilen Neuerungen und verfeinerten Methoden seiner Zeitgenossen gegenüberstellt? Die Antwort auf die Frage erteilt uns Platon, der an verschiedenen Stellen seiner Schriften, zumal Staat III 406ff., der von ihm allein hochgeschätzten alten Arzneikunst, die den Kranken rasch genesen oder rasch zugrunde gehen ließ, die von Ikkos von Tarent und zumal von Herodikos von Selymbria ausgeklügelten diätetischen und gymnastischen Behandlungsweisen gegenüberstellt, die er selber kurz und derb eine Aufzüchtung von Krankheiten nennt (*νοσοτροφία* a. a. O. 407[b]). Herodikos, der von Haus aus Gymnastiker und selbst kränklich war, habe es seiner „Weisheit" zu verdanken gehabt, daß sein Leben ein langer Tod gewesen sei (*δυσθανατῶν δὲ ὑπὸ σοφίας εἰς γῆρας ἀφίκετο*). Einen Tadel gegen des Herodikos Behandlung akuter Krankheiten äußert das sechste Buch der Epidemien, III 18 (V 302 Littré), wo trotz Galens Schwanken, ob der Selymbrier oder der Leontiner, der Bruder des Gorgias, gemeint sei, sicherlich nur an den ersten zu denken ist: *Ἡρόδικος τοὺς πυρεταίνοντας ἔκτεινε δρόμοισι, πάλῃσι πολλῇσι* (schwerlich richtig, vielleicht *πάλησιν, ἀλέησι*), *πυρίῃσι κτέ.* Mit meiner Hypothese über den Autor unserer Schrift verträgt es sich jedenfalls aufs beste, daß Platon dem Protagoras im gleichnamigen Dialog 316[e] ein warmes Lob des einer früheren Generation angehörigen Ikkos und seines eigenen Zeitgenossen Herodikos in den Mund legt: *ἐνίους δέ τινας ᾔσθημαι καὶ γυμναστικὴν* (sc. *πρόσχημα ποιουμένους τῆς σοφιστικῆς*), *οἷον Ἴκκος τε ὁ Ταραντῖνος καὶ ὁ νῦν ἔτι ὢν οὐδενὸς ἥττων σοφιστὴς Ἡρόδικος ὁ Σηλυμβριανός, τὸ δὲ ἀρχαῖον Μεγαρεύς.* Solchen Gesinnungen mochte Protagoras in seiner Platon wohlbekannten Schrift *Περὶ πάλης* Ausdruck gegeben haben. Über Herodikos und seine Empfehlung anstrengender Fußtouren vergleiche man Plato, Phaedr. 227[d], über Ikkos und dessen olympischen Sieg (472 v. Chr.) Steph.

Byzant. s. v. *Τάρας* und Pausan. 6, 10, 2, über seine gleichwie des Herodikos weitgehende, ans Asketische grenzende Enthaltsamkeit endlich Plato, Legg. 8, 840ᵃ und Aristot. Rhet. I, 5 (1361ᵇ 5). Unsere Stelle mag Porphyrios im Auge haben, wenn er De abstinentia I c. 34 (p. 112, 1 Nauck²) schreibt: *φάρμακα γάρ, ὥς πού τις τῶν ἰατρῶν ἔφη, οὐ μόνα τὰ σκευαστὰ ὑπὸ τῆς ἰατρικῆς, ἀλλὰ καὶ τὰ καθ' ἡμέραν εἰς τροφὴν παραλαμβανόμενα σιτία τε καὶ ποτά*, — Worte, deren Bezug Bernays (Theophrastos' Schrift über Frömmigkeit, S. 136) zu ermitteln sich außerstande erklärt hatte. Man könnte auch, jedoch mit geringerer Wahrscheinlichkeit, an De locis in homine 45 (VI 340 L.) denken, desgleichen an De flatib. 1 (VI 92 L.).

καὶ ἐν τῷ διά τι τὸ αὐτόματον οὐ φαίνεται οὐσίην ἔχον οὐδεμίαν ἀλλ' ἢ ὄνομα]. *τὸ διά τι* zur Bezeichnung des Kausalitätsverhältnisses kehrt wohl erst bei Aristoteles wieder, der ebenso *τὸ πρός τι* zur Bezeichnung der Relativität zu verwenden liebt. Doch ist der substantivartige Gebrauch präpositionaler Ausdrücke schon von Herodot angefangen (*τὰ κατὰ τὸν Τέλλον* I 31, vgl. hier 9 init. *τὰ . . . κατὰ τὰς ἄλλας τέχνας, τὰ κατὰ τὴν ἰητρικήν*) allen Gattungen der Prosa geläufig, am meisten der Sprache des Thukydides, vgl. *ἐς τὸ πρὸς Σκιώνης* oder *ἀφεὶς τὸ ἐς τὴν Χῖον* (4, 130 und 8, 41). Die Kühnheit der Substantivierung erscheint hier durch das vorangehende *διά τι — γινόμενον* wesentlich gemildert. — Das hier überlieferte *οὔνομα* habe ich angesichts des fortwährenden regellosen Schwankens der Handschriften zwischen *οὔνομα* und *ὄνομα* in den hippokratischen Schriften sowohl als bei Herodot und auch im Hinblick auf den von G. Meyer, Gr. Gramm.², S. 94, geäußerten Zweifel an der Berechtigung dieser Form durch *ὄνομα* ersetzt. Das darauffolgende *μοῦνον* der Recentiores tilgte ich, weil es, so sinngemäß der Zusatz auch ist und so häufig die Verbindung auch begegnet, doch jeder wahrhaft urkundlichen Gewähr entbehrt. Es verdient bemerkt zu werden, daß auch in der prächtigen kleinen Schrift *Νόμος* 4 (IV 460 L.) die geringeren Handschriften *μὴ λόγῳ μοῦνον ἀλλὰ καὶ ἔργῳ* darbieten, während die für jenes Stück maßgebenden Codices die knappere Fassung zeigen: *μὴ λόγῳ ἀλλ' ἔργῳ*.

φαίνεταί τε καὶ φανεῖται αἰεὶ οὐσίην ἔχουσα]. Ähnlich Plato, Legg. IX 871ᵃ: *ὁ γὰρ νόμος — ἀπαγορεύων ὑπὲρ πάσης τῆς πόλεως ἀεὶ φαίνεταί τε καὶ φανεῖται.*

7. *Τοῖσι μὲν οὖν τῇ τύχῃ τὴν ὑγιείην προστιθεῖσι τὴν δὲ τέχνην ἀφαιρέουσι τοιαῦτ' ἄν τις λέγοι*]. Die Form *ὑγιείη* habe ich auf Grund der umfassenden von Fritsch a. a. O. S. 19ff. angestellten

Induktion in den Text gesetzt. Durch A's Schreibung τὴν δὲ τέχνην erwächst der nur durch wenige Beispiele vertretenen Konstruktion ἀφαιρεῖν τινά τι eine neue erwünschte Bestätigung, vgl. Aesch. Eumen. 349 Kirchhoff = 360 Wecklein: ἀφελεῖν τινα τάσδε μερίμνας, Herodot I 80: ταύτας πάσας ἁλίσας καὶ ἀπελὼν τὰ ἄχθεα und Soph. Phil. 933: τὸν βίον με μὴ ἀφέλῃς, wo man jedoch jetzt mit Elmsley ἀφέλῃ vorzieht.

τοὺς δ' ἐν τῇσι τῶν ἀποθνῃσκόντων συμφορῇσι τὴν τέχνην ἀφανίζοντας θωμάζω ὅτεῳ ἐπαιρόμενοι ἀξιόχρεῳ λόγῳ τὴν μὲν τῶν ἀποθνῃσκόντων ἀκρασίην ἀναιτίην καθιστᾶσι]. Die sinnlose Lesart ἐπαιρεόμενοι, welche M und R darbieten, legt den Gedanken nahe, es möchte ἐπαειρόμενοι das Ursprüngliche sein. Doch vergleiche man, was Bechtel S. 91 und Fritsch, Zum Vokalismus des Herodot. Dial., S. 20 über αἴρω und ἀείρω bemerken. Nicht wenig beachtenswert ist auch der Umstand, daß ein anderes Mal A allein αἴρεται gegen ἀείρεται der übrigen zeigt, De nat. hom. 7 (VI 48 L.). — Ich hatte vormals die Schreibung des Marcianus, dem mit leichten Modifikationen die neueren Handschriften folgen, verworfen und aus dem von A dargebotenen ἀτυχίην die Lesart ἀψυχίην gewonnen. So verfuhr ich, weil ἀκρασία bis dahin nur im Sinne der Willensschwäche, der Bemeisterung des Willens durch starke Begehrungen, bekannt war, und ich mit Fug sagen durfte, daß hier nicht dieser, sondern ein Zustand völliger Erschöpfung und Entkräftung bezeichnet sein müsse. Mein Einwand ist jedoch hinfällig geworden, seitdem ein neues Bruchstück des Hipponax uns das Wort in eben dieser Bedeutung kennen gelehrt hat. Die betreffenden Verse lauten: κροτέοι δ' ὀδόντας, ὡς κ(ύ)ων ἐπὶ στόμα | κείμενος, ἀκρασίῃ ἄκρον παρὰ ῥηγμῖνα κῦμα δ' (ἐξε)μέοι, wozu Blaß (Rhein. Mus. LV 345) bemerkt: „Das Substantiv war in dieser Bedeutung noch nicht belegt.“ Da wird es wohl geraten sein, die keiner kritischen Nachhilfe bedürftige Schreibung der zweitbesten Handschrift der eine solche erfordernden des trefflichen, aber natürlich auch nicht fehlerfreien Parisinus vorzuziehen.

Wenn im folgenden die gegensätzlichen Satzglieder τὰ μὴ δέοντα ἐπιτάξαι und τὰ προσταχθέντα παραβῆναι jedesmal neun Silben zählen, so ist das Streben nach Gleichmäßigkeit doch jedenfalls kein so ängstliches und kleinliches, wie es z. B. bei Isocrates encom. Hel. 16 begegnet: τοῦ μὲν ἐπίπονον καὶ φιλοκίνδυνον τὸν βίον κατέστησε, τῆς δὲ περίβλεπτον καὶ περιμάχητον τὴν φύσιν ἐποίησε, wo, wie Blaß, Attische Beredsamkeit, II 163, bemerkt, das Parison

„Wort für Wort im Sinne parallel und gleich in Silbenzahl und Akzent“ verläuft. Vergleichen läßt sich das ethische Bruchstück des Protagoras, hier in Anm. 2 zu S. 7 angeführt, und zwar die Satzglieder *εὐδίης γὰρ εἴχετο, ἐξ ἧς πολλὸν ὤνητο,* wo auch das nächstfolgende Komma: *κατὰ πᾶσαν ἡμέρην,* gleichfalls sieben Silben zählt. Eine gewisse rhetorische und insbesondere rhythmische Verwandtschaft mit unserer Antithesenreihe, von *ἀλγέοντες μὲν ἐν τῷ παρεόντι* angefangen, zeigt eine Stelle des lysianischen Erotikos in Plato. Phädrus 233[c].

οἱ μὲν γὰρ ὑγιαινούσῃ γνώμῃ μεθ' ὑγιαίνοντος σώματος ἐγχειρέουσι, λογισάμενοι τά τε παρεόντα τῶν τε παροιχομένων τὰ ὁμοίως διατεθέντα τοῖσι παρεοῦσι, ὥστε ποτὲ θεραπευθέντα⟨ς⟩ εἰπεῖν ὡς ἀπήλλαξαν]. Den Artikel vor *γνώμῃ*, welchen A darbietet, habe ich trotzdem weggelassen, weil es mich wahrscheinlicher dünkt, daß der Artikel, der in diesen wie in anderen Erzeugnissen der alten Sprache so häufig fehlt, wo ihn Spätere zu setzen liebten, hier von A's Schreiber hinzugefügt, als daß er in MR weggelassen worden sei. A bietet ihn 8 vor *πῦρ*, 10 fin. vor *ἰχώρ*. Ebenso haben ihn MR 14 vor *ἰητρικὴ* eingeschoben; nicht anders steht es im *Νόμος*, wo die schlechtere Überlieferung ihn mehrmals bietet, die bessere ihn nicht kennt, desgleichen an mehreren Stellen der Schrift De flatibus. — *θεραπευθέντα* habe ich durch Hinzufügung eines C, welches vor dem Є in *εἰπεῖν* gar leicht ausfallen konnte, in *θεραπευθέντας* verwandelt, weil die Worte *ὡς ἀπήλλαξαν* sich nur auf die behandelten Kranken, nicht auf die Krankheitsfälle beziehen können. Man vergleiche Herodot I 16: *οὐκ ὡς ἤθελεν ἀπήλλαξε,* De prisca med. 10 (I 592 L.): *οἳ οὐκ ἂν δύναιντο — ῥηιδίως ἀπαλλάσσειν,* ebenda 20 (I 624 L.): *εἰσὶ δὲ οἳ χαλεπῶς ἀπαλλάσσουσι,* Aphor. II 32 (IV 480 L.): *ὕστερον δὲ εὐσιτεῦντες βέλτιον ἀπαλλάσσουσιν,* ebenda II 53 (IV 484 L.): *νέοι μὲν ἐόντες βέλτιον ἀπαλλάσσουσι.* — Ähnlichen Gedanken wie hier und 13 init. begegnet man im *Προγνωστικόν* 1 (II 110 L.), im ersten Buch der „Epidemien“, c. 5 (II 634 L.) und endlich bei Plato, Laches 198[d] —, eine Übereinstimmung, auf welche schon Poschenrieder, Die platon. Dialoge in ihrem Verhältnisse zu den hippokr. Schriften, Landshut 1882, S. 51, aufmerksam gemacht hat.

καὶ πλήρεις μὲν τῆς νούσου κενεοὶ δὲ σιτίων, θέλοντες [δὲ] τὰ πρὸς τὴν νοῦσον ἤδη μᾶλλον ἢ τὰ πρὸς τὴν ὑγιείην προσδέχεσθαι, οὐκ ἀποθανεῖν ἐρῶντες ἀλλὰ καρτερεῖν ἀδυνατεῦντες]. Hier habe ich aus ἤδη in A *ἤδη* entnommen, da mir die Phrase *τὰ πρὸς τὴν* νοῦσον ἡδέα jeder Erklärung zu spotten scheint. τὰ πρὸς τὴν νοῦσον aber ist ein präpositionaler Ausdruck von der Art, wie wir deren im vorigen Abschnitt einige kennen gelernt haben. Er bedeutet die der Krankheit gemäßen, ihr förderlichen Nahrungsmittel, wie τὰ πρὸς τὴν ὑγιείην umgekehrt das der Gesundheit Gemäße und ihr Förderliche bezeichnet. Über πρός mit Akkusativ in ähnlichen Bedeutungsnüancen vergleiche man, was ich Herodoteische Studien II 40 (558) angeführt habe. Die schlagendste Parallele zu unserer Stelle bietet Isocrat. or. I 14: ἄσκει τῶν περὶ τὸ σῶμα γυμνασίων μὴ τὰ πρὸς τὴν ῥώμην ἀλλὰ τὰ πρὸς τὴν ὑγίειαν. (Ich halte die Rede mit O. Müller, Gr. Literaturg. II[2] 391 für eines der frühesten Werke des Isokrates, während Blaß, Att. Bereds. II 259 in ihr mit Pfund, De Isocr. vita et script. 20, das Erzeugnis eines Schülers erblickt.) Daß es Speisen gibt, welche die Krankheit ernähren, dies ist ein Gedanke, der auch De prisca med. 6 (I 582 L.) auftaucht: εὖ δὲ χρὴ τοῦτο εἰδέναι ὅτι τισὶ τὰ ῥοφήματα (l. ῥυφήματα mit M) ἐν τῇσι νούσοισιν οὐ συμφέρει. ἀλλ' ἄντικρυς ὅταν ταῦτα προσαίρωνται, παροξύνονταί σφισιν οἵ τε πυρετοὶ καὶ τὰ ἀλγήματα· καὶ δῆλον τὸ προσενεχθὲν τῇ μὲν νούσῳ τροφή τε καὶ αὔξησις γινόμενον, τῷ δὲ σώματι φθίσις τε καὶ ἀρρωστίη. Damit verbindet sich die so geläufige und eines tatsächlichen Hintergrundes nicht entbehrende Vorstellung, daß abnorme Körperzustände auch krankhafte Gelüste und Begehrungen erzeugen, man denke z. B. an die κίσσα schwangerer Frauen. Schließlich hat im Altertum auch nicht die Meinung gefehlt, daß die in ihr Gegenteil verkehrten natürlichen Begehrungen die Krankheit ernähren helfen. Dies glaubte man zum mindesten in betreff der Wassersucht und des vermeintlichen unstillbaren Verlangens der von dieser Krankheit Ergriffenen nach Wasser (vgl. Celsus III 21), was Moralisten ein unerschöpfliches Thema der Vergleichung mit der Geldgier der Geizigen abgab (siehe die betreffende Literatur jetzt bei O. Hense, Teletis Reliquiae[2], p. 39, wo allenfalls noch auf Ovid, Fast. I 215 zu verweisen war). Eine Verallgemeinerung aus diesen und etwaigen anderen angeblichen Tatsachen schwebt augenscheinlich auch unserem Autor vor. ἤδη ist hierbei kein müßiger Zusatz, sondern besagt, daß der Patient so weit unter der Herrschaft der Krankheit steht, daß seine Begehrungen bereits dieser und nicht mehr der Gesundheit untertan sind. Mit οὐκ ἀποθανεῖν ἐρῶντες vergleiche man die analogen Verbindungen bei den Zeitgenossen unseres Anonymus, Sophocl. Antig. 220: οὐκ ἔστιν οὕτω μῶρος ὃς θανεῖν ἐρᾷ, Agatho

Fgm. 7: *φαῦλοι βροτῶν γὰρ τοῦ πονεῖν ἡσσώμενοι | θανεῖν ἐρῶσιν*, Eurip. Helena 1639: *κατθανεῖν ἐρᾶν ἔοικας*. Daremberg, der zur Erklärung der Stelle nichts beiträgt, übersetzt dieselbe ähnlich wie wir: „désirent plutôt ce qui est propre à entretenir la maladie que ce qui peut amener la guérison“, glaubt jedoch „en prenant *ἡδέα* métaphoriquement“ p. 43 dieses Wort beibehalten und der Stelle jenen Sinn abgewinnen zu können.

οὕτως δὲ διακειμένους πότερον εἰκὸς τούτους τὰ ὑπὸ τῶν ἰητρῶν ἐπιτασσόμενα ποιεῖν ἢ ἄλλα ποιεῖν ἢ ἃ ἐπετάχθησαν, ἢ τοὺς ἰητροὺς ἐκείνως διακειμένους ὡς ὁ πρόσθεν λόγος ἡρμήνευσεν ἐπιτάσσειν τὰ μὴ δέοντα;]. Die von Littré nnd nach ihm von Ermerins und Reinhold durch Einschaltung eines *μή* vor dem ersten *ποιεῖν* nicht zu ihrem Vorteil veränderte Stelle bietet eine grammatische Singularität dar, die wohl denjenigen stutzig machen und beirren kann, der sich nicht rechtzeitig der wenig zahlreichen Analogien erinnert. Es erscheint nämlich dort ein dreigliedriger Disjunktivsatz, wo man zunächt nur die zwei Glieder einer Alternative zu finden erwartet. Doch vergleiche man Andocides or. I 105: *ἡ δὲ ψῆφος ἡ ἡμετέρα δημοσίᾳ κρινεῖ, πότερον χρὴ τοῖς νόμοις τοῖς ὑμετέροις πιστεύειν ἢ τοὺς συκοφάντας παρασκευάζεσθαι ἢ φεύγειν αὐτοὺς ἐκ τῆς πόλεως καὶ ἀπιέναι ὡς τάχιστα*. Hier ist das zweite Glied der Disjunktion in zwei Hälften aufgelöst, ähnlich wie bei Herodot I 4: *τὸ μὲν νῦν ἁρπάζειν γυναῖκας ἀνδρῶν ἀδίκων νομίζειν ἔργον εἶναι, τὸ δὲ ἁρπασθεισέων σπουδὴν ποιήσασθαι τιμωρεῖν ἀνοήτων, τὸ δὲ μηδεμίαν ὤρην ἔχειν [ἁρπασθεισέων] σωφρόνων*. Etwas verschieden ist Herodot V 6, wo meines Erachtens falsch interpungiert ward und die Partikel *δέ* einzuschieben ist: *ἀργὸν* (*ἀεργὸν*?) *εἶναι κάλλιστον, γῆς δὲ ἐργάτην ἀτιμότατον, τὸ* ⟨*δὲ*⟩ *ζῆν ἀπὸ πολέμου καὶ ληιστύος κάλλιστον*. Hier folgt dem allgemeinen Gedanken: der Müßiggang gilt den Thrakern als die ehrenhafteste Lebensweise die nach zwei Seiten hin gewandte Ausführung: der friedliche, auf Landbau ruhende Erwerb gilt ihnen als schimpflich, der Gewinn von Beute durch Krieg und Raub als durchaus ehrenhaft. In unserem Falle bildet das zweite Glied die negative Kehrseite des ersten. Der Hauptgegensatz besteht zwischen dem ersten und dem dritten Glied: was ist das Wahrscheinlichere, daß die Kranken oder daß die Ärzte ihre Schuldigkeit zu tun versäumen werden? — Wenn ich statt *ἃ οὐκ ἐπετάχθησαν* mit AM *ἢ ἃ ἐπετάχθησαν* geschrieben habe, so geschah dies, weil mir diese Schreibung, von ihrer urkundlichen Beglaubigung abgesehen, auch als die einzig sinngemäße erschien. Denn nicht die Frage, ob die Kranken etwas, was ihnen die Ärzte nicht verordnet haben, sondern jene andere, ob sie etwas den ärztlichen Anordnungen Widersprechendes getan haben, ist es, welche dem Gedankenzusammenhang allein entspricht. — Ich schrieb *ἀνατίθεισι* gemäß der von Merzdorf a. a. O. VIII 189 und Fritsch in Fleckeisens Jahrbüchern 1876, S. 109 ermittelten Norm, von welcher A's Schreibung *ἀνατίθησι* vielleicht eine Spur bewahrt hat.

8. *ἃ δ' ἐπικουρίης δεῖται μεγάλης οὐχ ἅπτονται, δεῖν δέ, εἴπερ ἦν ἡ τέχνη, πάνθ' ὁμοίως ἰᾶσθαι*]. In dem von A dargebotenen Zusatz *μεγάλης* erblicke ich keineswegs mit Ermerins ein „recens additamentum idque otiosum". Konnte doch niemals jemand leugnen, daß die Ärzte sich in manchen Fällen hilfreich erweisen. Die Skeptiker sagten und sagen vielmehr: Gerade in den schweren und wichtigen Fällen, in welchen die Heilkunst sich zu bewähren und etwas Erkleckliches zu leisten hätte, läßt sie uns im Stich; ihre Hilfe erstreckt sich nur auf die Erkrankungen, die zur Not auch ohne ihr Zutun glücklich verlaufen würden.

οἱ μὲν οὖν ταῦτα λέγοντες εἰ ἐμέμφοντο τοῖς ἰητροῖς, ὅτι αὐτῶν τοιαῦτα λεγόντων οὐκ ἐπιμέλονται ὡς παραφρονεύντων]. Man las bisher *ἐπιμελοῦνται*, während ich *ἐπιμέλονται* aus A aufgenommen habe. Es ist dies die ältere und die ionische Form, welche die Handschriften bei Herodot I 98 einstimmig darbieten. Vgl. auch die ionische Inschrift bei Bechtel S. 56 (Nr. 71). Über die Wandlungen dieses Verbums und die allmähliche Verdrängung der älteren durch die jüngere Form handelt eingehend O. Riemann im Bulletin de corresp. hellén. III 496—497.

ἀγνοεῖ ἄγνοιαν ἁρμόζουσαν μανίῃ μᾶλλον ἢ ἀμαθίῃ]. Mit der hier und 14 (dort zweimal) nachdrücklich gebrauchten figura etymologica vergleiche man Plato. Protag. 324[d]: *ἔτι δὴ λοιπὴ ἀπορία ἐστὶν ἣν ἀπορεῖς κτέ.* und gleich darauf wieder: *ἐν τούτῳ γὰρ αὕτη λύεται ἡ ἀπορία, ἣν σὺ ἀπορεῖς.* Ähnlich 319[a]: *αὐτὸ μὲν οὖν τοῦτό ἐστιν — τὸ ἐπάγγελμα ὃ ἐπαγγέλλομαι.* — Hier wird *μανία* und *ἀμαθία* einander entgegengesetzt, während Isokrates in or. 17, 47 beides zusammenstellt, „um die Geistesverfassung zu bezeichnen, aus der ein Handeln hervorgeht, in dem ‚kein Sinn und Verstand' ist" (v. Wilamowitz, Euripides' Herakles II 115).

αὐτίκα γὰρ τῶν ἐν ἰητρικῇ καιόντων πῦρ ἐσχάτως καίει, τούτου δὲ ἡσσόνως ἄλλα πολλά]. Über meine Herstellung von *ἡσσόνως* hier und 10 habe ich bereits Wiener Studien II 10 gehandelt, wo ich auch auf die verwandten Bildungen *κρεισσόνως* und *ἐλασσόνως* bei

Antiphon hingewiesen habe. Ich will nur noch die Bemerkung nachtragen, daß *ἐλασσόνως* auch in De victu I 35 (VI 520 L.) begegnet, wo dieser von den geringeren Handschriften dargebotenen, aber allein sinngemäßen Lesart auch an der von mir in M gefundenen Schreibung *ἐλάσσονι* eine neue Stütze erwächst; *ἡσσόνως* erscheint erst bei Josephus wieder. Angesichts der durch diese Beispiele bekundeten Vorliebe der archaischen Sprache für derartige Adverbialbildungen, welche der klassischen Epoche fremd sind, darf man natürlich auch *ἱκανωτάτως* 12 init. nicht etwa mit Buttmann, Ausf. gr. Sprachl. II 270 antasten wollen.

ἃ γὰρ πῦρ δημιουργεῖ, πῶς οὐ τούτων τὰ τούτῳ μὴ ἁλισκόμενα δηλοῖ ὅτι ἄλλης τέχνης δεῖται καὶ οὐ ταύτης, ἐν ᾗ τὸ πῦρ ὄργανον;]. Hier mochte man wohl zweifeln, ob die Lesart *τὰ τούτων* (A) oder *τὰ τούτῳ* (MR) den Vorzug verdient. Ich glaubte nach reiflicher Überlegung die besser beglaubigte Schreibung auch diesmal für die sinngemäßere erklären zu können. Man muß eben (so meinte ich) von der einigermaßen künstlichen Wortstellung absehen und die Worte *τὰ τούτων μὴ ἁλισκόμενα* so auffassen, als stünde da: *τὰ μὴ ἁλισκόμενα τούτων*. Man vergleiche 11, wo A's Schreibung *οὐδὲν ὅ τι τούτων* gleich ist einem *τούτων οὐδὲν ὅ τι*, was in den geringeren Handschriften in der Tat erscheint und das Ursprüngliche verdrängt hat. Ein Attiker der klassischen Epoche hätte wahrscheinlich den Satz wie folgt gefaßt: *ὧν γὰρ πῦρ δημιουργεῖ πῶς οὐ τὰ μὴ ἁλισκόμενα κτέ.* Die losere Syntax unseres Autors, in welcher die einzelnen Satzteile ihre ursprüngliche Selbständigkeit bewahrt haben, kennt diese Art von Attraktion nicht. Auch *τούτων* könnte bei ihm fehlen, wie ähnliches uns schon mehrfach vorgekommen ist, und wie z. B. Herodot schreibt (VIII 80): *τὰ γὰρ ἐδεόμην γενέσθαι, αὐτὸς αὐτόπτης γενόμενος ἥκεις* oder II 106: *τὰς δὲ στήλας τὰς ἵστα — αἱ μὲν πλεῦνες οὐκέτι φαίνονται περιεοῦσαι.* Doch alles in allem ist *τούτῳ* noch leichter zu entbehren als *τούτων*, da *ἁλίσκομαι* von Homer angefangen, z. B. X 253: *ἕλοιμί κεν ἤ κε ἁλοίην* oder M 172: *ἠὲ κατακτάμεν — ἠὲ ἁλῶναι*, einfach „unterliegen, besiegt werden" im absoluten Sinne bedeutet — eine Gebrauchsweise, deren Verkennung Littré zu 4 und Ermerins zu unserer Stelle in gar wundersame Irrungen verstrickt hat. (So in 1. Auflage: jetzt glaube ich durch die Kombinierung der beiden Lesarten dem Gedanken und der Eigenart des Autors am besten gerecht zu werden.)

ὧν ἁπάντων φημὶ δεῖν ἑκάστου ⟨οὐ⟩ κατατυχόντα τὸν ἰητρὸν τὴν δύναμιν αἰτιᾶσθαι τοῦ πάθεος, μὴ τὴν τέχνην]. Daß vor *κατα-*

τυχόντα eine Negation erforderlich ist, dies haben, wenigstens von Cornarius angefangen, die sämtlichen Herausgeber und wohl auch schon einige Schreiber der geringeren Handschriften eingesehen; Fabius Calvus hat, nebenbei bemerkt, die Negation in seiner Vorlage nicht vorgefunden und *κατατυχόντα* als zwei Worte aufgefaßt, die er durch „secundum accidentia" wiedergibt. Doch glaubte ich, statt des paläographisch so unwahrscheinlichen *μή* lieber *οὐ*, was nach *ἑκάστου* leicht ausfallen konnte, einschalten zu sollen. Da das Partizip ebenso gut wenn nicht besser einen temporalen als einen Bedingungssatz vertreten kann, so ist *οὐ* ganz wohl an seinem Platze (*οὐ κατατυχόντα* = *ἀποτυχόντα*). *ἑκάστοτ' οὐ κατα τυχόντα*, das wäre eine willkommene Lesart; sie jedoch durch Konjektur einzuführen, davon hat mich die Erwägung abgehalten, daß *ἕκαστος* so sehr häufig neben *πάντα* als Apposition des Teiles zum Ganzen erscheint.

οὐ μὴν οὕτως ἀφρόνων οἱ ταύτης τῆς δημιουργίης ἔμπειροι οὔτε μωμητέων οὔτ' αἰνετέων δέονται]. Das auf den ersten Blick nicht wenig befremdliche *οὔτε μωμητέων* — *δέονται* erklärt sich in folgender Weise. Der Verfasser denkt an die unverständigen Beurteiler der Arzneikunst überhaupt. Da er jedoch unmittelbar vorher von denjenigen gesprochen hat, die von der Leistungsfähigkeit der Medizin die ausschweifendsten Vorstellungen hegen, so hat er von den zwei komplementären Hälften des Gesamtbegriffs — Tadler und Lobredner — vorzugsweise die zweite ins Auge gefaßt und das Verbum *δεῖσθαι* im Hinblick auf diese gewählt. Über zahlreiche mehr oder weniger verwandte Ausdrucksweisen handeln Lobeck Phrynichus 754, Haupt Opusc. I 264, Stein zu Herodot VI 67, Vahlen im Berliner Sommerprogramm 1879 p. 1 ff., Gölkel Beiträge zur Syntax usw. bei Antiphon, Passau 1883, S. 35, zuletzt v. Wilamowitz Göttinger Winterprogramm 1889/90 p. 18, der zwar nicht unsere Stelle, aber die auffallend ähnliche aus Alkman Parthen. 43f. (Bergk III[4] 38) beibringt, und wieder in seiner Ausgabe des Euripideischen Herakles II 246 und 298 Anm. Doch dehnt dieser Gelehrte meines Erachtens den Kreis jener Spracherscheinung allzuweit aus; mindestens werde ich mich auch in Zukunft denjenigen müssen beizählen lassen, denen frischweg „Unkenntnis der Sprache" vorgeworfen wird, weil sie in dem Verse des Xenophanes *εἷς θεὸς ἔν τε θεοῖσι καὶ ἀνθρώποισι μέγιστος* „einen Widerspruch zu seinem" angeblichen „Monotheismus" erblicken. Ein ernster Denker spricht eben dort, wo er seine persönlichsten Überzeugungen äußert, also sicherlich weit davon entfernt ist, sich gangbaren Vorstellungen anzubequemen, nicht von Göttern, wenn er nicht an solche glaubt. Und ebensowenig sehe ich einen Grund, um von der Zu' Heraklits Lehre usw. S. 12f. (1006f.) vorgebrachten Erklärung des Bruchstücks 20 Byw. = 30 Diels abzugehen. — Das sonst unerhörte *αἰνέτης* durfte natürlich dem von A dargebotenen *ἐπαινέτης* nicht weichen. Ist doch *αἰνέω* das altertümlichere und poetischere Wort (vgl. Rutherford a. a. O. p. 5) und auch *αἶνη* uns nur aus Herodot und seinen Nachahmern bekannt.

9. *Τὰ μὲν οὖν κατὰ τὰς ἄλλας τέχνας ἄλλος χρόνος μετ' ἄλλου λόγου δέξει*]. Über diese hochwichtige, den nichtärztlichen Ursprung der Schrift geradezu beweisende, von sämtlichen Herausgebern und Erklärern aber mit vollständigem Stillschweigen übergangene Stelle hat bereits die Einleitung ausreichend gehandelt. In minder gewählten, aber ebenso deutlichen Worten kündigt der Verfasser von De articulis eine Anzahl anderer Fachschriften an, so 30 (IV 124 L.): *ἐν ἄλλῳ λόγῳ εἰρήσεται*, 34 (ib. 154): *ἀλλ' οὐ βούλομαι ἀποπλανᾶν τὸν λόγον, ἐν ἄλλοισι γὰρ εἴδεσι τῶν νοσημάτων περὶ τούτων λεκτέον*, 40 (ib. 174): *περὶ τούτων ἐν ἄλλῳ λόγῳ γεγράψεται*, 41 (ib. 182): *ἀλλὰ περὶ μὲν τούτων ἐν τοῖσι χρονίοισι κατὰ πλεύμονα νοσήμασιν εἰρήσεται*, 45 (ib. 190): *αἱ δὲ φλεβῶν καὶ ἀρτηριῶν κοινωνίαι ἐν ἑτέρῳ δεδηλώσονται*, 57 (ib. 246): *ἀλλὰ περὶ μὲν τούτων ἑτέρωθι λόγος ἔσται ἠδελφισμένος τοῖσι νῦν λεγομένοισιν*. Jedermann kennt die ähnlichen Verweisungen Herodots, die in der Regel auf einen anderen Teil seines Hauptwerkes zielen, in zwei nicht unbestrittenen Fällen aber (I 106 u. 184) über den Rahmen desselben hinauszuweisen scheinen. Daß hier von einer erst abzufassenden besonderen Schrift die Rede ist, ist selbstverständlich und wird dies auch durch den Zusatz *ἄλλος χρόνος* unzweideutig ausgesprochen.

ἔστι γὰρ τοῖσι ταύτην τὴν τέχνην ἱκανῶς εἰδόσι τὰ μὲν τῶν νοσημάτων οὐκ ἐν δυσόπτῳ κείμενα καὶ οὐ πολλά, τὰ δὲ οὐκ ἐν εὐδήλῳ καὶ πολλά. ἔστιν δὲ τὰ μὲν ἐξανθεῦντα ἐς τὴν χροιὴν ἢ χροιῇ ἢ οἰδήμασιν ἐν εὐδήλῳ]. Hier ist der Vulgattext durch eine grobe Interpolation entstellt, zu welcher eine leichte Irrung der schlechteren Überlieferung, *πολλά ἐστι, τὰ δ' ἐξανθεῦντα* statt *πολλά· ἔστιν δὲ τὰ μὲν ἐξανθεῦντα*, die Handhabe geboten hat. Die letztere Schreibung steht, von wenigen falschen Akzenten abgesehen, unversehrt in A, und nicht wenig befremdet es, daß auch Littré, Ermerins und Reinhold, welche insgesamt den in A erhaltenen ursprünglichen und von lästiger Wiederholung freien Text vor Augen hatten, sich bei der willkürlich zurechtgemachten Vulgata beruhigt haben. Daß dem *ἔστιν δὲ τὰ μὲν ἐξανθεῦντα* erst am Anfang des nächsten Abschnittes sein Gegensatz nachfolgt, kann keinerlei Bedenken erregen. — Das Z. 11 begegnende *δύσοπτος* scheint der gesamten übrigen Literatur bis auf Polybios (XVIII 4, 2) fremd zu sein, während das 11 fin. ähnlich gebrauchte *εὔοπτος* (hier *ἐν δυσόπτῳ*, dort *οὐκ ἐν εὐόπτῳ*) in der *κοινή* zwar mehrfach, jedoch zumeist in veränderter Bedeutung = *εὐπρόσωπος* vorkommt. — Wenn neben den Geschwülsten, wie man zunächst *οἰδήματα* übersetzen möchte, nicht auch die Geschwüre erscheinen, so braucht man nicht etwa zu denken, daß der Autor die letzteren vergessen hätte. Er gebraucht vielmehr das Wort *οἴδημα* in jenem umfassenden Sinn, welchen Galen mehrfach als charakteristisch für die alte medizinische Sprache hervorhebt, so im ersten Buch seines Kommentars zu den „Epidemien" (XVII 1, 801 K.): *φαίνεται γὰρ ὁ Ἱπποκράτης ... ἅπαντας τοὺς παρὰ φύσιν ὄγκους οὕτως ὀνομάζειν*, mögen nun die Anschwellungen hart oder weich, schmerzhaft oder schmerzlos usw. sein. Ebenso im vierten Buche seines Kommentars zu De victu acut. (XV 770 K.): *ἦν γὰρ καὶ τοῦτο* (sc. *οἴδημα*) *πάλαι κοινὸν ὄνομα πάντων τῶν παρὰ φύσιν ὄγκων, ἔτι δὲ καὶ τῆς ἐμπνευματώσεως*. — Ob im Folgenden *ὄψει* oder *ὄψι* zu schreiben ist, kann wohl zweifelhaft scheinen. Den Herodothandschriften, welche die *ι*-Formen darbieten, steht das Zeugnis der Inschriften gegenüber, denen diese fremd sind; auch erscheint *δυνάμει* schon auf einem aus dem ersten Viertel des 5. Jahrhunderts stammenden teischen Steine (I. G. A. 497^{b}, 31). In den Hippokrateshandschriften überwiegt die Schreibung mit *ει* so sehr, daß Littré sie für ausnahmslos bezeugt halten konnte, I 497. Dies ist nun freilich nicht der Fall, wie denn A in De natura hominis 7 (VI 48 L.) einmal von erster Hand *φύσι* bietet. Doch glaubte ich, mindestens in unserer Schrift, wo die maßgebenden Handschriften keine Spur jener Schreibung zeigen, auf dieselbe verzichten zu sollen.

ὧν τε ἑκάστου ἡ παρουσίῃ ἢ ἀπουσίῃ τοιαῦτ' ἐστίν]. Da das *ι* adscriptum bei den beiden Substantiven nicht nur, wie immer, in A, sondern auch in M fehlt, so beruht die Schreibung derselben als Dative in R auf der selbstverständlich richtigen Auffassung eines alten Schreibers oder Korrektors.

ἐξεύρηνταί γε μὴν οὐ τοῖσι βουληθεῖσιν, ἀλλὰ τούτων τοῖσι δυνηθεῖσιν· δύνανται δὲ οἷσι τά τε τῆς παιδείης μὴ ἐκποδὼν τά τε τῆς φύσιος μὴ ταλαίπωρα]. Die Antithese des Wollens und Könnens ist den Schriftstellern jenes Zeitalters geläufig, vgl. Gorgias, Olymp. (Clem. Al. Strom. I 11, p. 356 Pott.): *τὸ γὰρ κήρυγμα καλεῖ μὲν τὸν βουλόμενον, στεφανοῖ δὲ τὸν δυνάμενον* (Vorsokratiker 558), Antipho or. V 73: *κρεῖσσον δὲ χρὴ γίγνεσθαι ἀεὶ τὸ ὑμέτερον δυνάμενον ἐμὲ δικαίως σῴζειν ἢ τὸ τῶν ἐχθρῶν βουλόμενον ἀδίκως με ἀπολλύναι.* Von unserer Stelle möchte man fast vermuten, daß Platon sie im Sinne hatte, als er Protag. 326c den Sophisten sagen ließ: *καὶ ταῦτα ποιοῦσιν οἱ μάλιστα δυνάμενοι· μάλιστα δὲ δύνανται οἱ πλουσιώτατοι.* Mindestens ist es seiner persiflierenden Art vollkommen gemäß, das, was ein Sophist über die Notwendigkeit der Bildungsmittel sagt, auf die Geldmittel umzudeuten, die zur Bezahlung des Sophistenunterrichts erforderlich sind. Die Frage nach den verschiedenen Faktoren intellektueller und sittlicher Bildung, nach ihrem Verhältnis und dem etwaigen Vorrang von Naturanlage oder äußerer Beeinflussung, und in letzterem Betracht wieder die Frage nach dem relativen Wert der theoretischen Unterweisung oder der praktischen Übung und Gewöhnung hat eben von der Zeit der großen Sophisten angefangen die Denker wie die Dichter aufs nachhaltigste beschäftigt. Man vergleiche *Νόμος* 2 (IV 638 L.): *χρὴ γὰρ — τῶνδέ μιν ἐπήβολον γενέσθαι· φύσιος, διδασκαλίης, τόπου εὐφυέος, παιδομαθίης, φιλοπονίης, χρόνου κτέ.* Ebenso Protagoras, Fgm. 7 Frei (Vorsokratiker 537, 19): *φύσιος καὶ ἀσκήσιος διδασκαλίη δεῖται καὶ ἀπὸ νεότητος δὲ ἀρξαμένους δεῖ μανθάνειν,* und Fgm. 8 (ebenda 540): *μηδὲν ἐστι μήτε τέχνη ἄνευ μελέτης μήτε μελέτη ἄνευ τέχνης,* Antiphon der Sophist, 134 Blaß (Vorsokratiker 602, 1): *πρῶτον οἶμαι τῶν ἐν ἀνθρώποις ἐστὶ παίδευσις* (es folgt der Vergleich der *παίδευσις* mit dem Pflanzenwuchs, der im *Νόμος* so glänzend durchgeführt ist), Demokritos, Fgm. 133 Mullach (Vorsokratiker 398, 5): *ἡ φύσις καὶ ἡ διδαχὴ παραπλήσιόν ἐστι· καὶ γὰρ ἡ διδαχὴ μεταρρυσμοῖ τὸν ἄνθρωπον, μεταρρυσμοῦσα δὲ φυσιοποιεῖ* (die Umgestaltung der letzten Worte bei Wachsmuth, Stob. anthol. II 213, ist mir unverständlich. Zu *φυσιοποιεῖ* vergleiche man *Νόμος* l. l.: *ὅκως ἡ μάθησις ἐμφυσιωθεῖσα — τοὺς καρποὺς ἐξενέγκηται,* zu letzterer Stelle wieder Frg. trag. adesp. 516 N²: *μελέτη χρονισθεῖσ' εἰς φύσιν καθίσταται*), Thucyd. I 121: *ὃ γὰρ ἡμεῖς ἔχομεν φύσει ἀγαθόν, ἐκείνοις οὐκ ἂν γένοιτο διδαχῇ· ὃ δ' ἐκεῖνοι ἐπιστήμῃ προύχουσι, καθαιρετέον ἡμῖν ἐστι μελέτῃ,* Euripid., Fgm. 810 N²: *μέγιστον ἄρ' ἦν* (*ἦν ἄρ'* Cobet) *ἡ φύσις· τὸ γὰρ κακὸν | οὐδεὶς τρέφων εὖ χρηστὸν ἂν θείη ποτέ.* Auf eine spätere Generation, welcher Alkidamas, Isokrates, Platon, Xenophon angehören, gehe ich nicht ein. Doch kann schon diese Zusammenstellung lehren, wie wenig man aus dem Auftauchen der ererbten Schlagworte bei einem und dem anderen dieser Schriftsteller oder aus der Anwendung derselben auf das Gebiet der Rhetorik berechtigt ist, auf wechselseitige Benützung oder Berücksichtigung zu schließen, vgl. Spengel, Isokrates und Platon, S. 17. — Die Phrase *τά τε τῆς φύσιος μὴ ταλαίπωρα* ist bereits von Littré durch die Verweisung auf *Νόμος* 2: *φύσιος γὰρ ἀντιπρησσούσης κενεὰ πάντα* aufs beste erläutert worden. A's *ἀταλαίπωρα* ergibt einen verständlichen, aber für den Zusammenhang viel zu engen Sinn; denn wo es sich um die Grundbedingungen des fachmännischen oder jedes anderen Bildungserwerbes handelt, muß dem Besitz oder der Zugänglichkeit der äußeren Bildungsmittel die Naturanlage und nicht der bloße Fleiß, die Arbeitslust oder Ausdauer gegenüberstehen. Wie häufig übrigens *ταλαίπωρος* und *ἀταλαίπωρος* in den Handschriften verwechselt werden, dies lehrt Koraes, Hippocrate, Des airs, des eaux et des lieux, II 210 (vgl. II 90 Littré).

10. Der anatomische Exkurs erscheint zunächst durch den Zusammenhang, in welchem er auftritt, nicht genügend gerechtfertigt. Der Hinweis auf die zahlreichen Krankheitsprozesse, die sich im Innern des Körpers abspielen, hätte dieser Ausführung nicht bedurft. Doch läßt sich nicht leugnen, daß er durch sie um vieles wirksamer geworden ist. Die Vielgestaltigkeit des Organismus, sein Reichtum an verborgenen Stoffen und Gebilden, die insgesamt Ursachen oder Sitze von Erkrankungen sein können, wird der Einbildungskraft des Lesers durch diese rasche Umschau nachhaltig eingeprägt, zum Teil auch seiner Kenntnis vermittelt. Vielleicht mochte überdies ein wenig *ἱστορίης ἀπόδεξις* mit im Spiele sein oder, anders aufgefaßt, der Wunsch, sich als sachkundigen Anwalt zu bewähren. Endlich mag den Sprachkünstler auch die Sprödigkeit des Stoffes gereizt haben, die er in der Tat vollständig zu bemeistern verstanden hat. Irre ich nicht, so ist seine Darstellung in diesem Abschnitt sogar eine erlesenere als anderwärts, gleich als wäre ihm jener feine Wink des Aristoteles bekannt gewesen, man müsse die schwunglosen Partien eines Schriftwerks durch Glanz der Darstellung zu heben trachten.

Z. 2 habe ich *τὸ σιτίον* von A angenommen, wenngleich dieser Singular sonst überwiegend nur die einzelne Speise, nicht die Speise im generellen Sinn (= *τροφή*) bezeichnet. Doch zeigt unsere Schrift und insbesondere dieser Abschnitt gar viel des Ungewöhnlichen; auch scheint die altionische Literatur zum mindesten e i n e Parallele darzubieten, De loc. in hom. 45 (VI 340 L.) in dem geistvollen und tiefsinnigen Satze: *πάντα φάρμακά εἰσι τὰ μετακινέοντα τὸ παρεόν·*

πάντα δὲ τὰ ἰσχυρότερα μετακινέουσιν· ἔξεστι δέ, ἢν μὲν βούλῃ, φαρμάκῳ μετακινεῖν, ἢν δὲ μὴ βούλῃ, σιτίῳ. Die kühne Verallgemeinerung, mit welcher das ionische und poetische *νηδύς*, die Bezeichnung der Bauchhöhle, auf die inneren Höhlungen des Körpers überhaupt ohne Rücksicht auf ihre Größe oder Kleinheit übertragen wird, bedarf keines Kommentars. — *ἀσύμφυτος* begegnet nur hier und an einer Stelle des Aretaeos, p. 188, 11 Ermerins.

ἔχουσι μὲν τοίνυν οἱ βραχίονες σάρκα τοιαύτην, ἔχουσι δ' οἱ μηροί, ἔχουσι δ' αἱ κνῆμαι]. Zwischen der hier erscheinenden rhetorischen Figur, der Epanaphora, und dem Gegenstand, um welchen es sich handelt, besteht für unser Gefühl ein Gegensatz, der den gehobenen Ausdruck als affektiert, wenn nicht als lächerlich erscheinen läßt. Doch war das Stilgefühl der Griechen des fünften Jahrhunderts auch in diesem Betracht ein völlig verschiedenes. Was uns nahezu als Schwulst erscheint, war für sie nur eine geringe Steigerung der gewöhnlichen Lebhaftigkeit rednerischer oder erzählender Darstellung. So berichtet Herodot V 26 keineswegs mit besonders starkem Pathos von dem Perser Otanes: *Βυζαντίους τε εἷλε καὶ Καλχηδονίους, εἷλε δὲ Ἄντανδρον τὴν ἐν τῇ Τρῳάδι γῇ, εἷλε δὲ Λαμπώνιον, λαβὼν δὲ παρὰ Λεσβίων νέας εἷλε Λῆμνόν τε καὶ Ἴμβρον.*

ὅ τε γὰρ θώρηξ καλεόμενος ἐν ᾧ τὸ ἧπαρ στεγάζεται, ὅ τε τῆς κεφαλῆς κύκλος ἐν ᾧ ὁ ἐγκέφαλος, τό τε νῶτον πρὸς ᾧ ὁ πλεύμων — οὐδὲν ὅ τι τούτων οὐ κενεών ἐστιν πολλῶν διαφυσίων μεστός, ᾗσιν οὐδὲν ἀπέχει πολλῶν ἀγγεῖα εἶναι τῶν μέν τι βλαπτόντων τὸν κεκτημένον τῶν δὲ καὶ ὠφελεύντων]. Das Verbum *στεγάζειν* ist wieder ein wenig gewöhnliches und unerhört in der hier vorkommenden übertragenen Bedeutung (*στεγάζεσθαι = οἰκεῖν*). — *ὁ τῆς κεφαλῆς κύκλος*, „das Rund des Hauptes", ist ein so gewählter Ausdruck, daß Daremberg an seiner Echtheit eben darum zweifeln zu müssen glaubte und ihn durch das plumpe *κύτος* ersetzen wollte. Ferner beachte man die von A dargebotene, zweifellos ursprüngliche, anakoluthische Wendung: *οὐδὲν ὅ τι τούτων.* — Im folgenden haben mich die Schreibungen in A und M *καὶ ἐν ὦ* und *καινῶν* eher als an *κενόν* oder *κενεόν* an *κενεών* denken lassen. Und dieses Wort, in eben der verallgemeinerten Bedeutung wie kurz vorher *νηδύς*, aber in Anbetracht der durchsichtigen Etymologie mit weit geringerer Kühnheit gebraucht, scheint hier in der Tat gar wohl an seinem Platze zu sein. Denn während man bisher zu den freiesten Übertragungen greifen mußte, um den Widersinn zu verbergen, der in der Verbindung von *κενόν* und *μεστόν* lag, gleichwie in der Erteilung des ersten Prädikates an den Schädel, den Brustkorb usw., so werden diese Räume nunmehr bloß Hohlräume genannt, in gleicher Weise wie wir von der Brust-, Bauchhöhle usw. sprechen. — *ἀγγεῖα* etwa in *ἀγγήια* zu verändern, wäre unstatthaft, da die Form, wie Fritsch a. a. O. 22 nachgewiesen hat, gut ionisch ist; nicht minder freilich *ἄγγος*, vgl. Rutherford in „The new Phrynichos", p. 23. Vielleicht werden manche *ἀγγεῖα* durch *ἄγγεσιν* ersetzen wollen, um das Prädikatsubstantiv dem vorangehenden Relativ anzugleichen. Doch entspricht die Unterlassung dieser Assimilation, die auch bei den Attikern nichts weniger als selten ist, ganz und gar der syntaktischen Eigenart unseres Autors. — Littrés vortreffliche kleine Besserung *ἔς τι* statt des die Konstruktion störenden *ἐστί* der Überlieferung gewinnt vielleicht noch ein wenig an Sicherheit, wenn wir auf denselben leichten Fehler in De prisca medicina 4 (I 578 L.) hinweisen, mit dessen Beseitigung mir schon Reinhold zuvorgekommen ist. Es ist nämlich dort zu lesen: *ἧς γὰρ μηδείς ἐστιν ἰδιώτης, ἀλλὰ πάντες ἐπιστήμονες ἔς τι*, womit man wieder vergleichen mag Herodot III 113: *νῦν ἅπας τις τῶν ποιμένων ἐπίσταται ξυλουργεῖν ἐς τοσοῦτο*. Man vergleiche auch Soranus de muliebr. affect., p. 16, 8 Ermerins: *Ὑμὴν δέ ἐστι νευρώδης καὶ ὑπό τι περιφερής κτέ.* — Dem von Littré über das Wort *ὑπόφορος* Gesagten will ich nur das eine hinzufügen, daß die Stelle, an welcher dieses Adjektiv bei Galen erscheint, Introductio sive Medicus 3 (XIV 681 K.), der unsrigen sehr nahe steht: *ὁμοίως δὲ καὶ αἱ σύριγγες καὶ ὅσα ὑπόφορα καὶ κόλποι καὶ ἕλκη καὶ πάντα τὰ τοιαῦτα ὅσα κατ' ἔνδειαν τὸ ἀναπληροῦσθαι ζητεῖ.* Und wenn im übrigen das Wort in der hier erforderten oder einer ihr nahekommenden Bedeutung nicht nachweisbar ist, so entschädigt dafür der so häufige Gebrauch von *ὑποφορά* in der Bedeutung „Höhlung".

11. *διὸ καὶ ἄδηλα ἐμοί τε ὠνόμασται καὶ τῇ τέχνῃ κέκριται εἶναι*]. Der Nachdruck, mit welchem das Wort *ἄδηλα* wie ein technischer Ausdruck hervorgehoben wird, läßt fast vermuten, daß es in philosophischen Erörterungen des Verfassers eine bedeutsame Rolle gespielt hat. In der Erkenntnistheorie der Epikureer und der Skeptiker ist *τὸ ἄδηλον* der stehende Terminus für das der sinnlichen Wahrnehmung Entrückte. Vielleicht reicht dieser Gebrauch bis in die Zeit des Protagoras zurück, der jedenfalls in seinem Götterbruchstück unter der *ἀδηλότης*, welche als das vornehmste Hindernis theologischer Erkenntnis genannt wird, kaum etwas

anderes verstanden haben kann als eben das, daß die Gegenstände jener Erkenntnis der Sinnenwahrnehmung unzugänglich sind. Nur so reiht sich an dies erste Hindernis passend das zweite: *βραχὺς ἐὼν ὁ βίος τοῦ ἀνθρώπου.* Wäre die menschliche Lebensdauer eine längere — so scheint er sagen zu wollen —, dann wäre es vielleicht möglich, das mangelnde Sinnenzeugnis durch Schlüsse zu ersetzen, zu denen es uns jetzt an ausreichendem Material gebricht.

δυνατὸν δ' ἕως αἵ τε τῶν νοσεόντων φύσιες [*ἐς*] *τὸ σκεφθῆναι παρέχουσιν αἵ τε τῶν ἐρευνησόντων ἐς τὴν ἔρευναν πεφύκασιν. μετὰ πλέονος μὲν γὰρ πόνου καὶ οὐ μετ' ἐλάσσονος χρόνου κτέ.*]. Die ersten Worte habe ich so in den Text gesetzt, wie sie, wenngleich mit verschiedener Wortabteilung und Prosodie, in A von erster Hand geschrieben sind. Die Schreibung der meisten, wenn nicht aller übrigen Handschriften *δὲ ὅσαι τε* ist sinnlos und erklärt sich aufs beste unter der Annahme, daß sie eine Trübung der in A vorliegenden echten Überlieferung ist. Ob übrigens *ὅσον αἵ τε* wirklich in irgend einer Handschrift geschrieben steht, vermag ich nicht mit voller Sicherheit zu sagen. Ich halte es jedoch hier und in anderen Fällen für äußerst gewagt, aus Littrés Stillschweigen über die Lesarten einiger geringerer Parisini — in diesem Falle wären es zwei unter zehn — irgend welche Schlüsse zu ziehen. Da diese Schreibung auch der Aldina fremd ist, so ist sie jedenfalls von Cornarius in den Text eingeführt worden und ist vielleicht ein seinem Kopfe entsprungener Versuch, die Überlieferung halbwegs verständlich zu machen. In der einzigen der drei von ihm benützten Handschriften, die nicht verschollen ist, im Monacensis, habe ich ebenfalls *ὅσαι τε* gefunden. Mit der von uns ermittelten Lesung, bei welcher *ἕως* im Sinne einer nicht zeitlichen, sondern begrifflichen Einschränkung gebraucht wird, vergleiche man die von Aristoteles angefangen in Aufnahme kommende nichttemporale Verwendung des Wortes. Aus früherer Zeit ließe sich anführen Plato, Phaedo 74^{c-d}: *ἕως ἂν ἄλλο ἰδὼν ἀπὸ ταύτης τῆς ὄψεως ἄλλο ἐννοήσῃς, εἴτε ὅμοιον εἴτε ἀνόμοιον, ἀναγκαῖον, ἔφη, αὐτὸ ἀνάμνησιν γεγονέναι,* Cratyl. 390^{a}: *οὐκοῦν οὕτως ἀξιώσεις καὶ τὸν νομοθέτην . . ., ἕως ἂν τὸ τοῦ ὀνόματος εἶδος ἀποδιδῷ τὸ προσῆκον ἑκάστῳ ἐν ὁποιαισοῦν συλλαβαῖς, οὐδὲν χείρω νομοθέτην εἶναι . . .;* vgl. auch 393^{d} und 393^{e}. — Die Phrase *τὸ σκεφθῆναι παρέχουσιν* (das vorhergehende die Konstruktion störende *ἐς* halte ich für eine Dittographie) entspricht dem Streben unseres Autors nach strengem, scharfgeprägtem Gedankenausdruck. Ein Attiker der klassischen Zeit hätte wahrscheinlich *σκέψασθαι παρέχουσιν* geschrieben (doch vgl. Plato, Charmid. 157[b], trotz Cobets Machtgebot Var. Lect. 296); ein Ionier durfte, selbst ohne den Artikel, eine Form mit Passivbedeutung setzen, welch letztere dem, von späten Byzantinern abgesehen, nur hier erscheinenden *σκεφθῆναι* in der Tat fast sicherlich zukommt. Haben doch ionische Schriftsteller wie Herodot weit häufiger als Attiker auch Adjektive wie *ἄξιος, εὐπετής, εὐπρεπής* mit Passivinfinitiven verbunden — s. Krüger, Gr. Gramm. 55, 3, 8 und 9 (8) —; demselben stehen auch hierin Antiphon und Thrasymachos nahe (Tetral. I 1, 1: *χαλεποὶ καὶ διαγνωσθῆναι καὶ δειχθῆναί εἰσιν*, Thrasym. Fgm. 2 fin., in Orat. att. II 163[a] 34 (Vorsokratiker 577, 18): *πρῶτον μὲν ἡ πάτριος πολιτεία ταραχὴν αὐτοῖς παρέχει, ῥάστη γνωσθῆναι κτέ.*). In anderem Zusammenhang schreibt auch unser Anonymus: *παρέχει — αἰσθάνεσθαι* (oben S. 48, 16 f.). — *ἔρευνα* gehört zu den am seltensten gebrauchten Bestandteilen des griechischen Wortschatzes. Es scheint, wie die aus den Fünfzigerjahren des vierten Jahrhunderts herrührende ionische Inschrift C. I. G. 2691 = Dittenbergers Sylloge 76 lehrt, ursprünglich der Sphäre der Gerichtssprache angehört zu haben, und zwar in der Verbindung *ἔρευναν ποιεῖσθαι*, die bei Pseudo-Aristoteles Oecon. II 1351[b] 34 wiederkehrt. Ungewiß bleibt es, ob unser Autor das Wort direkt aus diesem Gebrauchskreise entlehnt hat, was zu seiner Neigung, den Prozeß der wissenschaftlichen Forschung mit jenem einer gerichtlichen Untersuchung zu vergleichen, wohl stimmen würde (man denke an *κατηγορεῖν, κατήγορος, ἀνάγκαι* usw.), oder ob die Sprache eines älteren Dichters hierbei die Vermittlerrolle gespielt hat. Sophokles und Euripides gebrauchen dasselbe je einmal, im übrigen wird es nur aus der späten pseudaristotelischen Schrift De plantis 815[a] 31 und 821[b] 32, desgleichen aus Dionysius De comp. verb., p. 91, 2 Reiske = II 1, p. 60, 16 Usener-Radermacher, nachgewiesen. — Das Reimspiel von *πόνος* und *χρόνος* eignet von Archilochos angefangen (Fgm. 142, II[4] 427 Bergk) den verschiedensten Gattungen der griechischen Rede. Man vergleiche Epidemien I 4: *γενομένων δὲ χρόνων μακρῶν καὶ πόνων πολλῶν* und 5: *ἀκρισίας ἢ πόνους ἢ χρόνους ἢ θανάτους κτέ.* (II 628 und 634 L.), Platon, Staat 369[e]: *καὶ τετραπλάσιον χρόνον τε καὶ πόνον ἀναλίσκειν κτέ.*, Epikur bei Laert. Diog. X 133: *τὸ δὲ τῶν κακῶν ὡς ἢ χρόνους ἢ πόνους ἔχει βραχεῖς*, Appian, De bell. civil. II 31, 715, 21 Mendelssohn: *καὶ ἰσχυρίζοντο τῷ Πομπηίῳ τὴν στρατιὰν Καίσαρος τετρυμένην τε πόνῳ καὶ χρόνῳ κτέ.* S. auch Lukian, Somn. I. Desgleichen Dionysius l. l. 210, 13 R. = II 1, p. 134, 15 U.-R.

ὅσα γὰρ τὴν τῶν ὀμμάτων ὄψιν ἐκφεύγει, ταῦτα τῇ τῆς γνώμης ὄψει κεκράτηται]. Die hier zum ersten Male auftauchende Metapher ist nicht nur den Griechen aller Zeiten (s. Einl. S. 6 u. Anm. dazu), sondern ebenso den Römern vertraut geblieben, den heidnischen (vgl. Cicero, De nat. deor. I 8, Orator 101; Ovid, Metam. XV 631; Columella, De re rust. III 8, 1; Apuleius, De dogm. Plat. I 6) wie den christlichen (Augustinus, De quantit. animae IV 6, Confess. VII 1, p. 118, 2 Knöll, und VII 10: et vidi qualicunque oculo animae meae [132, 7 K.], Claudianus Mamertus, s. Engelbrechts Index s. v. oculus, Corp. script. eccl. XI 244b, und seine „Untersuchungen über die Sprache des Claud. Mam.“, S. 21 [Wien. Sitzungsber. CX, 441]). Nicht minder den modernen Schriftstellern aller Nationen. Man vergleiche z. B. Spinoza, Ethik V, propos. 23 schol. (van Vloten I 267, 3): Mentis enim oculi, quibus res videt observatque, sunt ipsae demonstrationes. Desgleichen aus neuester Zeit Froude Oceana, p. 157: If intellect is the e y e o f t h e m i n d etc., oder Tyndall, On sound, p. 5: Scientific education ought to teach us to see the invisible as well as the visible in nature, to picture with the e y e o f t h e m i n d those operations which entirely elude the eye of the body, oder Tylor, Primitive Culture I 276: Seeing with his mind's eye etc. All diesen ging voran Shakespeare, Hamlet, Akt I, Szene 2: Methinks, I see my father ... In my mind's eye, Horatio. Es gereicht einem Autor zu nicht geringer Ehre, ein Bild in die Literatur eingeführt zu haben, dem eine so wahrhaft unverwüstliche Lebenskraft innewohnt.

καὶ ὅσα δὲ ἐν τῷ μὴ ταχὺ ὀφθῆναι οἱ νοσέοντες πάσχουσιν, οὐχ οἱ θεραπεύοντες αὐτοὺς αἴτιοι κτέ.]. Über die in unserer Schrift so häufige lockere Verbindung des Vordersatzes mit dem Nachsatz ist bereits gesprochen worden. Mit *ἐν τῷ μὴ ταχὺ ὀφθῆναι* läßt sich in doppelter Rücksicht, wegen der, hier freilich nicht gleich scharf hervortretenden, kausalen Bedeutungsnüance der Präposition und wegen ihrer nicht eben gewöhnlichen Verknüpfung mit dem substantivierten Infinitiv des Passivaoristes, Antipho, or. I, 8, vergleichen: *ἐν δὲ τῷ μὴ βασανισθῆναι ἡγεῖτο τὴν σωτηρίαν εἶναι.*

Aus dem Folgenden sei eine Anzahl ungewöhnlicher oder in ungewohnter Anwendung gebrauchter Worte angemerkt: *τὸ μοχθέον*, womit man wohl am besten Soph. Phil. 675 *τὸ νοσοῦν* und die bekannten Substantivierungen des Partizips bei Thukydides und Antiphon vergleichen kann; ferner *μεγαλύνεσθαι*, ein Verbum, das überaus selten in anderem als in übertragenem Sinne gebraucht wird; *προσοπτέον*, ein Verbaladjektiv, das überhaupt nicht anderwärts nachgewiesen ist, während auch *προσορᾶν* selbst sonst niemals in der hier erforderten Bedeutung begegnet.

ἡ μὲν γὰρ αἰσθομένη ἀξιοῖ θεραπεύειν]. Hier beachte man die prägnante, den grammatischen Formenunterschied voll verwertende Ausdrucksweise unseres Autors. Daß der von A dargebotene Aorist von Littré, Ermerins und Reinhold verschmäht worden ist, darf füglich wundernehmen; man vergleiche auch den Schluß des Abschnitts: *οὐ λαμβανόμενοι γὰρ ἀλλ' εἰλημμένοι* —.

Ἡ δ' ἣν μὲν διεξαρκέσῃ ἐς τὸ ὀφθῆναι, ἐξαρκέσει καὶ ἐς τὸ ὑγιανθῆναι]. Wieder einmal ist A zu Ehren gekommen. Ich hatte in der ersten Ausgabe das von ihm dargebotene *διεξαρκέσει* in *δὴ ἐξαρκέσῃ* verändert. In Wahrheit hätte ich nur die fehlerhafte Endung berichtigen, das neu auftretende Compositum aber nicht antasten sollen. Dieses ist seither an einem anderen Orte, im Anonymus Londinensis (Supplementum Aristotelicum III 1, Menonis Iatrica XXXVII 47) ans Licht getreten und der Herausgeber Diels hat ebenda p. 71 auf das bisher übersehene Vorkommen desselben Verbums bei Philon (III 189, 14 Wendland) hingewiesen: *πρὸς δὲ τὸ παρὸν διεξαρκεῖ τὰ εἰρημένα.*

ἐξ ἴσου μὲν γὰρ ὁρμώμενον τῇ θεραπείῃ οὐκ ἔστι θᾶσσον, προλαβὸν δὲ θᾶσσον· προλαμβάνει δὲ διά τε τὴν τῶν σωμάτων στεγνότητα, ἐν ᾗ οὐκ ἐν εὐόπτῳ οἰκέουσιν αἱ νοῦσοι, διά τε τὴν τῶν καμνόντων ὀλιγωρίην· ἐπεὶ τί θῶμα; οὐ λαμβανόμενοι κτέ.]. Über *εὔοπτος* ist schon früher gehandelt worden. *στεγνότης* begegnet nur hier und in dem unechten Anhang zu De victu acut. II 484 L. Zu *ἐπεὶ τί θῶμα;* vergleiche man etwa Eurip. Hippol. 439: *ἐρᾷς· τί τοῦτο θαῦμα; σὺν πολλοῖς βροτῶν.* Zu dem Gedanken endlich, daß die Krankheit durch den verspäteten Beginn der Behandlung einen nicht wieder gutzumachenden Vorsprung gewinnt, kann ich nicht umhin, eine anziehende Parallele aus Fieldings Tom Jones I, ch. 7, hierher zu setzen: „What else is meant by that old adage, venienti occurite morbo? .... Thus the doctor and the disease meet in fair and equal conflict; whereas by giving time to the latter we often suffer him to fortify and entrench himself like a French army. ... Nay sometimes by gaining time the disease applies to the French military politics and corrupts nature over to his side, and then all the powers of physic must arrive too late."

12. *Ἔτι τῆς τέχνης τὴν δύναμιν ὁπόταν τινὰ τῶν τὰ ἄδηλα νοσεύντων ἀναστήσῃ θωμάζειν ἀξιώτερον ἢ ὁπόταν μὴ ἐγχειρήσῃ τοῖς ἀδυνάτοις* ...]. Ich habe hier das von A und M dargebotene

μή aufgenommen und vermisse demgemäß nach der von Littré mit Recht erhobenen eventuellen Forderung am Schluß des zweiten Satzgliedes ein Verbum im Sinne von μέμφεσθαι. Doch besitzt weder Reinholds ὑπερορᾶν noch das ehemals von mir vermutete ὑπερφρονεῖν ausreichende paläographische Wahrscheinlichkeit. Wäre das Dasein des einst von Jacobs, zur Anthologie V 138, vermuteten (I 122), von seinen Nachfolgern aber verschmähten οὐδενίσας (vgl. Stadtmüller I 136) irgendwie urkundlich bezeugt, so ließe sich mit nicht geringer Wahrscheinlichkeit οὐδενίζειν einsetzen und der Ausfall durch ein Abirren des Schreiberauges auf das unmittelbar folgende οὔκουν in plausibler Weise erklären. Littré selbst glaubte bei der Vulgatlesart stehen bleiben und jener Annahme einer kleinen Lücke entraten zu können. Er übersetzte daher die Stelle wie folgt: „cela étant, la puissance de l'art me paraît plus admirable quand il rend la santé à quelque malade atteint d'une affection cachée, que quand il s'attaque à des choses impossibles". Es genügt, wie ich meine, diese, von dem falsch überlieferten und unübersetzbaren Eingangsworte abgesehen (ἐπεὶ), getreue Wiedergabe des Vulgattextes ins Auge zu fassen, um seine Unhaltbarkeit zu erkennen. Denn nicht die τέχνη ist es, von der unser Autor, der τὸ μὴ ἐγχειρεῖν τοῖσι κεκρατημένοισιν in ihre Definition aufgenommen hat, füglich ein ἐγχειρεῖν τοῖς ἀδυνάτοις behaupten kann. Höchstens könnte er dies von einem ihrer minder fähigen Adepten sagen, dessen Gebahren sich nicht wohl mit jenem der Kunst selbst in Vergleichung setzen läßt (ἀξιώτερον). Allein auch wenn jemand dieses Argument für spitzfindig halten sollte, so wird er doch nicht leugnen können, daß der nachfolgende Satz: οὔκουν ἐν ἄλλῃ γε δημιουργίῃ — ἔνεστιν οὐδὲν τοιοῦτον die Rechtfertigung jener Unterlassung (ὁπόταν μὴ ἐγχειρήσῃ) enthält und sich nur an den von AM dargebotenen, nicht an den Vulgattext passend anschließt.

καὶ ὅσαι τοι ἐν εὐεπανορθώτοισι σώμασι δημιουργεῦνται, αἱ μὲν μετὰ ξύλων αἱ δὲ μετὰ σκυτέων, αἱ δὲ γραφῇ χαλκῷ τε καὶ σιδήρῳ καὶ τοῖσι τούτων . . . μενοσχήμασιν ἐργασίαι πλεῖσται]. Mit ὅσαι τοι vgl. Aristoph. Thesmoph. 899 Mein.: ὁπόσα τοι βούλει —. εὐεπανόρθωτος ist ein bisher nur hier nachgewiesenes Wort, während sein Widerspiel δυσεπανόρθωτος ebenso wie das im Schlußabschnitt vorkommende εὐδιόρθωτος und das ihm entsprechende δυσδιόρθωτος doch nicht ganz und gar verschollen sind. Die Aneinanderreihung der γραφή und der zwei unedlen Hauptmetalle kann einen Augenblick stutzig machen, doch liegt schwerlich ein

Textschaden vor. Denn γραφή ist hier, wo die Leichtigkeit, begangene Fehler wieder gut zu machen, beleuchtet werden soll, an sich gar sehr am Platze. Demgemäß liegt es wohl am nächsten, bei χαλκῷ und σιδήρῳ an Gegenstände zu denken, die aus diesen Metallen gefertigt und deren Form durch Guß- oder Hämmerarbeit leicht verändert werden kann. Große kritische Schwierigkeiten bereiten die nächstfolgenden Worte, deren genaue Lesung ich der zuvorkommenden Güte H. Weils und H. Omonts verdanke. Klar ist nur so viel, daß hier eine paraphrastische Bezeichnung anderer Metalle vorlag, die in MR durch das Glossem ὁμοίοισι verdrängt, in A aber, wenngleich in verstümmelter Gestalt, erhalten ist. μενοσχήμασι (was der Schreibung A's zugrunde liegt) muß der Rest eines Compositums sein, welches „verwandt" oder „gleichartig" bedeutet, das aber in dem uns bekannten Wortvorrat der griechischen Sprache schwerlich aufzufinden ist, etwa ἡδελφισμενοσχήμασι, wie denn ἀδελφίζω und ἠδελφισμένος in den Schriften der hippokratischen Sammlung vergleichsweise häufig begegnen. Die metaplastische Endung -σχήμασι statt -σχήμοσι erscheint auch in ὁμοιοσχήματα, welches die Theophrasthandschriften (De causis plantarum VI 2, 4) statt ὁμοιοσχήμονα darbieten. Eben das letztere Wort (ὁμοιοσχήμοσι) wollte Reinhold hier einsetzen. Die Paraphrase aber dient wohl vorzugsweise dazu, den Begriff „Metall" auszudrücken, da μέταλλον oder μεταλλεῖον — welch letzteres Wort einmal Platon in ähnlicher Verbindung verwendet: σίδηρος γὰρ καὶ χαλκὸς καὶ πάντα τὰ μεταλλεῖα (Gesetze III 678[d]) — dem Verfasser wohl zu hausbacken klang, wenn anders diese Worte zu seiner Zeit nicht mehr ausschließlich die Bergwerke, sondern auch schon ihre Produkte bezeichnen konnten. Übrigens beabsichtigte er wohl auch nur die gemeinen Metalle, wie Blei, Zinn usw., nicht aber Gold und Silber herbeizuziehen. Meine Herstellung ἐργασίαι bedarf schwerlich einer eingehenden Rechtfertigung. Das Auge des Schreibers ist eben von dem ersten ασι auf das zweite übergesprungen. Ein merkwürdiger Anklang an diese und die nachfolgenden Sätze begegnet uns in der vor wenigen Jahren aus der syrischen Übersetzung wiedergewonnenen Schrift des Themistios Περὶ ἀρετῆς, Rhein. Mus. 27, 448: „Denn wenn (zwar) für den Schuster nicht Felle vorhanden sind, muß er feiern, und der Weber, wenn er keine Wolle hat, und der Schmied, wenn er kein Eisen antrifft. . . ." Auch beachte man daselbst den zweitnächsten Satz, den man kaum anders zurückübersetzen kann als: ἐκ γὰρ μιᾶς ῥίζης βλαστάνει ἥ τε τέχνη καὶ τὰ πρὸς τὴν τέχνην (vgl. hier Einleitung S. 8f.). Die Vermutungen, die sich hieran knüpfen, sind zugleich zu unsicher und zu naheliegend, als daß man sie weiter ausführen möchte.

ἐόντα [δὲ] τὰ ἐκ τούτων καὶ μετὰ τούτων δημιουργεύμενα εὐεπανόρθωτα, ὅμως οὐ τῷ τάχει μᾶλλον ἢ ὡς δεῖ δημιουργεῖται· οὐδ' ὑπερβατῶς· ἀλλ' ἤν ἀπῇ τι τῶν ὀργάνων, ἐλινύει· καίτοι κἀκείνῃσι τὸ βραδὺ πρὸς τὸ λυσιτελεῦν ἀσύμφορον· ἀλλ' ὅμως προτιμᾶται]. Die Stelle, welche von Ermerins mit äußerster Gewaltsamkeit behandelt und auch von Reinhold übel zugerichtet worden ist, leidet an zwei leichten Fehlern der Überlieferung. τὰ nach ἐόντα ist in A ausgefallen, in den geringeren Handschriften aber, welche ἐόντα fallen ließen, erhalten, und δὲ ist schon im Archetypus, dessen Schreiber die Konstruktion des Satzes nicht verstand, eingeschoben worden. Das in Wahrheit vorliegende Anakoluth beruht darauf, daß an die Stelle der erzeugenden Künste des Relativsatzes im Hauptsatze die Erzeugnisse derselben treten. Dieser Mangel an Konzinnität, der durch die lange Reihe der dazwischentretenden Appositionen (αἱ μὲν — πλεῖσται) entschuldigt wird, hat seinen tieferen Grund darin, daß das Schwergewicht des Gedankens auch im Vordersatze auf den leicht wieder gutzumachenden Arbeitsstoffen ruht, die nun im Nachsatze auch zum grammatischen Subjekt erhoben werden. Dieser Wechsel ward durch den Umstand erheblich erleichtert, daß der Grieche das Verbum δημιουργεῖν ebenso gut im Sinne der Ausübung einer Kunst wie in jenem der Bearbeitung ihrer Rohstoffe und der Verfertigung ihrer Erzeugnisse gebrauchen kann. Zu τὰ ἐκ τούτων καὶ μετὰ τούτων δημιουργεύμενα mag man allenfalls Plato, Politicus 288[d], vergleichen: σώματα .... ἐξ ὧν καὶ ἐν οἷς δημιουργοῦσιν ὁπόσαι τῶν τεχνῶν νῦν εἴρηνται. — Das Adverb ὑπερβατῶς kennen die Wörterbücher vor Aristoteles nur aus unserer Stelle. Auch die Bedeutung des Wortes ist hier eine andere als jene, in welcher uns das Adjektiv bei Aeschylos, Agam. 411 Kirchhoff = 436 Wecklein, und bei Thukydides III 25 begegnet. Sie bildet augenscheinlich die Vorstufe des rhetorisch-grammatischen Gebrauches von ὑπέρβατον, welche zuerst bei Platon (Protag. 343[c]) auftaucht. Man könnte wohl daran denken, aus A's Schreibung den Plural ἐλινύουσιν zu gewinnen, um diesen auf die τέχναι oder die δημιουργοί zu beziehen. Doch scheint es geratener, beim Singular stehen zu bleiben, sei es nun, daß dem Autor hierbei der einzelne δημιουργὸς vorschwebt, sei es, daß er mit etwas größerer Kühnheit den Ausdruck auf die brachliegenden

Arbeitsstoffe selbst anwendet. Über die Schreibung des poetisch-dialektischen ἐλινύει, welches, nebenbei bemerkt, in M durch eine lange Glosse erklärt wird, vergleiche man Gregor von Korinth, p. 502 Schäfer. In bezug auf τὸ βραδύ und τὸ λυσιτελοῦν ist wieder an die Vorliebe der Zeitgenossen unseres Anonymus (Gorgias, Antiphon und insbesondere Thukydides) für die Verwendung neutraler Adjektive und Partizipien im Sinne abstrakter Substantive zu erinnern. ἀσύμφορον endlich, das ja sonst gewöhnlich ohne weiteren Zusatz das Unnütze oder Schädliche bedeutet, wird hier, was J. H. Schmidt in seiner „Synonymik“ IV 162 nicht entgangen ist, in einer Weise gebraucht, welche die ursprüngliche Bedeutung von συμφέρειν = beitragen deutlich durchschimmern läßt. Eine nicht uninteressante Parallele zu dem hier ausgesprochenen Gedanken bietet Burke, Reflections on the Revolution of France (Works II 439): „If circumspection and caution are a part of wisdom, when we work only upon inanimate matter, surely they become a part of duty too, when the subject of our demolition and construction is not brick and timber, but sentient beings.“

13. Auf das Verhältnis des Anfangs dieses Abschnittes zum Schluß des vorangehenden passen genau die Bemerkungen J. H. Schmidts bei Rettig, Platons Symposion II, S. 185: „Unmöglich kann eine oratorische Periode rhythmisch wie die andere ablaufen; sie bilden gegenseitig rhythmische Antithesen.“ Den kurzen, fast zerhackten und wie hastig hervorgestoßenen Satzgliedern stehen hier mehrere durch ihre Länge den Atem erschöpfende und zugleich durch die Schwere ihrer Rhythmen den Fortgang hemmende Sätze gegenüber.

ἀπεστερημένη τι ἰδεῖν ὄψει ἡ τὰ πάντα πάντες ἱκανώτατα ὁρῶσι, ὅμως ἄλλας εὐπορίας συνεργοὺς εὗρε]. Zu ἀπεστερημένη — ἰδεῖν vgl. Sophokles, Fgm. 609 N²: Λήθην τε τὴν ⟨τὰ⟩ πάντ' ἀπεστερημένην, | κωφὴν ἄναυδον. — Zu εὐπορίας συνεργούς im Sinne von Hilfsmitteln, die der Ratlosigkeit ein Ende machen, vergleiche man, was wir zu κακαγγελίη φύσιος 1 über derartige kühne und erlesene Wendungen unseres Autors und anderwärts über seine Vorliebe für Plurale von Abstrakten bemerkt haben. Im folgenden verdient διασταθμωμένη angemerkt zu werden. Das Verbum begegnet nur hier, wo es dem schon von Herodot vielgebrauchten σταθμᾶσθαι = ermessen, erwägen, schließen entspricht — nur liegt in διά eine auf Unterscheidung bezügliche Begriffsnüance —, und außerdem in ganz verschiedener Bedeutung bei Euripides, Suppl. 201.

ὅταν δὲ ταῦτα ⟨μὴ⟩ μηνύωνται μηδ' αὐτὴ ἡ φύσις ἑκοῦσα ἀφιῇ, ἀνάγκας εὕρηκεν, ᾗσιν ἡ φύσις ἀζήμιος βιασθεῖσα μεθίησιν· μεθεῖσα δὲ δηλοῖ κτέ.]. Diese Stelle ist eines Ehrenplatzes in der Geschichte des induktiven Geistes würdig. Das Wesen aller experimentellen Forschung, die Naturbefragung und die künstlichen Veranstaltungen, durch welche die Außenwelt gleichsam einem peinlichen Verhör unterzogen und dem forschenden Menschengeiste Rede zu stehen genötigt wird, gelangt hier zu deutlichem und glänzendem Ausdruck. Das Bild, in welchem dieser Gedanke sich verkörpert, ist von Bacons Tagen an wie zu einem Schibboleth der induktiven Forschungsweise geworden. Wenn ich *ἀνάγκας* mit „Folterzwang“ übersetze, so ist diese Übertragung durch die Bedeutung des Wortes selbst, welches soviel als „Zwangsmittel“ besagt (vgl. z. B. De articulis IV 142, 206, 210, 300, 302 Littré), nahegelegt; empfohlen wird sie durch den Zusammenhang, durch Ausdrücke wie *κατηγορεῖν, κατήγορον, ἐξαγγέλλοντα, ἑρμηνευομένων* im folgenden, welche insgesamt Aussagen bezeichnen, die der Natur durch die hier geschilderten künstlichen Anstalten abgerungen werden, und es somit zweifellos machen, daß dem Verfasser in der Tat die Vergleichung des Forschungsprozesses mit einem Gerichtsverfahren vor Augen schwebt. Zu allem Überfluß verwendet schon Herodot den Ausdruck in der hier erforderten Bedeutung: *ὁ δὲ ἀγόμενος ἐς τὰς ἀνάγκας οὕτω δὴ ἔφαινε τὸν ἐόντα λόγον* (I 116). Wie weit der Verfasser unserer Schrift seiner Zeit vorangeeilt war, dies erhellt auch diesmal aus der unzerstörbaren Kraft, welche das von ihm geprägte Gleichnis bis auf den heutigen Tag nicht veralten ließ. Vgl. Baco De augm. scient. II 2 (Works ed. by Ellis-Spedding I 500): Quemadmodum autem ingenium alicujus haud bene noris aut probaris, nisi eum irritaveris; neque Proteus se in varias rerum facies vertere solitus est, nisi manicis arcte comprehensus; similiter etiam natura arte irritata et vexata se clarius prodit quam cum sibi libera permittitur. (Ähnlich Nov. org. XCVIII, Works I 203, und Prooem. Magn. Instaur., ib. 141.) Desgleichen Proteus s. Materia in der Abhandlung De Veterum fabulis, Works VI 652: Nihilominus, si quis peritus Naturae Minister vim adhibeat materiae et materiam vexet atque urgeat etc. „Es ist nicht genug,“ sagt Schopenhauer (Werke VI 120), „daß man verstehe, der Natur Daumschrauben anzulegen, man muß sie auch verstehen können, wenn sie aussagt.“ „Wenn diese Batterie“, so bemerkt Coleridge an einer Stelle, welche Mill, Logik III[2] 159, der Anführung wert erachtet hat, „für Davy bloß ein Zufall gewesen und nicht, wie es wirklich der Fall war, von ihm in der Absicht erstrebt und erlangt worden wäre, um seinen Denkergebnissen das Zeugnis der Erfahrung zu sichern, die materielle Natur dem Verhöre der Vernunft zu unterwerfen und ihr wie durch Folterzwang unzweideutige Antworten auf vorbereitete und vorbedachte Fragen zu entlocken: dann würde man“ usw. Noch der Schlachtendenker Graf Moltke hat dasselbe Bild zur Illustrierung des gleichen Gedankens verwendet (s. Neue Freie Presse vom 25. Oktober 1889).

Schließlich sei noch darauf hingewiesen, daß das sonst meines Wissens nicht bezeugte Medium *μηνύεσθαι* hier mit gutem Bedacht gewählt scheint, um die „Selbsttätigkeit“ der Natur (vgl. Kühner, Gr. Gramm.[2] II 97) zu bezeichnen. Die Medialform präludiert aufs beste dem nachfolgenden *μηδ' αὐτὴ . . . ἑκοῦσα ἀφιῇ*.

βιάζεται δὲ τοῦτο μὲν πῦρ τὸ σύντροφον φλέγμα διαχεῖν σιτίων δριμύτητι καὶ πωμάτων, ὅπως τεκμήρηταί τι ὀφθὲν περὶ ἐκείνων ὧν αὐτῇ ἐν ἀμηχάνῳ τὸ ὀφθῆναι ἦν]. Hier sehe ich mich genötigt, von der seit Cornarius herkömmlichen, auch durch Littrés und Darembergs Übersetzungen, welche *τὸ σύντροφον* mit *πῦρ* verbinden, vertretenen Auffassung abzugehen. Da die Verbindung von *σύντροφος* weder mit *πῦρ* zur Bezeichnung des *ἔμφυτον θερμόν*, noch auch mit *φλέγμα* nachgewiesen ist, so lasse ich mich bei der Entscheidung über diese Frage von den nachfolgenden zwei Erwägungen leiten. *τὸ σύντροφον* von *φλέγμα* zu trennen, erscheint mir als eine kaum erträgliche sprachliche Härte. Zweifelhaft kann man aber darüber sein, ob der Zusatz *τὸ σύντροφον* das *φλέγμα* nur als einen dem Organismus von Haus aus angehörigen Bestandteil bezeichnen (so Fabius Calvus: „pituitam insitam et coaltam“), oder ob derselbe auf einen Zustand des *φλέγμα* hinweisen soll, welcher seine Zerteilung notwendig macht. Ohne mich für die letztere Alternative entscheiden zu wollen, möchte ich doch daran erinnern, daß nicht nur *τρέφειν* und *περιτρέφειν* schon von Homer angefangen „fest, dick machen“ heißt (man vergleiche auch *τρόφις*, *τροφόεις*, *τροφαλίς* und *τραφερός*), sondern auch *συντρέφειν* mindestens bei Plato, Phaedo 96[b], Tim. 75[a] in gleicher Bedeutung begegnet. Zu ersterer Stelle vergleiche man auch die Lexikographen, Etymol. magn., Suidas, Photius s. v. *τρέφεσθαι*, die insgesamt das *συντρέφεται* der Phaedostelle durch *συνίσταται*, *πήγνυται* wiedergeben, wobei Photius, der wohl aus Boethos schöpft, auch an das homerische *τρόφι κῦμα* (*Λ* 307) und an *ι* 246: *αὐτίκα δ' ἥμισυ μὲν θρέψας λευκοῖο γάλακτος* erinnert. —

Es scheint im übrigen zweckmäßig, den Satz, der mancherlei Schwierigkeiten bietet, durch eine wörtliche Übersetzung zu verdeutlichen: „sie (die Kunst) zwingt aber einerseits das Feuer, den verdickten Schleim zu zerteilen durch Schärfe der Speisen und der Getränke, damit sie an etwas Geschautem einen Anhaltspunkt gewinne zur Erkenntnis von solchem, dessen Erschauen für sie nicht im Bereiche der Möglichkeit lag.“ Der Arzt — dies ist der Gedanke des Verfassers — veranlaßt den Kranken, scharfe, erhitzende Speisen und Getränke zu sich zu nehmen, welche die Kraft des dem Körper innewohnenden Feuers steigern. Die erhöhte Körperwärme aber schmelzt den verdickten Schleim, macht ihn dünnflüssiger und ermöglicht es so, daß derselbe ausgeworfen werde und durch seine Beschaffenheit dem prüfenden Arzte die erwünschte Belehrung erteile. Die Voraussetzungen dieser Argumentation entbehren durchaus tatsächlicher Wahrheit, entsprechen aber ganz und gar der kindlichen Physik jener Tage. — Die Phrase *ὅπως τεκμήρηταί τι ὀφθὲν* erscheint auf den ersten Blick verdächtig, da *τεκμαίρομαι* so ungleich häufiger auch bei den Zeitgenossen des Verfassers mit einem instrumentalen Dativ oder mit einem von *ἐκ* oder *ἀπὸ* abhängigen Genetiv verbunden wird. Doch fehlt es nicht an einer zutreffenden Parallele. Sie findet sich in der Rede der Platäer bei Thukydides III 53: *τεκμαιρόμενοι .... τό τε ἐπερώτημα βραχὺ ὄν*, was Krüger ohne Zweifel richtig also erklärt: „*τό τε — ὄν* kann nur von *τεκμαιρόμενοι* regierter Akkusativ sein: die Frage so kurz gestellt deutend“ (das noch weiter hinzugefügte „erschließend“ ist von Übel). An unserer Stelle ist der Sinn der, daß das Sichtbare zum *τεκμήριον*, d. h. zum Erkenntnismittel, zum Ausgangspunkt von Schlüssen in betreff des Unsichtbaren erhoben wird. Man vergleiche beispielsweise Eurip. frg. 574 und 811 N[2]. Damit niemand daran denke, den von A dargebotenen Konjunktiv des 1. Medialaorists auf Grund des sogenannten Canon Dawesianus mit dem in M erscheinenden Futur zu vertauschen, sei auf die reiche Stellensammlung bei Kühner, Gr. Gramm.[2] II 899, hingewiesen, aus welcher die Nichtigkeit jener Regel, zumal in betreff der Sprache Herodots und der Tragiker, sonnenklar hervorgeht.

τοῦτο δ' αὖ πνεῦμα ὧν κατήγορον ὁδοῖσί τε προσάντεσι καὶ δρόμοις ἐκβιᾶται κατηγορεῖν]. Hier überrascht uns zunächst das anderweitig nicht nachgewiesene, aber dem Streben unseres Autors nach strenger Sprachrichtigkeit vollkommen gemäße Neutrum *κατήγορον*, desgleichen das wohl nur zufällig sonst nicht vorkommende ionische ἐκβιάομαι. Auch daß κατηγορεῖν (und selbst κατήγορος) im Sinne des „Aussagens“ und nicht des „Anklagens“ verwendet wird, mag angemerkt werden, da die Nichtbeachtung dieser Gebrauchsweise willkürliche Änderungen, z. B. bei Lysias XIII 31 (s. Cobet, Variae lection., p. 37!) zur Folge gehabt hat. Freilich hat schon der treffliche alte Mätzner zu Antipho or. I 10 völlig zutreffend bemerkt: „Notandus .... usus verbi κατηγορεῖν pro κατειπεῖν.“ — Als eine nicht erweisbare, aber nicht eben unwahrscheinliche Vermutung mag es ausgesprochen sein, daß die hier erwähnten zur Erprobung des Atems dienenden anstrengenden Promenaden von Herodikos von Selymbria mögen in Anwendung gebracht worden sein, und daß eben hierauf der im sechsten Buch der „Epidemien“ gegen ihn geäußerte Tadel zielen mag, vgl. oben S. 117. Diese und andere künstliche Veranstaltungen zu diagnostischen Zwecken finden in der hippokratischen Sammlung nur zwei wenig erhebliche Parallelen, auf welche Daremberg, der in unserer Stelle „un très-grand progrès sur la véritable médecine de l'école de Cos“ erkannte (p. 20), hingewiesen hat (p. 24), nämlich De locis in homine 34 (VI 326 L.) und De morbis II 61 (VII 94 L.). So häufig im übrigen einerseits z. B. von schweiß- oder urintreibenden Mitteln die Rede ist und in so reichem Maße andererseits der Urin der Kranken oder ihre Schweiße als diagnostische Hilfsmittel verwendet wurden, so werden die ersteren doch immer zu therapeutischen, nicht zu diagnostischen Zwecken verordnet. Wenn an unserer Stelle der Arzt als ein experimentierender Forscher erscheint, der mit Absicht und Bedacht Veränderungen in den Funktionen des kranken Organismus hervorruft, nicht um die Krankheit zu heilen, sondern um vorerst ihre Erkenntnis zu ermöglichen, so bleiben wir im unklaren darüber, inwieweit hierdurch das tatsächliche Verfahren einzelner besonders vorgeschrittener, subtilerer Praktiker, wie Herodikos einer gewesen zu sein scheint, geschildert und inwieweit nur den Anforderungen oder der Auffassung eines weit- und tiefblickenden geistvollen Laien, wie unser Apologet es war, Ausdruck gegeben wird.

ἱδρῶτάς τε τούτοισι τοῖσι προειρημένοις ἄγουσα θερμῶν ὑδάτων ἀποπνοίῃσι πυρὶ ὅσα τεκμαίρονται ⟨*τεκμαίρεται*⟩]. Dieser Satz ist in sprachlicher Rücksicht durch die zwei nebeneinander gestellten instrumentalen Dative ἀποπνοίῃσι und πυρὶ bemerkenswert, eine Erscheinung, die sonst wohl nur bei Dichtern begegnet, vgl. Lobeck zum Aias v. 310 und 400. Im übrigen würde ich denselben kaum einer Erklärung bedürftig glauben, wenn ihn nicht Daremberg aufs gröblichste mißverstanden hätte.*

Die antike Physiologie hat zwei völlig verschiedene Erscheinungen, die Hautausdünstung und die Absonderung der Schweißdrüsen, unterschiedslos vermengt. Damit hängt es wohl zusammen, daß die diesen Gegenstand betreffenden Theorien, je nachdem dieser oder jener Gesichtspunkt vorwaltet, ein sehr ungleiches Gepräge zeigen. Den einen ist der Schweiß ein bloßes Erzeugnis der Vaporisation und der ihr nachfolgenden Kondensation, anderen gilt er als ein Rückstand, welcher übrig bleibt, nachdem die Sonne die feineren Bestandteile der Hautabsonderung verflüchtigt und entführt hat. Auf dem ersteren Standpunkt steht der Verfasser der Schrift De flatibus, der das Entstehen des Schweißes wie folgt schildert (c. 7; VI 102 L.): *συνεργὸν δ' αὐτῷ* (sc. *τῷ ἀέρι*) *τὸ αἷμά ἐστιν· τήκεται γὰρ χλιαινόμενον, καὶ γίνεται ἐξ αὐτοῦ πνεῦμα· τοῦ δὲ πνεύματος προσπίπτοντος πρὸς τοὺς πόρους τοῦ σώματος ἱδρὼς γίνεται. τὸ γὰρ πνεῦμα συνιστάμενον ὕδωρ χεῖται, καὶ διὰ τῶν πόρων διελθὸν ἔξω περαιοῦται τὸν αὐτὸν τρόπον ὅνπερ ἀπὸ τῶν ἑψομένων ὑδάτων ἀτμὸς ἐπανιὼν ἢν ἔχῃ στερέωμα πρὸς ὅ τι χρὴ προσπίπτειν παχύνεται καὶ πυκνοῦται, καὶ σταγόνες ἀποπίπτουσιν ἀπὸ τῶν σωμάτων οἷς ἂν ὁ ἀτμὸς προσπίπτῃ.* (Ich habe die Stelle so geschrieben, wie sie in A erscheint, von *σωμάτων* abgesehen, was MR darbietet, während in A das hier sinnlose *πομάτων*, zu *πωμάτων* korrigiert, zu lesen ist; daß *πρός* vor *ὅ τι χρή* zweimal geschrieben ward, verdient kaum angemerkt zu werden, ebensowenig, daß *περαιοῦται* aus *παρεοῦται* korrigiert ist. Daß im vorhergehenden Satze das in A fehlende *ἀθροισθέν* ein Glossem zu *συναλισθῇ* ist, und daß statt *μύδρος* trotz des Anklanges an das anaxagoreische *μύδρος διάπυρος* mit A und M *ἀμυδρός* zu schreiben ist, bemerke ich im Vorübergehen, weil weder Littré noch Ermerins oder Reinhold die Berichtigungen vorgenommen haben.) Den zweiten dieser Standpunkte vertritt der Verfasser des merkwürdigen Buches De aër., aqu. et loc. 8 (II 32—34 L.), der die Schweißbildung mit der Entstehung salziger Rückstände vergleicht. Ebendahin gehört der empedokleische Vergleich des salzigen Meerwassers mit dem Schweiße,

* „. . . car il paraît évident que dans ce singulier passage l'auteur a voulu dire que les maladies tiennent à l'eau (phlegme), à l'air et au feu et qu'on peut, par des moyens artificiels, reconnaître sous la dépendance duquel de ces éléments celles qui se manifestent sont placées." (Oeuvres choisies d'Hippocrate[2] 47.)

der zwar, wie Aristoteles, Meteorol. II 3, 357^a 25, mit Recht klagt, bei Empedokles selbst und, wie wir hinzufügen können, wohl auch beim Sophisten Antiphon (Fgm. 105 Blaß, Vorsokratiker 596, 18) in verworrener Weise ausgeführt war, aber an sich eine klare Durchführung gestattete, wie die folgende Nebeneinanderstellung lehrt:

Anaxagoras (Vorsokratiker 310, 1):	De aër., aqu. et loc. l. l.:
τοῦ κατ' ἀρχὴν λιμνάζοντος ὑγροῦ περικαέντος ὑπὸ τῆς ἡλιακῆς περιφορᾶς καὶ τοῦ † λιπαροῦ (l. *λεπτοτάτου*, Diels schlug Doxogr. p. 381 *λεπτοτέρου* vor, nahm aber seither, Vorsokratiker 706, 1, meinen Vorschlag an) *ἐξατμισθέντος εἰς ἁλυκίδα καὶ πικρίαν τὸ λοιπὸν ὑποστῆναι.*	*τὰ μὲν οὖν ὄμβρια* (sc. *ὕδατα*) *κουφότατα καὶ γλυκύτατά ἐστι καὶ λεπτότατα καὶ λαμπρότατα· τήν τε γὰρ ἀρχὴν ὁ ἥλιος ἀνάγει καὶ ἀναρπάζει τοῦ ὕδατος τό τε λεπτότατον καὶ κουφότατον· δῆλον δὲ οἱ ἅλες ποιέουσιν· τὸ μὲν γὰρ ἁλμυρὸν λείπεται αὐτοῦ ὑπὸ παχέος καὶ βαρέος* (l. *πάχεος καὶ βάρεος*)* *καὶ γίγνεται ἅλες .... καὶ ἐξ αὐτῶν τῶν ἀνθρώπων ἄγει τὸ λεπτότατον τῆς ἰκμάδος καὶ κουφότατον κτέ.*

Unser Autor will augenscheinlich sagen, daß, gleichwie man durch Verdampfung verschiedener Wässer Rückstände gewinnt, welche uns ein Urteil über ihre Beschaffenheit gestatten, so auch die durch die angegebenen Mittel künstlich hervorgerufenen Schweiße derartige Rückstände sind oder enthalten, welche den Sinnen des prüfenden Arztes qualitative Verschiedenheiten zeigen und dadurch mannigfache Schlüsse auf die Zustände und Vorgänge des Organismus zu ziehen gestatten. Es bedarf schließlich nur noch der Bemerkung, daß die antiken Ärzte, wie wir zwar nicht aus den Schriften der hippokratischen Sammlung, wohl aber aus zahlreichen Stellen Galens ersehen, in den Schweißen der Kranken wie der Gesunden in der Tat eine reiche Mannigfaltigkeit qualitativer, nach Farbe, Geruch und Geschmack differenzierter Beschaffenheiten erkannten oder zu erkennen glaubten (IV 584, VI 250f., VIII 374, X 583, XII 282f., XVI 217 Kühn).

* Die selbstverständliche Besserung ist schon von Koraes vorweggenommen; eine Berichtigung entgegengesetzter Art scheint erforderlich in der *δόξα* des Metrodoros über die Entstehung des Meeres: *Μητρόδωρος διὰ τὸ διηθεῖσθαι διὰ τῆς γῆς μετειληφέναι τοῦ περὶ αὐτὴν πάχους* (l. *παχέος*) *καθάπερ τὰ διὰ τῆς τέφρας ὑλιζόμενα* (Doxogr. p. 382^a).

ἐξεύρηκεν οὖν καὶ τοιαῦτα πώματα καὶ βρώματα, ἃ — διαρρεῖν ποιεῖ ἃ οὐκ ἂν διερρύη μὴ τοῦτο παθόντα.]. Daß die Verbindung von *πώματα* und *βρώματα* nicht etwa gorgianische Vorliebe für Reimspiele beweise, werden auch diejenigen zugeben, die aus der Paarung von *τέχνη* und *τύχη* 7 und von *πόνος* und *χρόνος* 11 einen derartigen, wenngleich unberechtigten Schluß ziehen zu dürfen glaubten. Auch in Schriften, die jedes rhetorischen Schmuckes bar sind, begegnet diese durch die Verwandtschaft der zwei Begriffe und überdies durch das homerische *βρῶσίν τε πόσιν τε* jedem Griechen so überaus nahegelegte Verbindung; man vergleiche Epidem. II 2, 11 (V 88 L.): *τὰ βρώματα καὶ τὰ πόματα πείρης δεῖ κτέ.*, De prisca med. 15 (I 604 L.): *ἀλλ' οἶμαι ἔγωγε ταῦτα* (l. *ταὐτὰ* mit Ermerins, der Marcianus bietet das Wort von erster Hand ohne Lesezeichen, von zweiter *τ'αυτὰ*) *πόματα καὶ βρώματα αὐτοῖσιν ὑπάρχειν οἷσι πάντες χρώμεθα*, ib. 20 (I 622 L.): *ἔστι γὰρ καὶ ἄλλα πολλὰ βρώματα καὶ πόματα* [*φύσει*, om. AB] *πονηρά, ἃ* (so AM statt *καί*) *διατίθησι τὸν ἄνθρωπον οὐ τὸν αὐτὸν τρόπον*, Xen. Memor. IV 7, 9: — *τί βρῶμα ἢ τί πῶμα ἢ ποῖος συμφέροι αὐτῷ κτέ.*, Platon, Ges. VI 782ª: — *καὶ πωμάτων τε ἅμα καὶ βρωμάτων ἐπιθυμήματα παντοδαπὰ κτέ.*, Platon, Kritias 115ᵇ: *πώματα καὶ βρώματα καὶ ἀλείμματα φέρων κτέ.*, Musonius, Rufus 98, 17 Hense: *πόμασι καὶ βρώμασιν.* — *ἃ* vor *οὐκ ἂν* war im Archetypus offenbar ausgefallen, und die kleine Lücke ist in M gar nicht, in A unrichtig und nur in dem Stammvater von R richtig ausgefüllt worden.

ἕτερα μὲν οὖν πρὸς ἑτέρων καὶ ἄλλα δι' ἄλλων ἐστὶ τά τε διιόντα τά τ' ἐξαγγέλλοντα, ὥστε οὐ θωμάσιον αὐτῶν τάς τ' ἀπιστίας χρονιωτέρας γίνεσθαι τάς τ' ἐγχειρήσιας βραχυτέρας, οὕτω δι' ἀλλοτρίων ἑρμηνειῶν πρὸς τὴν θεραπεύουσαν σύνεσιν ἑρμηνευομένων]. Dieser Satz, der bisher nur von Cornarius annähernd richtig wiedergegeben, von den übrigen Übersetzern aber mehrfach in fast grotesker Weise mißverstanden worden ist, bedarf jedenfalls eines Wortes der Erklärung. Als der Hauptgedanke erscheint mir dieser. Die Unmöglichkeit, die Krankheitsprozesse direkt wahrzunehmen, und die Notwendigkeit, sie auf indirektem Wege zu erschließen, bewirkt eine Verzögerung der ärztlichen Behandlung, welche viele ihrer Mißerfolge entschuldigt. Der Verfasser denkt hierbei vorzugsweise, wenn nicht ausschließlich, an die im Vorangehenden besprochenen Ausscheidungen, welche wieder in überwiegendem Maße durch künstliche Veranstaltungen dem Körper entlockt werden. Mit diesem Gedanken verschränkt sich ein zweiter, der nicht zu gleich unzweideutig klarem Ausdruck gelangt ist. Nicht nur von indirekter (dies liegt in *πρός, διά* und in *ἀλλοτρίων*), sondern auch von mannigfaltiger Art (*ἕτερα — ἄλλα*) ist die diagnostische Erkenntnis. Um zu verstehen, wie der Verfasser dazu gelangen konnte, hierin nicht, wie man zunächst denken sollte, eine Förderung der Differentialdiagnose, sondern ein Moment der Verzögerung zu erblicken, tut es not, sich einen konkreten Fall auszumalen und denselben von seinem Standpunkt aus zu beurteilen. Der Kranke — so mögen wir uns denken — wird von einem Schüttelfrost oder einem hitzigen Fieber befallen. Der Arzt erkennt, daß schwere innere Störungen vorliegen, ohne jedoch über die Natur und den Sitz der Krankheit irgend eine Vermutung hegen zu können. Er will daran gehen, den künstlichen diagnostischen Apparat, von welchem vorher die Rede war, in Bewegung zu setzen. Gäbe es nun bloß eine oder sehr wenige Arten der Naturbefragung, gälte es beispielsweise nur Schweiße hervorzurufen, so wäre es — nach den Voraussetzungen unseres Autors — ein leichtes, eine rasche Antwort auf die an die Natur gerichtete Frage zu erlangen. Da es aber in Wahrheit nicht so steht, da bei verschiedenen Krankheiten verschiedene Arten von Ausscheidungen den erwünschten Aufschluß erteilen, so muß der Praktiker einen Teil seines diagnostischen Apparates nach dem anderen spielen lassen, bis ihm schließlich auf Grund des einen oder des anderen der angewandten Mittel (*πρὸς ἑτέρων*) die durch dieses oder jenes Organ (*δι' ἄλλων*) erfolgende Ausscheidung die unerläßliche Aufklärung gewährt.

Der Vergleich der Sinneseindrücke mit Aussagen und Berichten oder mit Botschaften, die an die zentrale Erkenntnis gelangen, dieses uns so geläufige Bild begegnet uns hier zum erstenmal. Einen Nachhall davon glaube ich zu erkennen in der Schrift De sacro morbo, § 16 (VI 390 L.): *ἐς δὲ τὴν ξύνεσιν ὁ ἐγκέφαλός ἐστιν ὁ διαγγέλλων.* Es wird dort die Luftdoktrin des Diogenes von Apollonia mit der Lehre des Alkmeon vom Gehirn als Zentralorgan des geistigen Lebens verschmolzen. Da ist es wohl sicherlich nicht zufällig, daß einige Zeilen vorher auch das Wort *ἑρμηνεὺς* begegnet (so heißt nämlich das Gehirn als Vermittler zwischen der Luft und dem menschlichen Körper). Dürfen wir nicht eine Erinnerung an diese Sätze auch in Platons Staat, VII 524[a b] erblicken: *καὶ παραγγέλλει* (sc. *ἡ — αἴσθησις*) *τῇ ψυχῇ ὡς ταὐτὸν σκληρόν τε καὶ μαλακὸν αἰσθανομένη; — καὶ γάρ, ἔφη, αὗταί γε ἄτοποι τῇ ψυχῇ αἱ ἑρμη-*

νεῖαι — εἴτε ἓν εἴτε δύο ἐστὶν ἕκαστα τῶν εἰςαγγελλομένων. Von Platon übernahm dann wohl Aristoteles den bildlichen Ausdruck, den er De sensu 1, 437^{a}, 2 und 6 verwendet (*πολλὰς γὰρ εἰσαγγέλλουσι διαφοράς* und *διαφορὰς μὲν γὰρ πολλὰς καὶ παντοδαπὰς ἡ τῆς ὄψεως ἀγγέλλει δύναμις*), gleichwie De somniis 3, 461^{b}, 3: *καὶ τῷ τὴν ἁφὴν δύο κινήσεις εἰσαγγέλλειν τὸ ἓν δύο δοκεῖ.* Auf die innere Verwandtschaft zwischen der Auffassung der Sinneswahrnehmungen als Aussagen und der Experimentalforschung als Naturbefragung, ja selbst als Folterzwang, durch welchen die Natur gleichsam einem peinlichen Verhör unterzogen wird, brauche ich den aufmerksamen Leser des vorliegenden Büchleins kaum aufmerksam zu machen.

Was sprachliche Einzelheiten betrifft, so muß meines Erachtens unter *αὐτῶν*, welches den *ἀπιστίας* und *ἐγχειρήσιας* nicht vorangestellt sein könnte, wenn es nicht zu beiden Worten gehörte, ein Begriff wie *νοσημάτων, παθῶν* u. dgl. verstanden werden. Mit solch einem „objektiven Genetiv" kann aber *ἀπιστίας* ebensogut verbunden ein, wie etwa Isæos, or. IX 19 *τῶν μὴ γενομένων πίστιν* (was mit Recht durch *περὶ τῶν μ. γ. πίστιν* erklärt wird) oder — mit etwas veränderter Bedeutungsnüance — Thukydides, I 10 *πολλὴν ἂν οἶμαι ἀπιστίαν τῆς δυνάμεως τοῖς ἔπειτα εἶναι* geschrieben haben; *ἐγχειρήσιας αὐτῶν* aber ist nicht anders gesagt als *ἐπιχείρησιν τῶν Ἐπιπολῶν* oder *διὰ τὸ ταχεῖαν τὴν ἐπιχείρησιν ποιεῖσθαι ὧν ἂν γνῶσιν* (Thukydides VII 53 und I 70). *αὐτῶν* endlich tritt nicht minder unvermittelt auf als z. B. 11 *διὰ τὸ βραδέως αὐτὸν ἐπὶ τὸν θεραπεύσοντα ἐλθεῖν*, wo der Kranke im Vorangehenden ebensowenig ausdrücklich genannt ist als hier die Krankheiten. Schließlich sei nur darum, weil meine Übersetzung hier eine freiere sein mußte, darauf hingewiesen, daß *ἑρμηνευομένων*, welches natürlich passivisch zu verstehen ist, eben zu *αὐτῶν* gehört („da die Krankheiten — verdolmetscht werden").

Wenn Littrés Wiedergabe des ersten Satzgliedes richtig wäre („On le voit, les excrétions n'ont pas un rapport constant avec les renseignements qu'elles fournissent, et varient suivant les voies qu'elles suivent"), so würde der Autor, wie Daremberg mit Recht bemerkt, einen Zweifel an dem Wert der diagnostischen Anzeichen aussprechen, während er in Wahrheit im folgenden nur von dem verspäteten Beginn der ärztlichen Behandlung spricht. Daremberg seinerseits versieht es darin, daß er die Worte *ἕτερα .... πρὸς ἑτέρων .... ἐστί* durch „les matières .... sont différentes suivant les maladies qu'elles revèlent" übersetzt, eine Wiedergabe, die ebenso sprachlich unmöglich ist wie jene Littrés. Als ein bloßes Kuriosum darf es schließlich vermerkt werden, daß die Worte *δι' ἀλλοτρίων — ἑρμηνευομένων* nicht nur von Fabius Calvus, sondern sogar noch von Ermerins auf mündliche oder schriftliche Überlieferung der ärztlichen Kunst bezogen worden sind („cum per aliorum scripta medica prudentia peritiaque paretur" F. Calvus, „cum per aliorum expositionem ad medici curantis cognitionem narratione devenerint" Ermerins).

14. *Ὅτι μὲν οὖν | καὶ λόγους | ἐν ἑωυτῇ | εὐπόρους | ἐς τὰς ἐπικουρίας ἔχει ἰητρική, καὶ οὐκ εὐδιορθώτοισι δικαίως οὐκ ἂν ἐγχειροίη τῇσι νούσοισιν ἢ ἐγχειρευμένας ἀναμαρτήτους ἂν παρέχοι, | οἵ τε νῦν | λεγόμενοι | λόγοι δηλοῦσιν | αἵ τε τῶν | εἰδότων | τὴν τέχνην ἐπιδέξιες, ἃς ἐκ τῶν ἔργων ἐπιδεικνύουσιν, οὐ τὸ λέγειν καταμελήσαντες, ἀλλὰ τὴν πίστιν τῷ πλήθεϊ ἐξ ὧν ἂν ἴδωσιν οἰκειοτέρην ἡγεύμενοι ἢ ἐξ ὧν ἂν ἀκούσωσιν*]. Die rhythmische Komposition des Epilogs wird zumal jetzt, nachdem er von einem lästigen Einschube der jüngeren Handschriften befreit ist, jedem Ohre fühlbar sein. Ich habe insbesondere die deutlich hervortretenden, teils aus je einem Wort, teils aus eng verbundenen Satzteilen bestehenden Cretici und Päonen hervorgehoben, die sich am Anfang des Neben- und des Hauptsatzes, also gerade dort vorfinden, wo die Stimme des Redners naturgemäß ansteigt. Auch die chiastische Responsion beider Stellen ist der Beachtung wert, nicht minder der Wortcreticus des von seinem Bezuge gesperrten *εὐπόρους;* desgleichen die Wiederholung der zwei den Nachsatz beginnenden Versfüße, welche dem größeren Nachdruck, mit dem der Hauptsatz zu rezitieren ist, vollkommen entspricht. Man vergleiche die Bemerkungen des Aristoteles, Rhetor. III 8, über die Verwendung des päonischen Rhythmus in der Kunstprosa von der Zeit des Thrasymachos angefangen nebst Spengel im Kommentar II 389 ff. und Blaß, Attische Beredsamkeit I² 251 ff. Ob der rhythmische Anklang an der verwandten Stelle, Plato, Protag. 324ᶜ (*ὡς μὲν οὖν εἰκότως — ὥς γ' ἐμοὶ φαίνεται*) oder 323ᶜ (*ὅτι μὲν οὖν πάντ' ἄνδρα εἰκότως*) zufällig ist oder nicht, muß dahingestellt bleiben. Vgl. jetzt auch Th. Zielinski, Der Rhythmus der römischen Kunstprosa und seine psychologischen Grundlagen (Archiv f. d. gesamte Psychologie VII 1 u. 2, S. 128 f.).

Gewiß nicht absichtslos geschieht es, daß der Autor hier am Schlusse der Rede, wo er den Gesamtinhalt derselben zusammenfaßt, gleichsam einen mittleren Kurs einhält zwischen dem Zuviel und dem

Zuwenig früherer Äußerungen. Weder wird hier die Heilkunst mit ihrer bloßen Naturbasis identifiziert, noch auch versteigt sich der Verfasser zu so gewagten Behauptungen in betreff der tatsächlichen Leistungen der Ärzte, wie sie uns im 9. und am Beginn des 10. Abschnittes begegnet sind. Nicht von unfehlbaren Rettungen und Heilungen, sondern nur von Hilfeleistungen (*ἐπικουρίαι*) und von der Vermeidung schwerer Mißgriffe (*ἀναμαρτήτους ἂν παρέχοι*) ist nunmehr die Rede, und die Arzneikunst wird hier im letzten Grunde als gleichbedeutend mit dem Vorhandensein eines Inbegriffs von Einsichten (*λόγοι*) hingestellt, in ganz ähnlicher Weise wie etwa Aristoteles im 1. Kapitel der Rhetorik (merkwürdigerweise mit einem deutlichen Seitenblick auf eben die Medizin) nicht das *πεῖσαι* für die Aufgabe dieser Kunst erklärt, sondern *τὸ ἰδεῖν τὰ ὑπάρχοντα πιθανὰ περὶ ἕκαστον*. Unser Apologet scheint die Hörer und Leser geradezu mit dem Eindruck entlassen zu wollen, daß der Bestand der Heilkunst als eines Systems von Lehrwahrheiten von dem durch die jedesmalige Stärke der Leiden sowohl als durch die Zulänglichkeit der einzelnen Praktiker bedingten Maß der erzielten Heilerfolge unabhängig und von diesem scharf zu unterscheiden ist.

Mit dem von A dargebotenen *ἐγχειροίη* vergleiche man die auf ionischen Inschriften (Bechtel, Nr. 156) und bei Herodot vereinzelt vorkommenden Formen des fälschlich so genannten attischen Optativs, welche Curtius, Das Verbum der griechischen Sprache II² 109. zusammengestellt hat. Daß diese Formen in der alten Atthis ungleich verbreiteter waren, als man bisher annahm, hat Rutherford, The new Phrynichus, 442—448, endgültig erwiesen. Aus den spärlichen inschriftlichen Zeugnissen zieht Meisterhans, Gramm. der att. Inschr.² 132, die Summe mit den Worten: „Der Optativ Praes. endigt auf *-μι* ..., aber bei Kontraktion auf *-ιην*.“ — *καταμελεῖν* mit dem Akkusativ, eine Konstruktion, welche die Wörterbücher überhaupt nicht kennen, ist im übrigen nur aus dem *Πολιτικός* des Antiphon (mag dies nun der Sophist oder der Redner sein): — *καὶ δοκεῖν τὰ πράγματα καταμελεῖν ὑπ' οἴνου ἡσσώμενον* nachgewiesen, wozu Priscianus XVIII § 230 ausdrücklich bemerkt: *καταμελεῖν τούτων καὶ ταῦτα* (Sauppe, De Antiphonte sophista 16). Aus ionischer Prosa kenne ich sonst nur einen Beleg des Verbums: De articulis 14 (IV 120 L.), wo dasselbe ebenso wie sonst mehrfach, so bei Sophokles, Platon, Xenophon, absolut gebraucht wird. — Zum Gegensatze der *πίστις* des Gesichts und jener des Gehörs — ein in jener Zeit offenbar beliebter Gemeinplatz — vergleiche man

Heraclit. Fgm. 15 Bywater (101[a] Diels): *ὀφθαλμοὶ τῶν ὤτων ἀκριβέστεροι μάρτυρες*, Herodot I 8: *ὦτα γὰρ τυγχάνει ἀνθρώποισιν ἐόντα ἀπιστότερα ὀφθαλμῶν* und schließlich allenfalls in betreff des Ausdrucks Antiphon: *οἱ γὰρ ἄνθρωποι ἅττα ἂν ὁρῶσι τῇ ὄψει πιστότερα ἡγοῦνται ἢ οἷς εἰς ἀφανὲς ἥκει ὁ ἔλεγχος τῆς ἀληθείας* (Antiphontis orat. ed. Blaß², p. 121) oder Thukydides, I 73, 2, desgleichen Dio or. 12, I 236, 11 Dind. = I 175, 14 Arnim: *καὶ δὴ τὸ λεγόμενον, ὡς ἔστιν ἀκοῆς πιστότερα ὄμματα, ἀληθὲς ἴσως.*

Anmerkungen und Exkurse

Seite

3 [1] Littré, von dem man aus vielen Gründen erwarten sollte, daß er die Bedeutung unserer Schrift erkannt und gewürdigt hätte, hat ihr augenscheinlich nur sehr geringe Aufmerksamkeit gewidmet. Er gab ihr kein Wort der sachlichen Erklärung mit, und von den zwei Sätzen, welche die Einleitung bilden, ist der zweite dazu bestimmt, der Schrift *Περὶ τέχνης* Leser nicht zu gewinnen, sondern zu entziehen: „On prendra une idée très-suffisante de l'enchaînement des idées et de la nature des arguments en parcourant les sommaires que j'ai placés en tête des chapitres" (VI 2). Vielleicht liefert das Sturmjahr 1848, in welches die Beschäftigung Littrés mit diesem Teil der hippokratischen Sammlung fällt, die Erklärung dieser Versäumnis. An einer späteren Stelle, VIII 2 f., kommt er mit einigen Worten auf die Schrift „Von der Kunst" zurück, erkennt die von Spitzfindigkeit nicht freie Geschicklichkeit des Verfassers an („l'auteur, bien que subtil, argumente avec une certaine habileté"), reiht dieselbe samt den Schriften De natura hominis, De morbo sacro und De flatibus in die Kategorie der ursprünglich zu mündlichem Vortrag bestimmten Reden ein und erinnert hierbei an die lysianische Liebesrede in Platos Phaedrus gleichwie an die Gewohnheit jenes Zeitalters, auch Fragen der Wissenschaft vor einem engeren oder weiteren Kreise von Zuhörern zu erörtern. Daß unsere Rede ein weitaus allgemeineres Thema in unvergleichlich kunstvollerer Weise behandelt als die übrigen dort genannten Schriften, wird nicht hervorgehoben, ebensowenig erkannt, daß dieses Büchlein nicht aus der Feder eines Arztes geflossen ist. Der letztere Umstand ist dem Herausgeber des Hippokrates so vollständig entgangen, daß er dasselbe in seiner Einleitung (I 352 ff.) im Verein mit Büchern, wie es jene De morbis, De fistulis, De ulceribus usw. sind, in die vierte seiner elf Klassen, das heißt in diejenige versetzt, welcher die „écrits de l'école de Cos, de contemporains ou de disciples d'Hippocrate" angehören (I 435). Von der Schrift De arte wird überdies I 356 gesagt, daß sie von den frühesten Zeiten an einen Bestandteil der hippokratischen Sammlung gebildet habe, woraus aber noch nicht in unwiderleglicher Weise, „d'une manière incontestable", hervorgehe, daß sie das Werk des Hippokrates selbst sei. Daremberg will das Schriftchen nicht der Schule des Hippokrates und noch weniger diesem selbst zuschreiben, doch entstamme es seiner Zeit, zugleich freilich auch der Zeit des Platon („puisque ces grands génies ont été un moment contemporains", p. 26). Im übrigen findet er darin eine Polemik gegen die Sophisten, zumal gegen diejenigen, deren Haupt Gorgias gewesen sei (über anderes s. Kommentar zu 2), und hat er die Schrift, die er zugleich für einen Bestandteil einer dogmatischen oder dialektischen und einer rednerischen Gruppe der hippokratischen Sammlung erklärt, nicht minder aber offenbar für das Werk eines Arztes hält, mit einem kleinen nicht ganz ausschließlich textkritischen Kommentar versehen (Oeuvres choisies d'Hippocrate, traduites etc. par Ch. Daremberg[2], p. 18—28 und 38—48).

Daß die Schrift *Περὶ τέχνης* „das Werk eines Sophisten" sei, der im „perikleïschen Zeitalter" gelebt hat, habe ich in meinem in den „Deutschen

Jahrbüchern für Politik und Literatur" April 1863 veröffentlichten Aufsatz „Die griechischen Sophisten" ausgesprochen. Die Bezeichnung „Sophist" hatte einige Monate vorher auch Ermerins in den Prolegomena zum zweiten Bande seiner Ausgabe des Hippokrates (Utrecht 1862) auf den Verfasser unseres Schriftchens angewandt. Doch unterscheidet sich seine Auffassung von der meinigen in wesentlichen Punkten. Er läßt den Verfasser mit Platons Schriften bekannt sein; ferner unternimmt er das ungeheuerliche Wagnis, den *Νόμος*, die Rede *Περὶ τέχνης* (die doch so deutlich wie nur jemals ein Schriftwerk Anfang, Mitte und Ende besitzt!) und die Schrift *Περὶ ἀρχαίης ἰητρικῆς* zu einem Buch zusammenzuschweißen! Und er glaubt schließlich, in der Sprache dieses Buches die Merkzeichen einer späteren Epoche zu erkennen, ohne jedoch für diese Behauptung irgend einen Beweis zu erbringen oder auch nur zu versuchen. Dem ersten Teil dieser Aufstellungen stimmt auch Johannes Ilberg in seiner Doktordissertation „Studia Pseudippocratea", Leipzig 1883, zu, der im übrigen Ermerins' verkehrten und keiner Widerlegung bedürftigen Einfall einer eingehenden Bestreitung wert erachtet hat. Derselbe hat über die Sprache und den angeblich gorgianischen Stil unseres Autors, den er ebenso wie den Verfasser des *Νόμος* ziemlich geringschätzig zu beurteilen scheint, eine Anzahl von Bemerkungen vorgebracht, welche ich, insofern sie mir nicht wohlbegründet scheinen, im Kommentar stillschweigend zu berichtigen bemüht war.

Keines Beweises bedarf es, daß unser Büchlein die einzige uns erhaltene Streitrede eines Sophisten der besten Zeit ist. Aber auch sonst bildet es ein literarisches Unikum. Die übrigen zu mündlichem Vortrag bestimmten Bestandteile der hippokratischen Sammlung sind durchweg Fachschriften. Ihre Verfasser mögen von der philosophischen und rhetorischen Bildung ihrer Zeit mehr oder weniger berührt gewesen sein, nichts beweist oder macht es auch nur wahrscheinlich, daß sie selbst keine Ärzte waren oder sich an einen ausgedehnten, über das fachmännische Publikum hinausreichenden Kreis von Lesern oder Zuhörern gewendet haben. Dies gilt auch von der Schrift De flatibus, die man am ehesten hierher ziehen könnte, trotz des rhetorischen Flitters, mit welchem sie, zumal in den ersten Abschnitten, verbrämt ist. Das *Νόμος* genannte Blättchen, welches durch Tiefe der Gedanken und Glanz des Ausdrucks hervorragt, aber durch seinen geringen Umfang und durch den Mangel aller Merkmale einer Rede hier außer Betracht bleiben muß, nimmt eine Sonderstellung ein sowohl neben den ärztlichen Fachschriften als neben unserer Sophistenrede. Außerhalb der ärztlichen Schriftensammlung sind die im dorischen Dialekt geschriebenen *Διαλέξεις* ohne Zweifel und anerkanntermaßen das Werk eines Sophisten; aber sie stammen aus nachplatonischer oder doch platonischer Zeit, und es fehlt ihnen alle und jede künstlerische Form.

An die Echtheit der zwei angeblich gorgianischen Deklamationen zu glauben, dazu vermag ich mich auch nach allem, was im Lauf der letzten Jahre zugunsten derselben gesagt ward, nicht zu entschließen. Daß ein Schriftsteller, der in einer Zeit der höchsten und allseitigsten Kunstblüte und des entwickeltsten Kunstgeschmackes den stärksten Einfluß geübt, zu welchem ein Antiphon, ein Thukydides usw. aufgeblickt hat, und dessen glanzvolle Bilderpracht und Geistesfülle auch uns noch Bewunderung abnötigt, zugleich der Verfasser zweier Schriften sein soll, die sich kaum an irgend einer Stelle über das Niveau der Mittelmäßigkeit erheben, und die wir nicht ohne Gähnen zu Ende lesen können: dies wäre, so meine ich noch immer, einem Wunder gleich zu achten. Ein hochgeschätzter gelehrter Freund, auf dessen Urteil nicht nur ich großes Gewicht lege, hat auf diese und ähnliche Äußerungen mit dem Bemerken geantwortet, auch in Goethes Schriften fänden sich Stücke, die man auf Grund ihrer Inferiorität demselben abzusprechen geneigt sein könnte. Hierauf ließe sich mit der Frage erwidern, ob denn die allerschwächsten Erzeugnisse eines hervorragenden Geistes begründete Aussicht haben, sich im Kampf ums Dasein, den alle Schriftwerke zu bestehen haben, zu behaupten, auf dem Wege natürlicher Auslese erhalten zu bleiben und allein unter allen Werken desselben Verfassers unversehrt auf die Nachwelt zu gelangen. Mein Freund würde mir wahrscheinlich erwidern, daß auch der Kobold Zufall in diesen Dingen sein neckisches Spiel treibe, und daß jene Eventualität zwar nicht die von vornherein zu erwartende, aber doch immerhin keine unmögliche sei. Dies gestehe ich bereitwillig zu, wie ich denn überhaupt weit davon entfernt bin, den Geschmack in einer derartigen Frage als obersten Richter anzurufen. Allein das Problem, das uns hier beschäftigt, ist, mindestens soweit die Helena in Betracht kommt, m. E. bereits aus anderen Gründen endgültig, und zwar im verneinenden Sinne entschieden. Denn was Leonhard Spengel Artium scriptores p. 73 sqq. vorgebracht hat, gestattet keine Widerrede und ist bisher zwar oft ignoriert, aber niemals widerlegt worden. (Ganz ähnlich urteilt neuerlich v. Wilamowitz, Aristoteles und Athen I 172. Athetiert hat die beiden Deklamationen auch Bergk, Griech. Liter.-Gesch. IV 341; zweifelnd äußert sich Diels, Vorsokratiker 558f.) Die Art, wie Isokrates im Proömium seiner Helena des Gorgias und in § 14 des Verfassers der angeblich gorgianischen Helena gedenkt, läßt die Annahme, daß hier und dort dieselbe Person gemeint sei, als eine ganz und gar unzulässige erkennen. Die erdrückende Gewalt dieses Beweisgrundes erhellt vielleicht aus nichts so deutlich als aus der Art, in welcher Blaß sich ihr zu entziehen versucht hat. In der ersten Auflage seiner „Attischen Beredsamkeit" ist ihm „das ganze Argument nicht viel wert, weil die Identität" (nämlich des gorgianischen und des von Isokrates gemeinten Enkomions) „längst nicht genügend festgestellt ist" (S. 66). Jetzt, in der zweiten Auflage, hat Blaß diesen Einwurf völlig fallen gelassen. Spengel, so heißt es daselbst S. 74, hat „unsere Rede als das von Isokrates gemeinte Gegenstück erkannt" — ein Urteil, welches im folgenden noch weitere Bekräftigung erfährt. Hat es aber damit seine Richtigkeit, dann genügt es nicht, jenen Widerspruch zwischen Proömium und § 14, wie dies Blaß jetzt tut, „verwirrend" zu nennen; und gar wenig hilft die Ausflucht, es hänge „dies Proömium mit der Lobrede selbst nur ganz locker zusammen", oder „jener Gorgias" (nämlich der des Proömiums) gehöre „wirklich einer vergangenen Periode an" usw. Derlei Argumente beweisen allezeit nichts anderes als die Hinfälligkeit der Sache, die sie zu stützen bemüht sind. Allein ich gehe noch weiter. Selbst wenn Spengel mit jener Identifizierung Unrecht und Blaß mit seiner früheren Bestreitung derselben Recht haben sollte, so bliebe es noch immer unmöglich, daß Isokrates, falls Gorgias nur überhaupt ein „Lob der Helena" verfaßt hat, bei seiner Behandlung des gleichen Themas seines Vorläufers zugleich gedenken und so ganz und gar nicht als seines Vorläufers gedenken sollte. Man verzeihe die Ausführlichkeit, mit welcher ich diese Frage hier behandle. Dieselbe ist unserem Gegenstand darum nicht fremd, weil das Bild, welches wir uns von der Sophistenberedsamkeit zu machen haben, ein verschiedenes ist, je nachdem wir diese Deklamationen als gültige Beweisstücke heranziehen dürfen oder nicht.

[2] Niemand bezweifelt es, daß das Schriftchen der hippokratischen Sammlung seit alter Zeit angehört. Unser ältester direkter Zeuge ist Herakleides von Tarent, der das Wort *ὕποφρον*, richtiger *ὑπόφορον*, welches sich am

Seite

Ende des 10. Abschnitts, sonst aber in dieser Sammlung nicht vorfindet, mit einer Erklärung versehen hat, vgl. Erotiani vocum Hippocraticarum conlectio, ed. Klein, Leipzig 1865, p. 128, 14: *ὕποφρον· κρυφαῖον ὥς φησιν ὁ Ταραντῖνος. μαρτυρεῖ γὰρ ὁ Σοφοκλῆς ἐν Ἠριγόνῃ λέγων* ... (Fgm. 215 Nauck[2]). *μέμνηται ὁ αὐτὸς καὶ ἐν Ἰφιγενείᾳ· καὶ ὁ Ἱπποκράτης δὲ σαφὲς ποιεῖ λέγων· „οὐθὲν ὅ τι καὶ ὕποφρον καὶ ἔχον περὶ αὐτὸ θαλάμας". εἰ οὖν αἱ καταδύσεις θαλάμαι λέγονται, εἰκότως πᾶν τὸ σκεπόμενον κρυφαῖόν ἐστι καὶ ὕφοφρον.* Wenn Klein hier und p. 32, 2 zu *ὁ Ταραντῖνος*, bzw. *τοῦ Ταραντίνου* den Eigennamen *Ἡρακλείδης*, bzw. *Ἡρακλείδου* nicht nur hinzudenkt, sondern auch geradezu in den Text einfügt, so zeigt er sich mit dem Sprachgebrauch ärztlicher Schriftsteller wenig vertraut. Denn auch Galen bezeichnet den großen Hippokratesexegeten als den Tarentiner schlechtweg, etwa wie Heraklit der Ephesier oder Bion der Borysthenite genannt ward. Die Zeit desselben hat bis vor kurzem in ziemlich weiten Grenzen geschwankt; erst jüngst hat es Wellmann (Zur Geschichte der Medizin im Altertume, Hermes 23, 556ff.) genauer dahin bestimmt, daß die Wirksamkeit des Herakleides zwischen 160 und 110 v. Chr. G. anzusetzen ist. Beiläufig bemerkt, die Äußerung des Coelius Aurelianus, Acut. I 17, die dazu verführen kann, den Herakleides zeitlich über Gebühr herabzurücken, ist augenscheinlich lückenhaft überliefert. Dies hat übrigens bereits Schulze in seinem Compendium historiae medicinae (Halle 1742) p. 234 erkannt, indem er mit vollstem Rechte vorschlug, vor „posterior" das Wort „nemine" einzuschalten. Die Worte haben wohl im griechischen Original des Soranos wie folgt gelautet: *οὐδενὸς ἥττων* (wenn nicht *ὕστερος* oder *δεύτερος*) *καὶ πάντων πιθανώτατος* (nämlich aller Empiriker). Nur so gewinnt die Stelle Sinn und Verstand.

[3] Die platonischen Stellen sind die folgenden: Gastmahl 219[a]: *ἥ τοι τῆς διανοίας ὄψις ἄρχεται ὀξὺ βλέπειν ὅταν ἡ τῶν ὀμμάτων τῆς ἀκμῆς λήγειν ἐπιχειρῇ.* Staat VII 519[b]: *περὶ τὰ κάτω στρέφουσι τὴν τῆς ψυχῆς ὄψιν.* Ebenda 533[d]: *καὶ τῷ ὄντι ἐν βορβόρῳ* ... *τὸ τῆς ψυχῆς ὄμμα κατορωρυγμένον* —. Sophist. 254[a]: *τὰ γὰρ τῆς τῶν πολλῶν ψυχῆς ὄμματα καρτερεῖν πρὸς τὸ θεῖον ἀφορῶντα ἀδύνατα.* Ein besonders interessanter Fall ist das *ἐκ τῆς ἐμπειρίας ὄμμα* bei Aristoteles Nik. Eth. Z 1143[b], 14. Die verwandten aristotelischen Stellen bei Bonitz im Index 509[b], 37ff. — Im übrigen vergleiche man: Anaximenes [Ps. Aristot.] Rhetorik c. 1 (1421[a] 21): *Χωρὶς δὲ τῶν εἰρημένων, εἰ τὸ τοῖς ὀφθαλμοῖς βλέπειν ἡδύ, τὸ τοῖς τῆς ψυχῆς ὄμμασιν ὀξυδορκεῖν ἐστὶ θαυμαστόν.* Philo II 300 Mangey (V 151, 7 und 17 Cohn-Wendland): *τοῖς τῆς ψυχῆς ὄμμασιν* und sogleich wieder *τοὺς τῆς ψυχῆς ὀφθαλμούς*, auch I 442: *τὸ τῆς ψυχῆς διοίγνυσιν ὄμμα* (= II 276, 4 Cohn-Wendland). Eusebius praep. ev. VIII 14, 9: *τὸ τῆς ψυχῆς ὄμμα τείνας* (aus Philon de providentia). Anderes aus Philon bei Wendland, Philos Schrift über die Vorsehung, S. 54, Anm. 1, Homil. Clement. III 11: *ἀπείρῳ ψυχῆς ὀφθαλμῷ πάντα κατοπτεύων.* Lukian, *Βίων πρᾶσις* (I 239 Jacobitz): *τυφλὸς γὰρ εἶ τῆς ψυχῆς τὸν ὀφθαλμόν* (Anklang an Platons Wort bei Laert. Diog. VI 53). Marcus Anton. IV 29: *τυφλὸς ὁ καταμύων τῷ νοερῷ ὄμματι.* Synes. Epist. 154 (p. 292[c]): *τὸ νοερὸν ὄμμα.* Auf anderes verweist Creuzer zu Plotini Liber de pulchritudine p. 64: *οὗτος γὰρ μόνος ὁ ὀφθαλμὸς* (das geistige Auge nämlich) *τὸ μέγα κάλλος βλέπει,* indem er an die reichliche Verwendung von Ausdrücken wie *ὄμμα ψυχῆς* oder *διανοίας, τὰ νοητὰ ὄμματα, οἱ τῆς διανοίας ὀφθαλμοί, οἱ ὀφθαλμοὶ τῆς ψυχῆς, οἱ ὀφθαλμοὶ οἱ νοεροί* u. dgl. m. in der theologischen Literatur erinnert, p. 378.

[1] Den Bedeutungswandel des Wortes *γνώμη* erschöpfend zu erörtern, 4
würde eine ziemlich umfangreiche Monographie erfordern. Der im Text ge-

Seite

gebene Nachweis genügt, um für die Altersbestimmung der Schrift eine erste starke Präsumtion zu schaffen. Einen vollgültigen Beweis würde auch ein weit reicheres Aufgebot an Belegen nicht herzustellen vermögen. Denn immer ließe sich von gegnerischer Seite der Einwand erheben, daß die ionische Prosa, von der wir kaum irgendwelche mit Sicherheit datierbare jüngere Erzeugnisse besitzen, jene ältere Gebrauchsweise länger festgehalten habe als die Sprache der Attiker. Auch ist die hier in Frage kommende Anwendung des Wortes niemals, selbst in byzantinischer Zeit nicht, vollständig erloschen, so daß es sich hierbei stets nur um graduelle Unterschiede handelt, die zwar von höchstem Belange, aber kaum geeignet sind, die Grundlage eines strengen Beweises zu bilden.

5 [1] Vgl. Aristot. de anima Γ 3 (427ᵃ 21): *καὶ οἵ γε ἀρχαῖοι τὸ φρονεῖν καὶ τὸ αἰσθάνεσθαι ταὐτὸν εἶναί φασιν.* Desgleichen Theophrast. de sensu c. 3 (Opera ed. Wimmer III p. 8f.).

6 [1] Das Bruchstück des Melissos (Vorsokratiker 148 u. 679) ist uns durch Aristokles bei Eusebius Praepar. Evang. 14, 17 und durch Simplicius in seinem Kommentar zu Aristoteles de caelo (Γ 1, 559, 2 Heiberg), in seinem Schlußteil aber nur durch den letzteren erhalten. Der Text hat in unmittelbarer Nähe des oben angeführten Satzes eine schlimme Beschädigung erfahren, welche Bergk (Opuscula II, 106) und Mullach (Aristot. de Melisso etc., p. 89) durch eine, wie ich denke, unbedingt notwendige Umstellung beseitigt haben. Ich glaube ihr Werk zu vollenden, indem ich, einer gebieterischen Forderung des Gedankens gehorchend, das zweite *μήτε* nach *τὰ ἐόντα* statt vor diese Worte stelle. Wird doch die einzige Ausflucht, mittelst welcher man die überlieferte Wortordnung (*μήτε ὁρᾶν μήτε τὰ ἐόντα γινώσκειν*) etwa zu schützen versuchen könnte, *ὁρᾶν* sei im Sinne von *ὀρθῶς ὁρᾶν* gebraucht — denn ein Sehen von Unwirklichem sei kein eigentliches oder wahrhaftes Sehen —, nicht nur durch den Parallelismus der beiden so eng verbundenen Infinitive, sondern auch durch den vorausgehenden Teil des Bruchstückes abgeschnitten, wo zu wiederholten Malen das „richtige" Sehen, Hören, Verstehen in völlig sach- und sprachgemäßer Weise durch *ὀρθῶς ὁρᾶν, ἀκούειν, συνιέναι* usw. ausgedrückt wird.

7 [1] Blaß, Die attische Beredsamkeit II 121.

[2] K. O. Müller, Griech. Literaturg. II² 330ff. Vgl. auch ebenda 394.

8 [1] Blaß, a. a. O. I¹ 128; Müller, a. a. O. II 331.

[2] Vgl. Dionys. Halicarnass. de comp. verb. c. 22 init. = II 1, 179 Usener-Radermacher: *ἐρείδεσθαι βούλεται τὰ ὀνόματα ἀσφαλῶς καὶ στάσεις λαμβάνειν ἰσχυράς, ὥστ' ἐκ περιφανείας ἕκαστον ὄνομα ὁρᾶσθαι κτέ.*

[3] Es kommen in der Tat, wie es scheint, nur zwei heraklitische Bruchstücke in Betracht, die ich übersehen hatte und auf die Zeller I⁵ 711 Anm. hingewiesen hat. Es sind das die Fragmente 82 und 104 Bywater = 84 und 111 Diels (Vorsokratiker 74 und 77). Aus späterer Sprache wäre noch Dio or. 4, I p. 83, 4 Dindorf = I 72, 21 Arnim zu erwähnen.

9 [1] Aus jüngerer Sprache erwähne ich Stoiker bei Laert. Diog. VII, 110: *ἀφ' ἧς πολλὰ πάθη βλαστάνειν.* Auch Themistius or. 24 p. 307ᵈ: *τὰς ψυχὰς ὑμῶν παιδείαν βλαστάνειν.*

[2] Auch an sonstigen Plurales rariores leidet unsere Schrift keinen Mangel. Dahin kann man rechnen: *ἀκέσιες, ἀπιστίαι, ἐγχειρήσιες, ἔνδειαι, ἐπικουρίαι, ἑρμηνεῖαι, εὐπορίαι, θάνατοι, θεραπεῖαι, φύσιες.* Einiges davon ist aus Isokrates (vgl. Blaß II 125 über „den bei ihm sehr beliebten Gebrauch des Pluralis von

Abstrakten"), aus Demosthenes (vgl. Rehdantz, Philipp. Reden, Index unter „Plurale von abstrakten Substantiven" und Blaß III 1, 85) oder Platon bekannt. Bei Herodot findet sich derartiges, soweit ich sehe (*τοὺς θανάτους* VI 58 gehört nicht hierher, so wenig als *μ* 341), selten und fast nur in der gehobenen Darstellung, welche den Reden und den Gnomen eigen ist; vgl. III 40, 82, 126; VI 11, 109; VII 158. Freilich ist es nicht immer leicht zu entscheiden, inwieweit diesen Pluralen rhetorische Bedeutung beiwohnt, inwieweit nicht. So ist der Plural von *φύσις* bei Platon und in den hippokratischen Schriften recht gewöhnlich, desgleichen in den letzteren jener von *θάνατος*, auch an Stellen, denen jeder rednerische Nachdruck fremd ist. In De prisca medicina begegnen außerdem: *τιμωρίαι, κακοπάθειαι, δριμύτητες, κρήσιες* und *ἀκρησίαι, δυνάμιες* und *ἀδυναμίαι, λύσσαι, δήξιες, ἀνακομιδαί, συνταράξιες, ἀκρότητες, ὀξύτητες, ἰσχύες, πλατύτητες, στενότητες*. Eine sehr große Zahl solcher Plurale enthält die umfangreiche Schrift *Περὶ ἄρθρων*. Bei alledem ist es unzweifelhaft, daß die Verwendung derselben auch ein in den Schriften der alten Sophisten beliebter Redeschmuck war. Nicht nur macht *οἰμωγαί, σπουδάς* und *σπουδαῖς* bei Gorgias diesen Eindruck (Fgg. 12 und 18 der Edit. Turic.), auch Platon bietet in seiner Nachbildung protagoreischer Reden vieles in diesem Betracht an sich oder doch durch die Häufung sehr Auffälliges dar, so: *ἀλληλοφθοριῶν διαφυγαί, πόλεων κόσμοι, φθόνοι τε καὶ ἄλλαι δυσμένειαι, θυμοί, τῶν οἴκων ἀνατροπαί*. Davon kehrt *φθόνοι* mehrfach in den „Gesetzen", aber auch nur in diesen (und in den Briefen), darunter einmal mit *θυμοί* verbunden wieder: IX 134[a] (vgl. ebenda 682[d]: *θανάτους τε καὶ σφαγὰς καὶ φυγάς*) — woraus man wohl nichts anderes folgern darf, als daß, was in Platons Jugendjahren als stilistische Paradoxie empfunden ward, zur Zeit seines Greisenalters ein Gemeinplatz geworden war. Eben in den „Gesetzen", 733[b], findet sich auch *σφοδρότητες*, das ich anderweitig nicht belegen kann, dem aber das isokratische *μετριότητες*, Or. III 6, sehr nahe kommt.

[3] In betreff des Gorgias bedarf es kaum der Berufung auf Ciceros Zeugnis, dort, wo dieser ihn mit Thrasymachos zusammen- und beiden den jüngeren Isokrates gegenüberstellt: est enim ut in transferendis faciendisque verbis tranquillior e. q. s. (Orator 176). Mit Rücksicht auf Protagoras vergleiche man die zahlreichen „gewählten, sonst nur dichterischer Rede gewöhnlichen Worte und Wendungen" in dem der Diktion dieses Sophisten künstlerisch nachgebildeten Mythos, wie sie zuletzt von Sauppe, Platos Protagoras[4] 57 gesammelt wurden; desgleichen beachte man in dem einzigen größeren Bruchstück, welches durch Plutarch, Consolatio ad Apollon. 33, auf uns gekommen ist, die zwei höchst ungewöhnlichen Sätzchen *εὐδίης γὰρ εἴχετο* und *νηπενθέως ἀνέτλη*. Für *εὐδία* in diesem übertragenen Sinne fehlt es durchaus an anderen Belegen aus der älteren Prosa; weiß doch auch Wyttenbach nur zwei Parallelen aus Plutarch selbst, wahrscheinlich Nachbildungen jenes Zitates, anzuführen. Das Adverb *νηπενθῶς* scheint überhaupt nicht anderweitig vorzukommen. Desgleichen mögen *εὐποτμίη* und *ἀνωδυνίη* geradezu von Protagoras geprägt sein. Erscheint doch das erstere nicht vor der römischen Zeit, das letztere überhaupt kaum wieder, so häufig auch *εὔποτμος* und *ἀνώδυνος*, zumal von Dichtern, gebraucht werden. Und wie zahlreiche derartige Neubildungen müßten uns, selbst wenn unser Quellenmaterial ein ungleich vollständigeres wäre, schon darum verborgen bleiben, weil der Strom der Sprache doch sicherlich gar viele von ihnen aufgenommen und mit sich fortgeführt hat.

[4] Blaß hat die Schrift *Περὶ τέχνης* in der neuen Ausgabe seines Werkes beiläufig erwähnt (I[2] 89) und von ihr sowohl wie von der Schrift De prisca

medicina behauptet, daß sie „in ihren großen wohlgebauten Perioden und in der Ermäßigung jedes Schmuckes, auch des Figurenschmuckes, entschieden die Entwicklungsstufe des vierten Jahrhunderts" verraten. Ich nehme Akt von der Bemerkung über die Ermäßigung des Figurenschmuckes und von dem darin enthaltenen Widerspruch gegen Johannes Ilbergs Versuch, die Schrift „Von der Kunst" einem Schüler des Gorgias zuzuweisen. Im übrigen vermag ich mir jenes Urteil ganz und gar nicht anzueignen. Die Periode bei Antiphon, Or. V 84 ist ungleich kunstvoller und verwickelter als irgend etwas, was in unserer Schrift begegnet, z. B. 4 init. und 8 init. Bei Andokides, dessen Reden zum Teil nur wenig jünger sind als jene des Antiphon, der aber einer späteren, weniger dem Archaïsmus zuneigenden Generation angehört, findet man die reichste Auswahl derartiger Beispiele. Was der Verfasser der „Attischen Beredsamkeit" über die Entwicklungsstufe des vierten Jahrhunderts auf Grund der großen, wohlgebauten Perioden bemerkt, erscheint mir um so verwunderlicher, da er selbst bei Lysias — hinter welchem unser Autor nebenbei in diesem Betracht sicherlich weit zurücksteht — den „gewandten und gerundeten Periodenbau" rühmt (I² 429), während doch einige Reden desselben noch in das fünfte Jahrhundert fallen und so viele der Wende des Jahrhunderts angehören. Was aber die Ermäßigung des Figurenschmuckes anbelangt, so scheint Blaß von der wenig gerechtfertigten Voraussetzung auszugehen, daß ein Übermaß von rhetorischem Schmuck den sämtlichen Erzeugnissen der ältesten griechischen Kunstprosa eigen gewesen sein müsse. Entschieden dagegen spricht selbst die karikierende Nachahmung der protagoreïschen Diktion bei Platon, wobei man nicht vergessen darf, daß das Hauptstück derselben (der Prometheusmythus) epideiktischen Charakter besitzt und daher wohl auch sein Urbild noch ungleich geschmückter sein mußte als die Streitreden von der Art der Antilogien. Zu allem Überflusse wird Thrasymachos geradezu als der rhetorische Begründer der mittleren Stilgattung und zugleich als „Erfinder der für praktische Rede passenden Periode" bezeichnet, und zwar auf Grund theophrastischer Zeugnisse (Blaß, a. a. O. 251). Und wenn eben dieser Lehrer der Redekunst (woran neuerlich v. Wilamowitz, Homer. Untersuch. 312, erinnert hat, und was auch Blaß jetzt richtig verwertet, I² 245) in den 427 zuerst aufgeführten *Δαιταλῆς* des Aristophanes zu Athen verspottet ward, so wird es völlig unerfindlich, wie jene zwei Argumente beweisen können, daß unsere Schrift und das nebenbei in stilistischer Beziehung sehr verschiedene Buch „Von der alten Medizin" dem vierten Jahrhundert entstammt sind.

Sehr bezeichnend für die stilistische Entwicklungsstufe unseres Redekünstlers ist übrigens jener Rest altertümlicher Unbeholfenheit, der in der häufigen Wiederholung derselben Partikeln zutage tritt. Im 11. Abschnitt kehrt *γάρ* nicht weniger als zehnmal wieder, in 10 dreimal in unmittelbarer Folge: *δύο μὲν γὰρ ... ὅσα γὰρ ... πᾶν γὰρ τὸ ἀσύμφυτον* —. Damit kann man vergleichen das in der vorhergehenden Anmerkung erwähnte größere Bruchstück des Protagoras, das ich hierher setze: *τῶν γάρ ⟨οἱ?⟩ υἱέων νεηνιέων ἐόντων καὶ καλῶν, ἐν ὀκτὼ δὲ τῇσι πάσῃσιν ἡμέρῃσιν ἀποθανόντων νηπενθέως ἀνέτλη· εὐδίης γὰρ εἴχετο, ἐξ ἧς πολλὸν ὤνητο κατὰ πᾶσαν ἡμέρην ἐς εὐποτμίην ⟨τε⟩ καὶ ἀνωδυνίην καὶ τὴν ἐν τοῖσι πολλοῖσι δόξαν· πᾶς γάρ τίς μιν ὁρῶν τὰ ἑωυτοῦ πένθεα ἐρρωμένως φέροντα μεγαλόφρονά τε καὶ ἀνδρεῖον ἐδόκει εἶναι καὶ ἑωυτοῦ κρέσσω, κάρτα εἰδὼς τὴν ἑωυτοῦ ἐν τοιοίσιδε πρήγμασιν ἀμηχανίην.*

[5] Die alte Sprache meidet derlei Wiederholungen auch dort nicht, wo keinerlei besonderer Nachdruck erstrebt wird, wie dies z. B. bei Antiphon, Or. V 20 der Fall ist in dem Satze: *ἐγὼ δὲ τὸν μὲν πλοῦν ἐποιησάμην ἐκ τῆς Μυτι-*

Seite

λήνης, ὦ ἄνδρες, ἐν τῷ πλοίῳ πλέων ᾧ Ἡρώδης οὗτος, ὅν φασιν ὑπ' ἐμοῦ ἀποθανεῖν· ἐπλέομεν δὲ κτέ., und zwei Zeilen darauf wieder συνέπλει. Daß Antiphon „dadurch seiner Auseinandersetzung das Gepräge der Schlichtheit verleihen" wolle — dieser Behauptung v. Morawskis (Ztsch. f. öst. Gymn. 1879, 164) zuzustimmen, hindert mich die Wiederkehr derselben Erscheinung bei den übrigen Vertretern der gleichen Stilphase. So scheut sich Anaxagoras (Fgm. 7 Mullach = Vorsokratiker 319, 19) nicht, innerhalb weniger Zeilen κινεῖν, κινεομένου, ἐκίνησε, κινεομένων und in denselben vier Zeilen ἀπεκρίνετο, διεκρίθη, διακρινομένων, διακρίνεσθαι zu gebrauchen. Nicht viel anders in Fgm. 6. Daher auch die Kritik dort gleichwie bei Diogenes von Apollonia Fgm. 2 = Vorsokratiker 334, 12 (wo ich schreibe: εἰ τούτων τι ἦν ἕτερον, τὸ ἕτερον τοῦ ἑτέρου, ἕτερον ἐὸν τῇ ἰδίῃ φύσει καὶ μὴ τωὐτὸ ἐὸν — ἡτεροιοῦτο κτέ.) durch keine hierauf bezüglichen Skrupel gebunden ist. Zahlreiche Beispiele enthält die Schrift „Vom Staate der Athener", die gleich in den ersten Zeilen εἵλοντο, ἑλόμενοι und wieder εἵλοντο, desgleichen οὐκ ἐπαινῶ διὰ τόδε und sogleich wieder: διὰ μὲν οὖν τοῦτο οὐκ ἐπαινῶ darbietet. Ebenso I 3 innerhalb acht Zeilen: ὁπόσαι . . . τῶν ἀρχῶν, τούτων μὲν τῶν ἀρχῶν, ἐν τῷ μὴ αὐτὸς ἄρχειν ταύτας τὰς ἀρχάς, τοὺς δυνατωτάτους ἄρχειν, ὁπόσαι δ' εἰσὶν ἀρχαὶ und ταύτας ζητεῖ ὁ δῆμος ἄρχειν. Das Verkennen dieser Neigung hat insbesondere den Text Herodots vielfach geschädigt; vgl. unsere Bemerkungen in Ztsch. f. öst. Gymn. 1859, S. 446; auch die dort angeführte Stelle I 114: ἔπαιζε . . . ἔπαιζε δὲ . . . ist seither, Revue de philol. X 60, mit Unrecht angefochten worden, nicht minder II 1: πένθος ποιεῖσθαι nach πένθος ἐποιήσατο, Mnemos. N. S. XI 122. Wie ganz anders es in diesem Betrachte Isokrates hielt, mag man bei Blaß II 165 nachlesen.

[1] Die Abschnitte laufen jedesmal in eine scharf pointierte Wendung 10
wie in eine Spitze aus. Wie es den einzelnen Sätzen an abrundendem Füllwerk gebricht (an προσθήκαις τισὶν ὀνομάτων, ἵνα ὁ κύκλος ἐκπληρωθῇ, um mit Dionys. de comp. verb. c. 22 zu sprechen), so fehlt es dem Ganzen an wohlgeglätteten Übergängen und inniger Verschmelzung der Teile. Die Kürze derselben und die überscharfe Markierung der Einschnitte entspringt, wenn ich nicht irre, einer gewissen Kurzatmigkeit der Gestaltungskraft im Verein mit starkem rhythmischem Gefühl, welches die Abschnitte fast wie Strophen behandelt, und zugleich auch dem Streben, die mühsam erarbeiteten Originalgedanken möglichst plastisch hervortreten zu lassen. Es zeigt sich hierin eine frühe Phase des Prosastils, gleichwie uns ähnliches noch heutzutage bisweilen in den Erstlingswerken talentvoller Schriftsteller und vor allem in den Schriften geistreicher Frauen begegnet.

[1] Blaß II 135 ff. 11

[2] Vgl. Heraklit Fgm. 21 Bywater (Vorsokratiker 67, 2): τὸ μὲν ἥμισυ γῆ, τὸ δὲ ἥμισυ πρηστήρ, Herodot I 32: προρρίζους ἀνέτρεψεν, und kurz vorher: πολλὰ μὲν ἔστιν ἰδεῖν, oder III 82 z. E.: οὐ γὰρ ἄμεινον (vgl. Hermogenes Περὶ ἰδεῶν B 12 = Rhet. gr. II 421 Spengel). Ebenso Protagoras in dem bereits mehrfach angeführten Bruchstück: πᾶς γάρ τίς μιν ὁρῶν. — Den Hiat meidet unser Autor gleich den Dichtern mehrfach mittelst der Elision und durch Verwertung des paragogischen ν, nicht aber durch die Wortstellung, selbst wo diese jenem Zweck gar leicht dienstbar gemacht werden konnte. Auch hierin berührt er sich mit Herodot, mit Protagoras und Gorgias.

[3] Unsere Schrift nimmt auch in diesem Betracht eine Mittelstellung ein zwischen dem genus grande und dem genus tenue. Jedoch steht sie dem ersteren wohl erheblich näher als dem letzteren. Die τέχνη, die τύχη, die Natur,

Seite

die Rede, die Krankheiten, die Ausscheidungen werden mehrfach personifiziert, und hierin gleicht der Autor dem Antiphon weit mehr als etwa dem Lysias oder dem Andokides (vgl. Ottsen, De Antiphontis verborum formarumque specie, Rendsburger Programm 1854, p. 14). Hingegen wird man bei ihm ein so gewagtes Bild wie jenes, worin der Giftbecher als Mörder erscheint (Antipho, I 20), vergebens suchen, um von den gorgianischen Überschwenglichkeiten, den *ἔμψυχοι τάφοι*, den *χλωρὰ καὶ ἔναιμα πράγματα* u. dgl. m. zu schweigen. Seine Kühnheit steht ungefähr auf derselben Höhe wie diejenige Herodots (*τίσις ἥξει* I 13, *ὁ πόλεμος . . . ἀπῖκται ἐς ὑμέας*, VII 158, *ὄψις τε ἐμὴ καὶ γνώμη καὶ ἱστορίη ⟨ἡ⟩ ταῦτα λέγουσά ἐστι* II 99) oder jene der protagoreischen Diktion bei Plato (*κλοπῆς δίκη μετῆλθεν* Protag. 322[a]) oder des Bruchstücks *οὐ βλαστάνει παιδείη κτέ.* hier S. 9.

12 [1] Vgl. Kommentar zu 7, 11 und 13. Daß keineswegs alles derartige sich auf gorgianischen Einfluß zurückführen läßt, haben wir dort gezeigt. Nebenbei sei daran erinnert, daß auch Platon dem Protagoras die Worte in den Mund legt: *ἀπολιπόντας τὰς τῶν ἄλλων συνουσίας, καὶ οἰκείων καὶ ὀθνείων, καὶ πρεσβυτέρων καὶ νεωτέρων* (Protag. 316[d])

Nicht viel anders steht es mit Isokolen und Parisen, die man sicherlich nicht durchweg als Erfindungen des Leontiners betrachten darf. Man vergleiche Ciceros Orator 175: „Nam, ut paulo ante dixi, paria paribus adiuncta et similiter definita itemque contrariis relata contraria, quae sua sponte, etiamsi id non agas, cadunt plerumque numerose, Gorgias primus invenit“. Echt ciceronisch ist es, ein weitverbreitetes Stilphänomen unter dem Gesichtspunkt der dasselbe erzeugenden Denkgewohnheiten zu betrachten und es nichtsdestoweniger zugleich einem individuellen Urheber beizulegen. Allein wir alle stehen noch viel zu sehr im Banne jener unhistorischen antiken Auffassung, die alles und jedes einem Erfinder zuweist. Und wie sehr insbesondere Gorgias in diesem Betracht noch immer überschätzt wird, dies lehrt, wie Ottsen a. a. O., p. 8 treffend bemerkt hat, ein Blick auf die chronologischen Momente. War doch Antiphon zur Zeit, da der sicilische Rhetor nach Athen kam, sicherlich schon 50 Jahre alt. Und auch Thukydides wird, als er beim Ausbruch des Krieges an seinem Werke zu schreiben begann, wohl doch schon einen nicht ganz und gar unfertigen Stil besessen haben. Das Altertum liebte es eben, stilistische gleich sonstigen Eigentümlichkeiten, die den Gemeinbesitz einer Epoche ausmachten, an den Namen desjenigen zu heften, bei dem sie besonders auffällig hervortraten. Und dies war zumeist derjenige, bei dem sie zur Manier geworden waren. Sehr bezeichnend ist in dieser Beziehung der Widerspruch, welchen die Urteile der alten Kunstrichter in betreff des Lysias verraten (vgl. Blaß I[1] 392). Auch daran mag bei diesem Anlaß erinnert sein, daß gar manches, was Dionysios in der Charakteristik des *αὐστηρὸν γένος* vorbringt, augenscheinlich, wie eben unsere Schrift lehrt, zur Eigenart der archaischen Kunstprosa überhaupt gehört hat (vgl. die Anführungen aus De compos. verb. c. 22 in den vorangehenden Anmerkungen).

13 [1] Cabanis, Du Degré de Certitude de la Médecine, p. 160 Note: La question que nous venons d'examiner dans ses arguments principaux, pourroit se poser plus généralement et plus brièvement à-peu-près de la manière suivante.

1. Les phénomènes de la santé et de la maladie, les effets des alimens, des remèdes, ou de toute substance capable de modifier l'état du corps vivant, ont-ils lieu suivant un ordre régulier?

2. Cet ordre peut-il être soumis à l'observation?

Seite

3. Ou, ce qui est la même chose, peut-on établir certains principes fixes sur la manière dont ces phénomènes, ou dont ces effets sont produits?

4. Et, par une conséquence directe, peut-on établir d'autres principes correspondants, sur la manière de les produire par art, de les prévenir, ou de les faire cesser?

[1] Vgl. Mills System der Logik, Buch III, Kap. 10, § 6ff. (Band III, S. 160ff. 15
der Gesammelten Werke).

[2] Vgl. Alex. Bain, Logic II 362, desgleichen Fick, Medizinische Physik[3], Anhang (S. 416—433) über Anwendung der Wahrscheinlichkeitsrechnung auf medizinische Statistik.

[1] Melissi Fgm. 1 (Fragmenta philosophorum graecorum ed. Mullach I 261, 19
von Diels, Vorsokratiker 143, 30, m. E. nicht mit Recht als bloße Paraphrase aufgefaßt): *εἰ μὲν μηδὲν ἔστι, περὶ τούτου τί ἂν λέγοιτο ὡς ἐόντος τινός;*

[2] Vgl. Zeller, Philosophie der Griechen I[5], 1106, A. 3 u. 4. Ebendahin gehört auch Plato Soph. 236f. und Staat V 478[b—c] (vgl. Hartenstein, Philosophisch-historische Abhandlungen, S. 147, und Grote, Plato II 548ff.), desgleichen die Prämisse in einem Argument des Gorgias: *δεῖ γὰρ τὰ φρονούμενα εἶναι καὶ τὸ μὴ ὂν εἴπερ μὴ ἔστι μηδὲ φρονεῖσθαι* in der Schrift *Περὶ Ξενοφάνους κτἑ.* Ps.-Aristoteles 980[a] 9.

[3] Diesen Zusammenhang hat bereits Aristoteles klar durchschaut (Metaph. *Γ* 5) und sein bester Exeget Bonitz im Kommentar (Aristot. Metaphys. II 201) aufs trefflichste beleuchtet.

[4] Statt, „daß jeder Vorstellung eine Wirklichkeit entspreche", sollten wir vielleicht sagen: „daß jedem Existentialurteil eine Wirklichkeit entspreche". Denn das Fundament jener Lehre bildet offenbar die Erwägung: wie kämen wir dazu, von einem Dinge zu wissen, wenn wir es nicht, sei es mit den Sinnen, sei es mit dem Geiste (dem inneren Sinn, der *γνώμη*), geschaut hätten? Der genauere Ausdruck wäre in mehrfacher Rücksicht der angemessenere; hauptsächlich darum, weil unser Anonymus ja sicherlich nicht geglaubt hat, daß jede Verbindung eines beliebigen Subjekts mit einem beliebigen Prädikat, die irgend jemand in seinem Bewußtsein vorfindet — z. B. der Satz: die Menschen sind unsterblich —, auf Wahrheit beruhe. Allein die präzisere Fassung jener Doktrin würde vagen und verschwommenen Gedanken eine Bestimmtheit verleihen, deren sie unzweifelhaft entraten haben. Wäre sich der Autor der Grenzen bewußt gewesen, welche die Funktionen des Vorstellens und Urteilens voneinander und andererseits die Existentialurteile von sonstigen Urteilen scheiden, so hätte seiner Lehre die Wurzel gefehlt, aus welcher sie erwachsen ist.

[1] Vermuten darf man vielleicht, unser Autor habe mehr oder minder 20
deutlich empfunden, daß das *αὐτόματον* ein Beziehungsbegriff ist, nicht etwas Substantielles oder Dingartiges, als welches ihm die *τέχναι* erschienen sind. Das auf die letzteren bezügliche Argument wird vielleicht ein oder der andere Leser für das Ergebnis einer bloßen Äquivokation zu halten geneigt sein. Eine *τέχνη* kann in einem Sinne existierend heißen, wenn der Inbegriff von Hantierungen vorhanden ist, welche ihr Rüstzeug ausmachen, ferner berufsmäßige Vertreter derselben und ein von diesen fortgepflanztes System von Lehrsätzen. In einem anderen Sinne gilt eine *τέχνη* nur dann als eine wahrhaft existierende, wenn die von ihr geübten Verrichtungen das ihnen gesteckte Ziel erreichen, in unserem Falle also, wenn Heilung der Krankheiten oder Milderung der Leiden im großen und ganzen die Frucht ärztlichen Bemühens ist. Man würde jedoch meines Erachtens dem Verfasser von *Περὶ τέχνης* Un-

Seite

recht tun, wenn man ihn fähig glaubte, durch solch eine grobe Äquivokation, sei es sich, sei es andere, zu täuschen.

21 [1] So drückt sich in betreff des Protagoras Paul Natorp aus (Forschungen zur Geschichte des Erkenntnisproblems im Altertum, Berlin 1884, S. 17). Gern wiederhole ich die tatsächlich vollkommen richtige Behauptung Natorps, die auch für unseren Fall von weitreichendster Bedeutung ist: „und sodann darf auch wohl erinnert werden, daß überhaupt **kein Philosoph** vor Platon, soviel bekannt, zwischen *αἴσθησις* und *δόξα* genau unterschieden hat" (a. a. O., S. 18).

22 [1] D. Peipers, Die Erkenntnistheorie Platos, mit besonderer Rücksicht auf den Theätet, Leipzig 1874, S. 44ff. E. Laas, Neuere Untersuchungen über Protagoras (in Vierteljahrsschrift für wissenschaftliche Philosophie VIII 479ff.). W. Halbfaß, Die Berichte des Platon und Aristoteles über Protagoras (mit besonderer Berücksichtigung seiner Erkenntnistheorie) kritisch untersucht, in Fleckeisens Jahrbüchern Suppl. XIII, gesondert abgedruckt Straßburg 1882.

23 [1] Dies tun gar viele und in anderen Rücksichten vortreffliche Darsteller der antiken Philosophie, darunter auch Wilhelm Windelband, Geschichte der alten Philosophie (in Iwan Müllers Handbuch der klassischen Altertumswissenschaft V 1), Nördlingen 1888, S. 186, Anm. 8: „Die Erläuterung Theaet. 152ᵃ erlaubt nicht, das *ἄνθρωπος* in dem bekannten Satze auf die Gattung zu deuten." Ich antworte: Die Erläuterung, die irgend jemand, und sei es auch ein Platon, dem Satze eines anderen beifügt, kann uns nicht hindern, denselben so zu verstehen, wie sein Wortlaut es gebietet. Desgleichen gilt mir als das *πρῶτον ψεῦδος* in Natorps im einzelnen viel Wertvolles enthaltenden Auseinandersetzungen der Satz (a. a. O. S. 6): „Von dem **vorliegenden Berichte** war auszugehen, nicht von selbst gemachten Voraussetzungen." Weder von diesen — so erwidere ich —, noch von jenem, sondern einzig und allein von dem protagoreïschen Bruchstück selbst, welches wir mit unbefangenster Treue auszulegen haben, mag nun das Ergebnis mit der von Platon beliebten Verwendung desselben übereinstimmen oder nicht. Einen „Bericht" an die Stelle der Urkunde zu setzen, über welche berichtet wird, dies ist nur dann statthaft, wenn der Verlust der primären Quelle uns keine andere Wahl übrig läßt. Und auch dann müssen wir die sekundäre Quelle aufs schärfste daraufhin prüfen, ob sie denn in Wahrheit ein historischer „Bericht" ist, — eine Prüfung, welche im gegenwärtigen Falle unserer Überzeugung nach nur zu einem negativen Ergebnis führen kann.

[2] Zeller, a. a. O. I^5 1093f., desgleichen in seinem Grundriß der Geschichte der griechischen Philosophie, Leipzig 1908, S. 87f.. Vollkommen richtig übersetzt Bonitz, Platonische Studien³, S. 50, das Bruchstück, desgleichen F. A. Lange, Geschichte des Materialismus I², S. 29; nicht minder Grote, Plato II¹ 180 und 323; doch fügt dieser an letzterer Stelle die herkömmliche, platonische Deutung der Worte seiner Übertragung des Fragmentes in einer Weise (innerhalb der Anführungszeichen) bei, welche den Text und den ihm nachfolgenden Kommentar keineswegs mit ausreichender Strenge auseinanderhält.

[3] **Eine Interpretation** des Bruchstücks ist aus dem Altertum auf uns gekommen, welche seinem Wortlaut vollkommen gerecht wird. Es ist die auch von Diels in den Prolegomena zu den Doxographi Graeci, p. 263, mit Recht gerühmte Paraphrase des Hermias, Irrisio gentilium philosophorum c. 9 (Doxogr. Gr., p. 653): *Πρωταγόρας . . . φάσκων, ὅρος καὶ κρίσις τῶν πραγμάτων ὁ ἄνθρωπος, καὶ τὰ μὲν ὑποπίπτοντα ταῖς αἰσθήσεσιν ἔστιν πράγματα, τὰ δὲ μὴ ὑποπίπτοντα οὐκ ἔστιν ἐν τοῖς εἴδεσι τῆς οὐσίας.* Die Worte *ταῖς αἰσθήσεσιν* dürften dem Ge-

Seite

danken des Protagoras größere Präzision verleihen, als er aller Wahrscheinlichkeit nach besessen hat; die Umkehrung des Urteils — das Nichtwahrnehmbare ist unwirklich, wo wir eher erwarten: das Unwirkliche ist nicht wahrnehmbar — wird schwerlich richtig sein. Allein was will das neben dem einen entscheidenden Punkt besagen, daß hier klar und deutlich von der Existenz von Dingen die Rede und der „Mensch“ augenscheinlich nicht individuell, sondern generisch verstanden ist? Es überrascht, nebenbei bemerkt, in dieser offenbar aus einer ungewöhnlich guten Quelle geschöpften Darstellung zwei Ausdrücken zu begegnen, welche auch dem metaphysischen Abschnitt unserer Schrift nicht fremd sind: *εἴδεα* und *οὐσία*.

[1] Vielleicht glaubt jemand, jenem Dilemma entrinnen zu können, indem 24
er die folgende vermittelnde Deutung vorschlägt: Der Satz gilt der Existenz, aber der Existenz von soundso beschaffenen Dingen, also mittelbar ihrer Beschaffenheit, wodurch der individualistischen Auslegung die Bahn freigemacht wird. Konkret gesprochen, der eine behauptet (um bei unserem früheren Beispiel zu bleiben): Für mich existiert süßer Honig, ein anderer: Für mich existiert bitterer Honig. Es genügt, wie ich meine, diesen allein noch übrig bleibenden Ausweg, dessen unsere Gegner sich bedienen können, streng zu formulieren, um ihn als das zu erkennen, was er ist, als eine leere Ausflucht. Denn nimmermehr hätte, wer solch einen Gedanken ausdrücken wollte, ihn in so wenig angemessene und zutreffende Worte gekleidet. Ein *χρῆμα* ist eben ein Ding oder etwas als dingartig Aufgefaßtes, jedenfalls nicht die Verbindung eines Subjekts mit einem Prädikat. „Ein Ding existiert“, und: „Ein Ding ist so oder so beschaffen“, dies sind zwei grundverschiedene Aussagen, die nur derjenige mit denselben Worten bezeichnen könnte, der nicht verstanden werden oder der seine Hörer und Leser absichtlich irreleiten wollte.

[1] Vgl. Aristot. Metaph. I 1, 1053ª 35: *Πρωταγόρας δ' ἄνθρωπόν φησι* 25
πάντων εἶναι μέτρον, ὥσπερ ἂν εἰ τὸν ἐπιστήμονα εἰπὼν ἢ τὸν αἰσθανόμενον, mit Halbfaß' Bemerkungen dazu S. 48f., der unter anderem vollkommen richtig darauf hinweist, daß Aristoteles den Satz hier „durchaus im generellen Sinne nimmt“. Vgl. auch Natorp a. a. O. 52.

[2] Hat Protagoras etwas von dem, was Platon irrtümlich in seinem Homo mensura-Satz zu finden glaubte, anderswo wirklich geäußert? Die Frage klingt absonderlich und müßte jedem anderen als eben Platon gegenüber von vornherein verneint werden. Allein der Dichter-Denker hat uns so sehr an Überraschungen gewöhnt, daß wir auf immer neue gefaßt sein müssen. Er, der mit allem Stofflichen in genialer Freiheit zu schalten und zu spielen liebt, konnte es verschmähen, einer gegnerischen Lehre dort zu begegnen, wo sie für jedermann zu finden war. Ihn mochte der gewagte Versuch reizen, sie dort aufzuspüren, wo noch niemand sie vermutet hatte, den Feind in seinem stärksten, anscheinend uneinnehmbaren Bollwerk anzugreifen und ein vielberufenes Wort, eben das Feldzeichen, welches den Urheber jener Doktrin zu Kampf und Sieg geführt hatte, durch eine kühne Auslegung und vernichtende Kritik seines altgewohnten Ansehens zu entkleiden. Mit dieser Möglichkeit ist zu rechnen, obgleich es schwerlich jemals gelingen wird, sie zur Gewißheit zu erheben. Man wird ihr mehr oder weniger Gewicht beilegen, je nachdem man die sonstigen mit der platonischen Darstellung übereinstimmenden antiken Berichte bewertet, sie von dieser allein abhängig und aus ihr erklärbar erachtet oder nicht. Als möglich, ja als wahrscheinlich darf uns, so meine ich, die Annahme gelten, Protagoras habe an irgend einer Stelle seiner metaphysischen Schrift von den sinnlichen Eigenschaften der Dinge gehandelt

und — was ihm, nebenbei bemerkt, zu hoher Ehre gereichen würde — die gleiche subjektive Wahrheit einander widerstreitender Empfindungen behauptet (z. B. der Honig schmeckt dem normal Beschaffenen süß, dem Gelbsüchtigen bitter, an sich ist er weder das eine noch das andere). Weiter kann man es, insbesondere auf Grund des Berichtes über die Polemik des Demokritos gegen den Sophisten bei Sext. adv. math. VII 389 (p. 275 Bk.), nicht für ganz unwahrscheinlich halten, daß jene Lehre von diesem nicht immer mit der Behutsamkeit ausgesprochen wurde, die sie in unverrückbar feste Grenzen bannte und jeden möglichen Mißbrauch ausschloß. Hier fühlt man sich jedoch schon zu äußerster Vorsicht gemahnt, wenn man darauf achtet, daß gleich verläßliche Gewährsmänner (s. die Zeugnisse bei Zeller I[5] 920f.) dem Demokritos selbst eine mit der wirklich oder angeblich protagoreïschen identische Doktrin (das *οὐ μᾶλλον τοῖον ἢ τοῖον εἶναι τῶν πραγμάτων ἕκαστον*) teils beilegen und dann mit gröblichstem Mißverständnis als *σύγχυσις τοῦ βίου* bezeichnen, teils von ihm (eben dem Protagoras gegenüber) bestreiten lassen! Nicht mehr auch nur möglich, sondern schlechterdings unmöglich ist es hingegen, daß Protagoras die sogenannte extrem-subjektivistische, in Wahrheit an Wahnwitz grenzende Doktrin von der gleichen Wahrheit aller Meinungen, welche ihm im Theätet beigelegt wird, irgendwie als Norm der menschlichen Erkenntnis ernstlich aufgestellt und festgehalten habe. Denn ihr widerspricht nicht nur der Ton der uns erhaltenen Fragmente aufs deutlichste, auch ihr Inhalt steht zu derselben im schroffsten Gegensatz. Das Götterbruchstück vor allem ist völlig unvereinbar mit der Annahme, sein Verfasser habe das Dasein von Göttern für diejenigen als wahr erachtet, die an Götter glauben, und als unwahr für jene, die nicht an sie glauben! Vielmehr wird die Frage nach dem Sein oder Nichtsein der Götter als eine vollkommen verständliche und an sich lösbare hingestellt, deren tatsächliche Lösung nur an besonderen (daselbst namhaft gemachten) Umständen scheitere.

Allein auch von der soeben besprochenen Möglichkeit abgesehen konnte Platon sehr wohl zu seiner Mißdeutung des protagoreïschen Diktums gelangen, ohne sich irgend einer absichtlichen Entstellung bewußt zu werden (vgl. Peipers a. a. O. 45). Der Sophist hatte den Menschen das Maß der Dinge genannt. „Es gibt — so mochte Platon im Geiste zu ihm sprechen — nicht einen Menschen, sondern viele. Nur auf diese kann dein Wort gemünzt sein, es wäre denn, daß du den Mustermenschen meiner Ideenlehre geahnt und auf diesen gezielt hättest. Du handelst von empfindenden und wahrnehmenden Menschen. Wahrnehmungen und Empfindungen variieren aber von einem einzelnen zum anderen. Wenn du somit hinter allen Wahrnehmungen eine Wirklichkeit erblickst, so mußt du eine solche auch für jene individuellen Schwankungen annehmen.“ Da nun ferner der Abderite zwischen Wahrnehmung und Meinung oder Urteil, wie schon sattsam bemerkt ward, gewiß nicht stets mit zulänglicher und durchgreifender Strenge unterschied, so glaubte Platon, der alle in einer Lehre wie in ihrem Keim beschlossenen Folgerungen aus ihr abzuleiten und ans Licht zu bringen strebt, sich berechtigt, den weiteren Schluß auf die behauptete gleiche Wahrheit aller individuellen *δόξαι* zu ziehen. Denn daß es dem Philosophen im Theätet, wo der im „Protagoras“ so scharf, wenn auch nicht ohne verzerrende Übertreibung gezeichnete Charakterkopf des Abderiten ganz und gar zurücktritt, weit mehr um die Beurteilung und Bestreitung von Doktrinen als um die geschichtliche Würdigung einer bestimmten Persönlichkeit zu tun ist, dies hätte niemals verkannt werden sollen. Der Widerspruch zwischen dem extremen Skeptiker, der im „Theätet“ gegeißelt wird, und dem nicht an einem Mangel, sondern an einem Übermaß von Dogmatismus leidenden Namensträger des Dialogs Protagoras springt in die Augen und ist längst bemerkt worden. Und daß die uns erhaltenen Überreste protagoreïscher Weisheit nur zu diesem und nicht zu jenem Bilde stimmen, wer möchte es bezweifeln? (Der Satz vom *ἥττων λόγος* hat nur rhetorische Bedeutung, und die Behauptung, daß es in jeder Sache *δύο λόγοι ἀντικείμενοι ἀλλήλοισι* gibt, enthält nur den für uns ziemich trivialen, aber bedeutsamster Nutzanwendung fähigen Gedanken, daß in betreff jeder Frage ein Pro und ein Contra vorhanden ist. Nur Seneca, Epist. moral. 88, 43, hat den Satz dahin mißverstanden, als ob die zwei *λόγοι* einander gleichwertig wären. Dies liegt, wie schon Bernays, Rh. Mus. 7, 467 [= Ges. Abhandl. I 120], einsah, keineswegs im Wortlaut jener durch Eurip., Frg. 189 N², vortrefflich illustrierten Äußerung [vgl. Isokrat. 10 init.]; und widerlegt wird diese Auffassung dadurch, daß Arkesilaos dem ganzen Altertum als der Urheber der von Seneca dem Protagoras beigelegten Lehre galt.) Welch eine wunderliche Vorstellung müßten wir übrigens von Platons Verfahren gewinnen, wenn wir mit Natorp annehmen wollten, er sei in der einen Hälfte des Gespräches ängstlich bemüht gewesen, die wirkliche Erkenntnislehre des Protagoras getreulich wiederzugeben und sorgfältig zu zergliedern, während er in der anderen, dort, wo er von der angeblichen „Geheimlehre" desselben spricht, seinem übermütigen Humor rückhaltlos die Zügel schießen läßt und den Abderiten mittelst einer völlig freien und durchsichtigen Fiktion* zum Träger von Ansichten macht, die diesem — wie Platon selbst so unverhohlen als möglich andeutet — nicht, wohl aber, wie wir mit Schleiermacher hinzufügen dürfen, dem Aristipp angehörten. Dem von Schleiermacher, Platos Werke II 1³, S. 127, von Dümmler, Antisthenica, p. 57, und von Natorp, a. a. O., S. 25, hierüber Gesagten sei im Vorübergehen noch eines beigefügt. Theät. 157ᵉ ist in dem Satze: *ᾧ δὴ ἀθροίσματι ἄνθρωπόν τε τίθενται καὶ λίθον καὶ ἕκαστον ζῷόν τε καὶ εἶδος* — der rein phänomenalistische Standpunkt der Kyrenaiker so unverkennbar ausgesprochen wie kaum sonst irgendwo. Ein Ding oder Einzelwesen gilt ihnen und nur ihnen als eine Gruppe stets wiederkehrender Vorkommnisse oder Phänomene, ganz ähnlich wie Mill in seinem Buche über Hamilton von „groups of Permanent Possibilities of sensation" spricht, Examination of Sir William Hamilton's philosophy³, p. 222 ff. Daß Protagoras diesen Standpunkt eingenommen habe, kann, wenn irgend etwas in der Geschichte der antiken Philosophie, als eine Unmöglichkeit gelten. Nicht nur „natura", auch philosophia „non facit saltus". Auf die weitere Frage aber, wie denn Platon dazu gelangen konnte, in Protagoras einen Vorläufer der Kyrenaiker zu erblicken, vermag ich hier nicht näher einzugehen. Der Denker, welcher in erkenntnistheoretischen Fragen den „Menschen", den subjektiven Erkenntnisfaktor, so bedeutsam in den Vordergrund gerückt hat, konnte in gewissem Sinne mit gutem Recht als einer der Ahnherren subjektivistischer und relativistischer Doktrinen gelten. Ja selbst mit den eigentlichen Skeptikern, zu welchen ich die Kyrenaiker nicht rechne,

* Dies ist hauptsächlich von Dümmler, Antisthenica, p. 56 ff., in entscheidender Weise erwiesen worden. Die jetzt von Windelband, Geschichte der Philosophie, Freiburg 1890, S. 70 u. 80) vertretene Ansicht in betreff der vermeintlichen „Wahrnehmungstheorie" des Protagoras war lange Jahre hindurch auch die meinige. Allein ich habe schließlich erkannt, daß es durchaus nicht angeht, auch nur diesen Teil des Theätet als ernsthafte geschichtliche Quelle zu betrachten.

verknüpfte ihn, der so ganz und gar Dogmatiker war, insofern ein verwandtschaftliches Band.

Doch, um von dieser Abschweifung zurückzukehren — ungleich natürlicher ist die Annahme, daß für Platon in beiden Fällen die Sache weit mehr bedeutete als die Person, und daß es ihm dort, wo er selbst nach klarer Einsicht in die Natur des Erkenntnisprozesses und nach Überwindung der sie umgebenden Schwierigkeiten nicht ohne gewaltige Geistesanstrengung ringt, einzig und allein darum zu tun ist, die verschiedenen auf diesem Gebiete möglichen und großenteils durch Zeitgenossen, die er — aus künstlerischen wie aus persönlichen Rücksichten — nicht nennen konnte und wollte, vertretenen Richtungen zu kennzeichnen, in ihre Konsequenzen zu verfolgen und sich mit ihnen auseinanderzusetzen. Da bot sich dem Künstler, der stets nach plastischer Gestaltung strebt, der Name eines einflußreichen Denkers der Vergangenheit, in dessen Lehren er die Wurzel mancher zeitgenössischer Doktrinen zu erkennen glaubte, als ein willkommenes Merk- und Erkennungszeichen dar, von welchem er den ausgiebigsten, durch keinerlei historisch-kritische Bedenken eingeengten Gebrauch macht. Hier peinliche Genauigkeit oder philologische und geschichtliche Treue im einzelnen von ihm zu verlangen, dies heißt an Platon einen Maßstab legen, der seiner Eigenart wenig gerecht wird und den er selbst als der erste zurückgewiesen hätte. Und an dieser Stelle ist es mir überaus erwünscht, an einen eifrigen Gegner der von uns vertretenen Ansicht das Wort abtreten zu können, ich meine Paul Natorp, der sich a. a. O. S. 17 wie folgt ausspricht: „Und in der Tat, wenn schon der Hauptsatz den ‚Menschen', ohne Unterscheidung, zum Maße des Seins und Nichtseins ‚aller Dinge', ohne Unterscheidung macht, so ist die Deutung auf die beliebige Ansicht eines beliebigen Subjekts mindestens nicht ferngehalten."* Vollkommen richtig! Daß Protagoras es an sorgfältiger Verklausulierung seiner Äußerungen fehlen ließ, daß er Mißdeutungen derselben nicht bestimmt genug „vorgebeugt" hatte (vgl. Natorp, S. 17, 18, 19, 37), daß man ihm Verschwommenheit und „Unbestimmtheit des Ausdrucks" mit Recht vorwerfen konnte (vgl. Laas, a. a. O., S. 485) — dies halten wir ja alle gegenwärtig für so gut als ausgemacht. Mehr aber bedarf es nicht, damit wir uns nicht vor die peinliche Alternative gestellt sehen, entweder Platons unzulässige Deutung des Homo mensura-Satzes anzunehmen oder den großen Denker bewußter Fälschung zu zeihen.

[3] Warum die Meldung des Porphyrios bei Eusebius (Praep. evang. X 3), die metaphysische Schrift des Protagoras sei πρὸς τοὺς ἓν τὸ ὂν εἰσάγοντας gerichtet gewesen, von Natorp, a. a. O., S. 61, „ein wenig", von Laas, a. a. O. 488, 4, „leider mehr als ein wenig" verdächtig genannt wird, dies ist uns völlig unerfindlich. Porphyrios hat Stellen aus der Schrift angeführt und somit diese Stellen und höchstwahrscheinlich die ganze Schrift gelesen. Auch haben wir nicht den mindesten Grund, dem Verfasser der Φιλόσοφος ἱστορία in diesem Punkte zu mißtrauen, um so weniger, da der Neuplatoniker jenen literarischen Kämpfen, die sich 700 Jahre vor seiner Zeit abgespielt hatten, völlig unbefangen und frei von jedem Schulvorurteile gegenüberstand. Natorps Bedenken ist um so befremdlicher, da er ja selbst gleich Bernays, Rhein. Mus. 7, 464ff. = Ges. Abh. I 117ff. (dem er auch in der Identifikation der Ἀλήθεια, der Καταβάλλοντες und der Schrift Περὶ τοῦ ὄντος folgt) nicht daran zweifelt, daß die „Niederwerfenden Reden" gegen die Eleaten gerichtet waren (a. a. O., S. 61). Als bedeutungslos kann es übrigens, nebenbei bemerkt, nicht gelten,

* Die drei letzten Worte habe ich im Drucke hervorgehoben.

daß die antike, wenn auch anekdotenhafte Tradition von einem Wortgefechte zwischen Protagoras und dem Eleaten Zenon zu melden wußte, vgl. Simplicius zu Aristot. Phys. VII 5, 1108, 18ff. Diels.

[4] Diels faßt Melissos und Protagoras mit den Worten zusammen: „Die Epoche von Thurioi gilt auch für diese beiden Philosophen." Die 84. Olympiade stellt die Blütezeit des einen wie des anderen dar, indem Melissos Olymp. 84, 4 als samischer Feldherr den bekannten Seesieg errungen, Protagoras in derselben Olympiade an der Koloniegründung von Thurioi als Gesetzgeber mitgewirkt hat (Diels, Chronologische Untersuchungen über Apollodors Chronika, Rhein. Mus. 31, 40f.). Das Geburtsjahr des Melissos ist uns unbekannt, als jenes des Protagoras läßt sich mit hoher Wahrscheinlichkeit, wie ebendort Diels ausführt, Olymp. 74, 3 = 482/1 festsetzen.

[1] Der tiefe, aber bisher, soviel ich sehen kann, nicht gehörig verstandene 26
Sinn jener Stelle ist dieser. Die Naturphilosophen, von denen der eine die Luft, der andere das Feuer usw. für das einzige Reale, für das *ἓν καὶ πᾶν* erklärt, stehen, soweit ihre positive Aufstellung reicht, auf dem Boden des Sinnenzeugnisses — denn wie kämen sie sonst dazu, von Erde, Luft und Wasser usw. zu sprechen? —, verlassen aber denselben, insoweit sie die Realität der übrigen Stoffe verneinen. Indem nun jeder von ihnen die Behauptungen der anderen bestreitet, erschüttern sie vollends ihre gemeinsame Basis, jeder vernichtet den Rest von Autorität, welchen der andere der Erfahrung noch zuerkannt hatte; und auf ihrer wechselseitigen Widerlegung fußt die Lehre, welche die Gültigkeit der Wahrnehmung überhaupt bestreitet und die Realität der Sinnenwelt durchaus und folgerichtig leugnet. Es ist dies mehr als eine witzige und scharfsinnige polemische Wendung. Sie zeugt m. E. auch von richtiger Einsicht in die Genesis der eleatischen Doktrin. Auf die Diskreditierung des Sinnenzeugnisses, welche in der Stofflehre der alten Physiologen gelegen ist, hat Lucrez mit treffenden Worten hingewiesen, welche nur eben Heraklit, gegen den sie unmittelbar gerichtet sind, am wenigsten treffen, I 690ff.: Dicere porro ignem res omnis esse neque ullam | rem veram in numero rerum constare nisi ignem, | quod facit hic idem, perdelirum esse videtur. | nam contra sensus ab sensibus ipse repugnat | et labefactat eos, unde omnia credita pendent, | unde hic cognitus est ipsi quem nominat ignem; | credit enim sensus ignem cognoscere vere, | cetera non credit e. q. s. Verallgemeinert und auf die übrigen Naturphilosophen ausgedehnt wird dieser Gedanke V 705ff.

[1] Diese persifliert Platon augenscheinlich durch eine Wendung, wie sie 27
uns Protag. 327[a] begegnet: *εἰ γὰρ δὴ ὃ λέγω οὕτως ἔχει — ἔχει δὲ μάλιστα πάντων οὕτως — κτέ.*, oder 324[d]: *ἀποδέδεικταί σοι, ὦ Σώκρατες, ἱκανῶς, ὥς γ' ἐμοὶ φαίνεται.*

[2] Vgl. S. 123. Die Wiederholung derselben Worte und Wortstämme, die in unserer Schrift so auffällig ist, haben wir allerdings als eine Eigentümlichkeit des alten Stiles kennen gelernt (vgl. Einleitung S. 9), doch hat Platon auch diese Besonderheit der protagoreïschen Diktion sicherlich mit Absicht verspottet, an vielen anderen Stellen und zumal 326[d]: *ἀλλ' ἀτεχνῶς ὥσπερ οἱ γραμματισταὶ τοῖς μήπω δεινοῖς γράφειν τῶν παίδων ὑπογράψαντες γραμμὰς τῇ γραφίδι οὕτω τὸ γραμματεῖον διδόασι καὶ ἀναγκάζουσι γράφειν κατὰ τὴν ὑφήγησιν τῶν γραμμῶν, ὡς δὲ καὶ ἡ πόλις νόμους ὑπογράψασα κτέ.* — Hier ist auch der Alliteration zu gedenken, eines Kunstmittels, von welchem unser Anonymus einen zwar sehr mäßigen, aber doch, wie ich meine, als bewußt und absichtlich erkennbaren Gebrauch macht. Vgl. 1: *τοὺς μὲν οὖν ἐς τὰς ἄλλας τέχνας τούτῳ τῷ τρόπῳ ἐμπίπτοντας*, 8: *ἀγνοεῖ ἄγνοιαν ἁρμόζουσιν μανίῃ*

μᾶλλον ἢ ἀμαθίῃ. Auch Verbindungen wie *δυνάμενος δὲ διὰ σοφίην* (1), *τὴν πίστιν τῷ πλήθεϊ* (14), *ὁμολογήσεται παρὰ πᾶσιν* (4), wo *ὑπὸ πάντων* so viel näher lag, oder *διὰ παντὸς ποιεῖν* kurz nach *ποιεῖ* und unmittelbar vor *περὶ τούτου* (3) werden kaum zufällig sein. Und dies gilt auch von Protagoras in: — *ἥ τε ἀδηλότης καὶ βραχὺς ἐὼν ὁ βίος τοῦ ἀνθρώπου*, oder in: *Φύσιος καὶ ἀσκήσιος διδασκαλίη δεῖται, καὶ ἀπὸ νεότητος δὲ ἀρξαμένους δεῖ* (nicht *χρὴ*) *μανθάνειν.* Wie wenig die Alliteration mit gorgianischem „Parisosengeklapper“ zu tun hat, kann das Beispiel des Demosthenes lehren. Vgl. Volkmann, Die Rhetorik der Griechen und Römer[2] 516.

[3] Wie viel auf Hermias zum Phädrus p. 192 Ast zu geben ist, der die *κυριολεξία* des Protagoras hervorhebt (*διὰ γὰρ τῶν κυρίων ὀνομάτων μετήρχετο ὁ Πρωταγόρας τὸν λόγον καὶ οὐ διὰ παραβολῶν καὶ ἐπιθέτων*), steht dahin. Doch bedarf es dieses Zeugnisses nicht, da die Bruchstücke und die platonische Nachahmung vernehmlich genug sprechen.

[4] Vgl. Einleitung S. 10. Als besonders charakteristisch mag noch hervorgehoben werden 5 das Satzglied: *καὶ ὅτε ἐβλάβησαν τῷ βλαβῆναι ὅτι ἦν τι τὸ βλάψαν*, und wieder bei Plato 317[b]: *καὶ εὐλάβειαν ταύτην οἶμαι βελτίω ἐκείνης εἶναι, τὸ ὁμολογεῖν μᾶλλον ἢ τὸ ἔξαρνον εἶναι.* Man beachte, daß Protagoras hier noch keine eigentliche Rede hält, sondern sich mit dem eben eingetretenen Sokrates und dem jungen Hippokrates allein unterhält. Darum dürfen wir in dem Nachdruck, der Feierlichkeit und der übergroßen Deutlichkeit der Rede um so sicherer die persiflierende Absicht erkennen. Dies gilt ebensosehr von 316[d]: *ἑαυτῷ συνεῖναι ὡς βελτίους ἐσομένους διὰ τὴν ἑαυτοῦ συνουσίαν*, ferner von d—e: *καὶ ὁ νῦν ἔτι ὢν οὐδενὸς ἥττων σοφιστὴς Ἡρόδικος ὁ Σηλυμβριανός, τὸ δὲ ἀρχαῖον Μεγαρεύς.* Am unverkennbarsten tritt aber die Parodie protagoreïscher Überdeutlichkeit 334[c] zutage in dem Satze: *ὅσον μόνον τὴν δυσχέρειαν κατασβέσαι τὴν ἐπὶ ταῖς αἰσθήσεσι ταῖς διὰ τῶν ῥινῶν γιγνομένην ἐν τοῖς σιτίοις τε καὶ ὄψοις* — eine Stelle, die von völlig grundlosen Änderungsvorschlägen heimgesucht worden ist. Die persiflierende Tendenz erhellt ebensosehr aus dem Kontrast zwischen der gesuchten Redeweise und der Widrigkeit des Gegenstandes, dem üblen Geruch der Nahrungsmittel, welchen der Gebrauch des Öles zu mildern bestimmt ist, als aus dem unmittelbar darauf losbrechenden Applaus der Hörer. Man gedenkt unwillkürlich Molières, der die Redeweise der „Précieuses ridicules“ verspottet, indem er seinen Mascarille statt: „Riechen Sie an diesen Handschuhen!“ sagen läßt: „Heften Sie ein wenig auf diese Handschuhe die Reflexion Ihres Geruchssinns!“ Wenn übrigens Protagoras sich wirklich jemals so ausgedrückt hätte, wie ihn Platon hier sprechen läßt, so hätte er etwas getan, was ihm sehr hoch angerechnet werden müßte. Er hätte es versucht, zwischen Sinnesempfindungen und ihren Objekten gleichwie zwischen den ersteren und den sie begleitenden Lust- und Unlustgefühlen scharf zu unterscheiden — ein Streben nach Präzision des Gedankens und des Ausdrucks, von welchem jenes Zeitalter nicht zu viel, sondern, wie Platons eigene Erörterungen, nicht zum mindesten auch in eben diesem Gespräche, zeigen, viel zu wenig besessen hat!

[5] Vgl. Plato, Protag. 325[d]: *ὅτι τὸ μὲν δίκαιον, τὸ δὲ ἄδικον κτἑ.*, und noch mehr 334[a—c]. — eine Stelle, an welcher Platon, wie Peipers a. a. O. S. 46 richtig bemerkt, den Sophisten „einige Kenntnisse in medizinischen Dingen verraten läßt“ — und in unserer Schrift 5: *ἢ γὰρ ἀσιτίῃ ἢ πολυφαγίῃ κτἑ.*

[6] Paradoxe Wendungen begegnen im Dialog 326[e]: *ἀλλ' οὐ χρὴ θαυμάζειν, ἀλλὰ πολὺ μᾶλλον εἰ μὴ διδακτόν*, in *Περὶ τέχνης* 8: *οἱ μὲν οὖν ταῦτα λέγοντες κτἑ.*, in geringerem Grade 5: *καὶ ἔστιν οὐδὲν ἧσσον κτἑ.* Hierher gehört auch das

Seite

dritte Glied der Definition: *καὶ τὸ μὴ ἐγχειρεῖν κτέ.* in 3. Die heftige Polemik des historischen Protagoras bezeugt die Bezeichnung seiner metaphysischen Hauptschrift: *Οἱ καταβάλλοντες.* In unserer Schrift wird den Gegnern an Wahnwitz grenzende Unwissenheit vorgeworfen (8).

[7] Vgl. Halbfaß a. a. O. S. 8, Anm. 25. Mit dem *ὀρθότατος λόγος* bei Plutarch, Pericl. 36, vgl. 6: *ὀρθῷ λόγῳ*, im übrigen insbesondere 1 und 5 z. E.

[8] Vgl. Protag. 328[d], wo der die lange Rede abschließende versiculus *νέοι γάρ* die karikierende Absicht wieder deutlichst verrät durch den Überschwang ironischer Bewunderung, den unmittelbar darauf Sokrates äußert. In *Περὶ τέχνης* steht der Schluß von 11 dem nicht ferner, als das Original einer Karikatur zu stehen pflegt.

[1] Die Stelle lautet also: *ΞΕ. Τά γε μὴν περὶ πασῶν τε καὶ κατὰ μίαν* 28
ἑκάστην τέχνην, ἃ δεῖ πρὸς ἕκαστον αὐτὸν τὸν δημιουργὸν ἀντειπεῖν, δεδημοσιωμένα που καταβέβληται γεγραμμένα τῷ βουλομένῳ μαθεῖν. ΘΕΑΙ. Τὰ Πρωταγόρειά μοι φαίνει περί τε πάλης καὶ τῶν ἄλλων τεχνῶν εἰρηκέναι. ΞΕ. Καὶ πολλῶν γε, ὦ μακάριε, ἑτέρων.

„Auch in betreff aller Künste“ — so fährt der Sprecher fort, der soeben den „Sophisten“ rechthaberisch und widerspruchssüchtig auf allen Gebieten genannt hat — „und jeder einzelnen Kunst findet, wer dies sucht, das, was gegen jeden Werkmeister einzuwenden ist, in weit verbreiteten Schriften ausgestreut.“ „Du meinst wohl“, so lautet die Antwort, „die protagoreïschen Sachen über die Ringkunst und über die anderen Künste.“ „Seine Schriften, mein Trefflicher, und auch jene gar vieler anderer —“. Dies ist alles, was wir über diesen Zweig der protagoreïschen Schriftstellerei erfahren. Abhandlungen oder Streitreden über die Ringkunst und wohl auch über andere Einzelkünste, daneben eine Schrift über die Gesamtheit der Künste waren, soviel ersehen wir, aus der Feder des Protagoras geflossen. Über die Tendenz derselben läßt sich aus dieser beiläufigen Anspielung nichts entnehmen. Nichts könnte weniger begründet sein, als in jenen Schriften eine Bestreitung des Bestandes sämtlicher Künste zu erblicken. Nicht nur würde solch ein Angriff dem gesunden Menschenverstand widerstreiten, er stünde auch im schroffsten Gegensatz zu der Denkart des Protagoras, wie sie selbst aus der karikierenden Darstellung Platons im gleichnamigen Gespräch erhellt. Nicht nur will er alles menschliche Tun auf *τέχναι* zurückführen und diese recht unhistorisch schon der Urzeit des Menschengeschlechtes zusprechen („denn sie besaßen noch nicht die Staatskunst, von der die Kriegskunst einen Teil bildet“) — er legt auch den Begriffen des Richtigen und des Unrichtigen und ihren Korrelaten, der Kunst und Unkunst, bei Platon geradeso, wie es der Autor unseres Schriftchens tut, die allergrößte Bedeutung bei. Allein die Hochhaltung der Künste schließt keineswegs die Anfechtung vieler ihrer Vertreter aus. So macht in unserem Büchlein der Verteidiger der Heilkunst für ihre gelegentlichen Mißerfolge nicht sie selbst, sondern neben den Schwierigkeiten ihrer Aufgaben auch die Unzulänglichkeit vieler Heilkünstler verantwortlich. Ich erinnere an Sätze wie die folgenden: Manche Tadler „werden von den Ärzten, die es dem Namen nach sind, bewundert“ usw. Ebenso werden die Beurteiler ärztlicher Leistungen aufgefordert, zu erwägen, „welche Mängel den arbeitenden Künstlern (wörtlich den Werkmeistern, eben der platonische Ausdruck) zur Last fallen und welche den Gegenständen der Arbeit“. Und ebenso gilt ihm die Behandlung der Krankheiten als entdeckt nicht für die, welche sie ausüben wollen, sondern unter diesen für die, welche es können. So besteht denn nicht der Schatten eines Widerspruchs

Seite

zwischen der platonischen Äußerung und der Auslegung, die wir ihr auf Grund des von Platon selbst gezeichneten Bildes des Protagoras geben müssen, einerseits und dem Gehalt der Schrift Περὶ τέχνης andererseits. Protagoras hat aller Wahrscheinlichkeit nach die verschiedenen „Künste" sehr verschieden behandelt — die Mantik z. B. ganz anders als die Weberkunst! Doch selbst, wenn er eine Gesamtapologie für die große Mehrzahl der Künste und Schutzschriften für eine Anzahl einzelner Künste verfaßt hat, konnte Platon diese Tatsachen für den Zweck, den er hier im Auge hat, gar wohl verwerten. Eine Prätension der Allwissenheit ließ sich selbst in diesem Bemühen erkennen. Als anmaßlich durfte es gelten, wenn der Sophist besser als die Vertreter des fachmäßigen Wissens und Könnens ihre Leistungen Angreifern gegenüber darstellen und verteidigen zu können glaubte. Endlich, der Verfasser der Antilogien, der Urheber des Wortes, daß es in jeder Sache ein Für und ein Wider gebe, hat es gewiß nicht unterlassen, die Verteidigung mit dem Angriff derart zu verbinden, daß der Leser gleichzeitig mit den Argumenten bekannt wurde, die sich zugunsten und zuungunsten der aufgestellten These vorbringen ließen. Man vergleiche hier 5 init.: Ἐρεῖ δὴ ὁ τἀναντία λέγων und viele andere derartige Wendungen. Daß aber Platon, dem es um die Schilderung und um die Verkleinerung der ἀμφισβητητική und ἀντιλογική zu tun ist, diese Seite der Sache mit Vorliebe betont, wie sollte uns dies wundernehmen? Schließlich sei noch auf einige Erwägungen zweiter Ordnung hingewiesen. Wie schlecht würde die vermeintliche Generalanklage aller Künste und Gewerbe zu der Vorsicht und Behutsamkeit stimmen, deren Platon den Abderiten sich berühmen läßt, Protag. 317^{b-d}, welche auch Timon ihm nachrühmt (πᾶσαν ἔχων φυλακὴν ἐπιεικείης, frg. 48 Wachsmuth[2]), und die für den überall und nirgends heimischen Wanderlehrer in der Tat ein Gebot unabweislicher Notwendigkeit war! Wie schlecht auch zu seinem Preis der Gymnastiker und Ärzte Ikkos und Herodikos! (Vgl. das S. 105 und 117 Angeführte nebst Prot. 317^{c}: καίτοι πολλά γε ἔτη ἤδη εἰμὶ ἐν τῇ τέχνῃ, eine Äußerung, deren Form viel zu auffällig ist, um absichtslos zu sein, und schwerlich jeder tatsächlichen Grundlage entbehrt. Zum mindesten wird der älteste Sophist und der Begründer des ganzen Berufszweiges diesen von den übrigen τέχναι und δημιουργίαι, wozu ja auch der ärztliche Beruf seit Homer gerechnet ward, nicht scharf unterschieden haben, wovon der die Banausen verachtende philosophierende Aristokrat mit schmunzelndem Behagen Kenntnis nimmt.) Was wollen daneben die Sticheleien gegen Hippias besagen, Protag. 318^{e}, die Platon ihm in den Mund legt, und durch welche man seine Gegnerschaft gegen die τέχναι erhärten zu können glaubt?

29 [1] Über die Worte δεδημοσιωμένα που καταβέβληται, Sophist. 232^{d}, die Schleiermacher und H. Müller wenig zutreffend übersetzten, habe ich Herodot. Stud. I 38 (176) gehandelt und daselbst meine Auffassung auf den aristotelischen Sprachgebrauch gleichwie auf den Nachweis gestützt, wie καταβάλλω zu der Bedeutung des Ausstreuens und Verbreitens gelangt ist; auch Antipho Fgm. 57 (58) Blaß[2] hätte erwähnt werden sollen, desgleichen [Philo] de incorruptib. mundi 12 = 242, 10 Bernays und ebenda 256, 1. Längst vorher hatte Campbell, dessen Ausgabe ich damals nicht kannte, die Stelle ebenso verstanden und an Aristot. Eth. Nic. I 3 erinnert.

[2] Man könnte gegen den protagoreïschen Ursprung der Schrift vielleicht die folgende Erwägung ins Feld führen. Ein Widerspruch, wie wir einen solchen zwischen der subjektivistischen Auffassung des Homo mensura-Satzes und dem Götterfragment nachgewiesen haben, besteht (so läßt sich nicht ohne Scheinbarkeit behaupten) auch zwischen diesem und der auf den Bestand der

Seite

τέχναι bezüglichen Beweisführung (2). Ebenso weit, wenn nicht weiter verbreitet als der Glaube an die Existenz der *τέχναι*, war jener an das Dasein von Göttern; und wem in jenem Falle die Frage zulässig erschien: Woher sonst als aus dem wirklichen Bestand der *τέχναι* hätte der Glaube an ihr Dasein erwachsen können? — dem mußte, so mag jemand meinen, auch das Dasein von Göttern auf Grund der gleichen Beweisführung als zweifellos gelten. Hierauf erwidere ich, daß unser Anonymus jenes Argument eben nicht mit starrer Konsequenz angewendet hat, wie die auf das *αὐτόματον* bezügliche Erörterung unzweideutig lehrt. Auch sind wir, da uns die *ἐν ἄλλοισι λόγοισι* (3 init.) gegebene vollere und deutlichere Ausführung des ontologischen Argumentes unbekannt ist, nicht imstande zu beurteilen, ob und inwieweit jene Einschränkungen seiner Anwendung gerechtfertigt oder erklärbar sind. Jedenfalls besteht zwischen den zwei Fällen ein tiefgreifender Unterschied. An das Dasein von Göttern glaubte die ungeheure Mehrzahl der Menschen, aber die Vorstellungen in betreff der Götterwelt waren bereits als von Volk zu Volk und von Zeitalter zu Zeitalter vielfach schwankend und veränderlich, ja auch (zumal durch Xenophanes) als in sich widerspruchsvoll erkannt worden. Von den *τέχναι* hingegen galt nichts ähnliches. Man glaubte nicht bloß an ihre Existenz, sondern ihre *εἴδεα* standen sicher und scharf umrissen vor dem geistigen Auge der Gebildeten.

[3] Ein Beispiel statt vieler liefern Galens höchst merkwürdige Mitteilungen über die Schicksale, welche mehrere seiner eigenen Schriften noch bei seinen Lebzeiten erlitten hatten (De libris propriis XIX 8 sqq. K.).

[1] Zu dem, was Littré in diesem Betracht mehr oder minder sicher ermittelt hat (VI 88), möchte ich noch eines hinzufügen. Die Schrift De prisca medicina verrät einen direkten polemischen Bezug gegen das Buch De victu. Man vergleiche: 30

De prisca med. 20 init. (I 620 L. = I 24 Kühlewein).

Λέγουσι δέ τινες καὶ ἰητροὶ καὶ σοφισταὶ ὡς οὐκ ἔνι [*δυνατὸν* secl. Reinhold] *ἰητρικὴν εἰδέναι ὅστις μὴ οἶδεν ὅ τί ἐστιν ἄνθρωπος, ἀλλὰ τοῦτο δεῖ* (l. *δεῖν*) *καταμαθεῖν τὸν μέλλοντα ὀρθῶς θεραπεύσειν τοὺς ἀνθρώπους· τείνει δὲ αὐτοῖς ὁ λόγος ἐς φιλοσοφίην, καθάπερ Ἐμπεδοκλῆς ἢ ἄλλοι οἳ περὶ φύσιος γεγράφασιν* <*δεικνύασιν?*> *ἐξ ἀρχῆς ὅ τί ἐστιν ἄνθρωπος καὶ ὅπως ἐγένετο πρῶτον καὶ ὁπόθεν συνεπάγη.*

De victu I 2 (VI 468 L.).

Φημὶ δὲ δεῖν τὸν μέλλοντα ὀρθῶς συγγράφειν περὶ διαίτης ἀνθρωπίνης πρῶτον μὲν παντὸς φύσιν ἀνθρώπου γνῶναι καὶ διαγνῶναι· γνῶναι μὲν ἀπὸ τίνων συνέστηκεν ἐξ ἀρχῆς, διαγνῶναι δὲ ὑπὸ τίνων μερέων κεκράτηται· εἴτε γὰρ τὴν ἐξ ἀρχῆς σύστασιν μὴ κτέ.

[2] Die Gründe, welche v. Wilamowitz neuestens bestimmt haben, den *Νόμος* dem Demokritos beizulegen (s. das Motto seines Herakles, Bd. I), sind mir unbekannt. Gelingt es ihm, diesen Nachweis zu führen, so wird man sich freuen dürfen, das schöne und gedankenreiche Blatt mit dem Namen eines Denkers und Schriftstellers ersten Ranges schmücken zu dürfen.

[3] Die von Bernays, a. a. O. 466 f. = Ges. Abhandl. I 119 f., geäußerte Vermutung, daß die *Ἀντιλογίαι* des Protagoras wieder ein anderer Titel seiner dialektischen Hauptschrift seien, scheint mir so wenig als Schanz (Beiträge zur vorsokr. Philos. I 31) ausreichend begründet. Nebenbei bemerkt, sollte

Seite

wirklich Aristoxenos die tolle Behauptung aufgestellt haben, „Platons Politeia habe fast ganz schon in den *Ἀντιλογικά* des Protagoras gestanden“? Ich vermag dies nicht zu glauben und möchte die Vermutung wagen, daß bei Laert. Diog. III 37 das Wort *Πολιτείαν* auszuscheiden ist, so daß die Stelle zu lauten hat: *Εὐφορίων δὲ καὶ Παναίτιος εἰρήκασι πολλάκις ἐστραμμένην εὑρῆσθαι τὴν ἀρχὴν τῆς Πολιτείας ἣν [Πολιτείαν] Ἀριστόξενός φησι πᾶσαν σχεδὸν ἐν τοῖς Πρωταγόρου γεγράφθαι Ἀντιλογικοῖς.* Dabei wäre natürlich nicht an die szenische Einkleidung des Dialogs, wohl aber an die argumentative Erörterung zu denken, welche mit 331[e] ihren Anfang nimmt und bis 336[a] reicht. Etwas diesen Versuchen, den Begriff der *δικαιοσύνη* zu umgrenzen und die gangbaren oberflächlichen Begriffsbestimmungen dialektisch zu widerlegen, Verwandtes oder Ähnliches **kann** mindestens sehr wohl in den „Antilogien“ zu lesen gewesen sein. In ähnlicher Art, jedoch ohne den hier empfohlenen kritischen Eingriff, deutet die aristoxenische Meldung K. F. Hermann, Gesch. u. System d. plat. Philos., S. 694, desgleichen Ern. Havet, Les origines du Christianisme I 101. Daß bereits Favorinus bei Laert. Diog. III 57 die Mitteilung des Aristoxenos mißverstanden hat, braucht uns nicht zu beirren.

Weit weniger befremdet es, daß die Schrift *Περὶ θεῶν* in jenem Verzeichnis nicht genannt ist. Der Mangel jeder Erwähnung derselben und ihres Inhalts (mit alleiniger Ausnahme der vielberufenen Eingangsworte), selbst dort, wo wir eine solche am ehesten erwarten könnten, z. B. bei Philodem, *Περὶ εὐσεβείας*, macht es wahrscheinlich, daß dieselbe früh verloren ging, vielleicht auch gar nicht in den Buchhandel gelangt ist. Vgl. Laert. Diog. IX 52, wo die Worte *καὶ τὰ βιβλί' αὐτοῦ κατέκαυσαν ἐν τῇ ἀγορᾷ* wahrscheinlich auf Mißverstand dieses Skribenten beruhen, dessen Gewährsmann wohl nicht von den Schriften des Protagoras überhaupt, sondern von den Exemplaren eben dieser einen unmittelbar vorher genannten, gerichtlich verurteilten Schrift gesprochen hat. (So versteht die Nachricht auch Bergk, Gr. Lit.-Gesch. IV 337.) Useners Annahme, „ad eosdem Protagorae *Καταβάλλοντας* ... illam quoque disputationem pertinuisse quae de deis erat“ (Rhein. Mus. 23, 162), vermag ich mir nicht anzueignen. Daß Euripides Bakch. 195f. vorzugsweise Protagoras im Auge gehabt habe, mag als nicht unwahrscheinlich gelten. Daß er, um diese Beziehung erkennen zu lassen, absichtlich das an diesen und sein Hauptwerk erinnernde Wort *καταβαλεῖ* gebraucht hatte, ist immerhin möglich; aber daß er nur dann so sprechen konnte, wenn der Zweifel an dem Dasein der Götter eben in den *Καταβάλλοντες* ausgesprochen war, dies will mir nicht einleuchten. Zu den von Bernays und neuerlich von Natorp, a. a. O., S. 60, beigebrachten Belegen für den dialektischen Gebrauch von *καταβάλλω* füge ich hinzu Galen III 316: — *ἀλλ' ἀντειπεῖν καὶ καταβαλεῖν ἰσχυραῖς ἀποδείξεσιν ἐξελέγξαντα*, V 12: — *μηδ' ἐλεγκτικῶς μηδὲ τὸ φιλονείκως ἐμφαίνων* (so mit Iw. Müller, dessen *τι φιλονεῖκες* aber unnötig ist) *μηδὲ τὸ καταβάλλειν ἐθέλειν ἐκεῖνον*, XVIII 1, 206: *αὕτη μὲν ἡ ῥῆσίς ἐστι ... οὐκ ἀναμένουσα τὸν ἔξωθεν ἔλεγχον, ἀλλ' ἑαυτὴν καταβάλλουσα.* Ebenso Aristokles bei Euseb. Praep. ev. XIV 17: *οἴονται* (sc. die Eleaten) *γὰρ δεῖν τὰς μὲν αἰσθήσεις καὶ τὰς φαντασίας καταβάλλειν, αὐτῷ δὲ μόνον τῷ λόγῳ πιστεύειν.*

32 [1] Einen „Verächter der Wissenschaften, insbesondere der mathematischen“ nennt Natorp (a. a. O. 9, vgl. auch 52) den Protagoras, weil dieser — nun weil dieser in genauer Übereinstimmung mit dem, was in unseren Tagen Sir John Leslie, Sir John Herschel, John Stuart Mill, Alexander Bain und kein geringerer als Helmholtz gelehrt haben, die geometrischen Erkenntnisse aus der Erfahrung ableiten zu dürfen glaubte, und demgemäß die Definitionen dieser Wissen-

schaft nicht für streng, sondern nur für annähernd wahr erklärt hat, — wobei nebenbei noch an die nichtssagenden Nörgeleien erinnert wird, welche Platon ihn dem Rivalen Hippias gegenüber äußern läßt. Wie weit des Abderiten hierdurch veranlaßte Polemik gegen die Vertreter der Geometrie gereicht hat (ἐλέγχων τοὺς γεωμέτρας, Aristot. Metaph. B 2, 998ª 4), dies ist uns völlig unbekannt. Nicht wenig gewagt scheint mir schon Zellers Behauptung, er müsse in seinem Buche Περὶ μαθημάτων die „wissenschaftliche Sicherheit" der Mathematik bestritten „und nur ihre praktische Anwendung in engen Grenzen übrig" gelassen haben (I⁵ 1109). Natorps Ausspruch aber ist eine sich selbst richtende Ungerechtigkeit, welche wir selbst dann schwer begreifen, wenn wir uns des das Urteil trübenden säkularen Mißverstandes des Homo mensura - Satzes erinnern. (Die Schärfe jenes Ausdrucks hat Natorp seither selbst abgeschwächt, „Protagoras und sein Doppelgänger", Philolog., N. F. IV, 686.)

[2] Ich denke hierbei an jenes Gespräch des Perikles und des Protagoras, welches durch seinen, der Umgebung des ersteren nur halb verständlichen, Inhalt und durch seine ungewöhnlich lange Dauer zu dem Gerede Anlaß gab, der leitende Staatsmann Athens habe mit dem fremden Sophisten einen ganzen Tag hindurch eine müßige und spitzfindige „Doktorsfrage" verhandelt (Plut. Pericl. 36). Den Ausgangspunkt ihrer Unterhaltung mag sehr wohl das dort angeführte aktuelle Vorkommnis und die Rechtsfrage gebildet haben, wer bei der unfreiwilligen Tötung jenes Epitimos der eigentlich Schuldige sei: der Wurfspieß, derjenige, der ihn warf, oder endlich die Veranstalter des Kampfspiels. Die Frage erinnert, wie einst Blaß, Att. Beredsamkeit I¹ 26 und kürzlich wieder v. Wilamowitz, Göttinger Winterprogramm 1889/90, S. 19f., bemerkt haben, an den Gegenstand der zweiten Tetralogie des Antiphon. Allein daß die zwei großen Männer bei dieser Detailfrage nicht stehen bleiben konnten, dies ist selbstverständlich und überdies längst von Hegel erkannt worden. „Es ist ein Streit", sagt dieser (Gesch. d. Phil. II 28), „über die große und wichtige Frage der Zurechnungsfähigkeit." Vielleicht noch mehr — so dürfen wir hinzufügen — über jene des Strafzwecks. Protagoras war ganz der Mann dazu, an den extremen Fall greller Unvernunft, wie ihn derartige vor dem Gerichtshof beim Prytaneion verhandelte Streitsachen — die Verurteilung lebloser Gegenstände nicht minder als vernunftloser Tiere — jedermann vor Augen stellten, eine schrittweise zu den höchsten Zielen vordringende dialektische Erörterung zu knüpfen, Wert und Wesen des geltenden Kriminalrechts kritisch zu prüfen, seine vornehmsten Wurzeln — den animalischen Vergeltungstrieb und das religiöse Sühnbedürfnis — bloßzulegen, hieran die Frage zu reihen, ob denn die Gesellschaft befugt sei, aus solchen Gründen schweres Leid über ihre Mitglieder zu verhängen und schließlich nach einer haltbareren und vernunftgemäßeren Grundlage des Strafrechtes zu suchen. Wie weit auch die Willensfrage in diese Erörterung hineinspielte, mag dahingestellt bleiben; wer unsere Mutmaßung über die Autorschaft der Schrift „Von der Kunst" teilt, wird vielleicht geneigt sein, auch den Schluß des 6. Abschnitts hierherzuziehen. Doch dem sei, wie ihm wolle. Wenn Plato dem Protagoras im gleichnamigen Gespräche 324ᵇ einen nachdrücklichen Protest gegen die bloße brutale Vergeltung vergangenen Unrechts in den Mund legt und ihn zugleich mit Emphase die Abschreckungstheorie verkünden läßt (ἀποτροπῆς γοῦν ἕνεκα κολάζει), so glauben wir, in dem Gemache des Perikles zu stehen, der ernst und eifrig geführten Wechselrede, vielleicht neben der gespannt aufhorchenden geistvollen Milesierin, zu lauschen und ihren tiefen Sinn besser zu begreifen, als des weisen Staatsmanns entarteter Sohn Xanthippos und der klatschsüchtige Stesimbrotos

dies wollten oder konnten. Ob die Schrift *Περὶ πολιτείας*, ob jene *Περὶ τῶν οὐκ ὀρθῶς τοῖς ἀνθρώποις πρασσομένων*, ob der *Προστακτικὸς λόγος*, ob endlich die zwei Bücher der Antilogien der Ort waren, an welchem der Abderite seine strafrechtlichen Theorien entwickelt oder erhärtet hat, wer möchte dies noch auszumitteln versuchen?

[3] Daß dies der Sinn des überlieferten Buchtitels *Περὶ τῆς ἐν ἀρχῇ καταστάσιος* ist, gilt mir gleich Johannes Frei, Quaestiones Protagoreae, p. 182, und Sauppe, De Antiphonte sophista, p. 15, als zweifellos. Die Worte sind an sich mehrdeutig und ließen sich ebensogut auf die uranfängliche Welt- wie auf die ursprüngliche Gesellschaftsordnung beziehen. Im ersteren Sinne erscheint fast genau dieselbe Wortverbindung in dem kürzlich von Ruelle herausgegebenen Madrider musikalischen Fragment (Oeuvres de Charles Graux II 544): *Πυθαγόρας δὲ πρὸς τὴν ἐξ ἀρχῆς ἀφορῶν κατάστασιν κτέ.* Zugunsten der letzteren Deutung spricht die doppelte Erwägung, daß uns über physikalische oder kosmogonische Lehren des Sophisten anderweitig nicht das mindeste bekannt ist, und daß es der platonischen Darstellung, wie sie uns im Prometheusmythos vorliegt, doch nicht wohl an jedem Urbilde gefehlt haben kann. Für den Gebrauch von *κατάστασις* in dem hier erforderten Sinne vergleiche man vor allem Moschion Fgm. 6 N[2]: *πρῶτον δ' ἄνειμι καὶ διαπτύξω λόγῳ | ἀρχὴν βροτείου καὶ κατάστασιν βίου* (worauf Sauppe a. a. O. hingewiesen hat), desgleichen Democrit. Fgm. Moral. 184 Mullach = Vorsokratiker 435, 3: *ἀνθρώποισι τῶν ἀναγκαίων δοκεῖ εἶναι, παῖδας κτήσασθαι ἀπὸ φύσιος καὶ καταστάσιός τινος ἀρχαίης.* Ferner Fgm. Moral. 205 = Vorsokratiker 432, 19: *οὐδεμία μηχανὴ τῷ νῦν καθεστεῶτι ῥυσμῷ μὴ οὐκ ἀδικεῖν τοὺς ἄρχοντας.* Ebenso gebrauchen das Wort Herodot, Isokrates, Platon und viele andere. Hierher gehört auch der Titel einer verlorenen Rede des Antiphon *Περὶ τῆς μεταστάσεως*, was durch „de mutato rerum publicarum statu" wiedergegeben wird (Orat. attici II 138). Die naheliegenden Gründe gegen Bernays' Vermutung (Rhein. Mus. 7, 466 = Ges. Abhandl. I 119), die Schrift sei rhetorischen Inhalts gewesen und habe über das Proömium gehandelt, brauche ich um so weniger auszuführen, da
60 dieselbe bisher wohl keinen einzigen Anhänger gefunden hat.

[1] Annähernd richtig urteilen hierüber die zwei Gelehrten, welche sich im Laufe der letzten Jahre um die Vorbereitung einer neuen Hippokratesausgabe mit regem Eifer bemüht haben. Vgl. Kühlewein, Hermes 22, 181, und Johannes Ilberg, Studia Pseudippocratea (Leipzig 1883), p. 60, desgleichen
63 Rhein. Mus. 42, 449.

[1] Hier ist auch der Möglichkeit zu gedenken, daß die letzte Stufe der Verderbnis, die Interpolation *μὴ ὄντος ὅθεν*, von Cornarius herrührt. Im Monacensis wenigstens findet sie sich nicht, wie mir Wecklein einst freundlichst mitgeteilt hat; vielmehr bietet jene Handschrift den Satz wie folgt dar: *καὶ γὰρ ἀποθανεῖται. οὔτε τὸ μὴ ὂν γενέσθαί τε* (sic) *καὶ ὅθεν παραγενήσεται.* Es bleibt daher hier wie in anderen Fällen unentschieden, ob die Lesart einer der zwei verschollenen Handschriften des Cornarius entstammt ist oder nur
66 einer Konjektur des Begründers der Vulgata ihr Dasein verdankt.

70 [1] Petrus Lambeccius, Commentarius bibliothecae Vindob. l. VI p. 154.

[1] Der Auffassung der galenischen Äußerungen, welche v. Wilamowitz (Homerische Untersuchungen, S. 316) vorbringt, vermag ich nicht beizupflichten. Der pergamenische Arzt hat den hippokratischen Schriften das eindringendste Studium gewidmet; er kennt aufs genaueste die Lesarten, welche den alten Kommentatoren vorgelegen hatten (z. B. XVII 1, 1005 Kühn), darunter auch solche aus Handschriften, welche drei- bis vierhundert Jahre vor seiner Zeit

Seite

geschrieben waren (XV 21f. Kühn, XVIII 2, 630); er erörtert mehr als einmal die Schreibungen, welche ein Rufus (ἀνὴρ φυλάσσειν . . . ἀεὶ πειρώμενος τὰς παλαιὰς γραφάς) und ein Sabinus als die ältesten bezeichnet hatten (XVI 468, 474, 636), — und wenn er nun den zwei im Text genannten Herausgebern dreiste Neuerungssucht in dialektologischer gleichwie in vielfacher anderer Rücksicht, zum Teil mit eingehendster Begründung, vorwirft (so XIV 474, XV 22, XVIII 2, 631), so sollen wir ihm trotz alledem die schlimmste Ignoranz zutrauen uud voraussetzen, „daß vielmehr Galen sich durch pseudionische Texte täuschen ließ“? Ich will keineswegs behaupten, daß der vielbeschäftigte Arzt und unermüdliche Vielschreiber zugleich ein gediegener Textkritiker war, aber seine tatsächlichen Angaben über das, was in den Texten des Hippokrates alte Überlieferung war und was darin von seinen Zeitgenossen geneuert ward, werden wir für völlig glaubwürdig halten müssen.

[2] Vgl. „Beiträge zur Kritik und Erklärung griechischer Schriftsteller“ III 32 (592).

[1] ἐτεῇ ist Littrés schöne Besserung, die er aus ητιη des Vind. gewonnen 74
hat. Sie wird durch M's Schreibung αἰτίη glänzend bestätigt. Genau in derselben Verhüllung tritt das Wort nicht weniger als dreimal nacheinander bei Demokritos auf (ap. Sext. Emp. adv. math. VII 135—137 = 220f. Bekk.), wo Estienne und Ménage gebessert haben. οὐδὲν entnehme ich gleichfalls M, während θ das an sich nicht minder mögliche οὐδενός darbietet.

[1] Wer unsere Vermutung teilt, daß der Verfasser von Περὶ τέχνης ein 80
Abderite gewesen sei, wird es vielleicht nicht für ganz irrelevant halten, daß der Name dieser Stadt in den attischen Tributlisten als Habdera erscheint. Die Bruchstücke Demokrits sind zu schlecht überliefert, um bei Erörterung derartiger Fragen ernstlich in Betracht zu kommen. Doch lehrt uns das in einer Korruptel bei Clem. Al. Strom. I 357 Potter erhaltene κω, daß Demokritos jedenfalls in diesem und in verwandten Wörtern die κ-Formen gebraucht hat.

[1] Tycho Mommsen schreibt, Beiträge zu der Lehre v. d. griech. Präpos., 83
Frankfurt 1887, S. 112, Anm. 50: „Denn in der Ionischen (Prosa), abgesehen von dem höchst unsicheren Gebrauch des Hippokrates, wird dieser Genetiv“ (nämlich in der „Verbindung des μετά mit sachlichen Begriffen, namentlich abstrakter Art“, die vor Euripides kaum nachweisbar ist) „im Singular ganz, im Plural beinahe ganz vermieden.“ Mommsen übersieht hierbei, daß in dem Bruchstück des Demokritos bei Clemens a. a. O. μετ' ἀποδείξεως klar überliefert ist. Außerdem vergleiche man De prisc. med. 10 (I 594 L.): μετὰ στρόφου τε καὶ ψόφου, und 17 (I 612 L.): μετὰ δυναμίων. σύν ist dieser Schrift völlig fremd. Auch Νόμος 2 (IV 640 L.) begegnet μετὰ φρονήσιος.

[2] Weniger hat es zu bedeuten, daß auch ἀτάρ diesem wie manchem anderen Bestandteil der hippokratischen Sammlung, darunter auch einem der ältesten, nämlich der Schrift über die Kopfwunden, fremd ist. Nichts will das Fehlen von πάγχυ und κάρτα besagen, da unsere Schrift überhaupt kein Beispiel einer Verstärkungspartikel aufweist; das gleiche gilt von μίν, da αὐτό gar nicht, αὐτόν und αὐτήν zwar zusammen viermal — 5 (bis), 10 und 11 —, jedoch mit stärkerer Betonung auftreten, als daß wir füglich das enklitische μίν erwarten könnten. In betreff des Partikelgebrauches unseres Autors sei noch bemerkt, daß er μήν nur in drei Verbindungen verwendet. Wir finden οὐ μὴν — οὔτε — οὔτε 8 fin. und οὐ μήν schlechtweg 5 init. und 11 init., also hierin mit Thukydides (οὐ μὴν — οὐδέ) übereinstimmend. Ferner καὶ μὴν — γε 7, wie bei Antiphon mehrmals in der 5. Rede. Endlich γε μήν 9 fin. und 10 init., letzteres in Übereinstimmung mit Pindar, den Tragikern usw. ἀλλὰ μήν und

Seite

οὐδὲ μήν fehlen gänzlich wie bei Thukydides, in den drei Gerichtsreden des Antiphon und den drei zweifellos echten Reden des Andokides. Die Frequenz ist gemäß dem argumentativen Charakter der Schrift eine größere als selbst in der 5. Rede des Antiphon. Die Schrift De prisca medicina, die, wie bemerkt, in bezug auf μετά und σύν mit den Attikern übereinstimmt, kennt μήν überhaupt nicht, während die wohl sicherlich ältere De articulis, welche niemals μετά und sehr oft σύν, ferner ἀμφί mit dem Dativ, ποτί statt πρός, desgleichen κάρτα und ἀτάρ verwendet, von μήν ziemlich reichen Gebrauch macht, darunter auch einmal in der Verbindung ἀλλὰ μήν, die den ältesten Phasen der attischen Prosa durchaus fremd ist. Das vergleichsweise häufige zweimalige Vorkommen von τοῦτο μὲν — τοῦτο δέ (in 12) erinnert an den Sprachgebrauch des Antiphon ebenso wie das starke Überwiegen von οὖν über τοίνυν (11 : 4) mit demselben übereinstimmt, vgl. Ernst Kalinka, De usu coniunctionum quarundam apud scriptores Atticos antiquissimos, Wien 1889, p. 48f.

[3] Daß übrigens die älteren Formen in der O-Deklination früher als in der A-Deklination zu weichen begannen, dafür bietet jetzt auch die große eleusinische Inschrift einen interessanten Beleg (C. I. A. IV B 27b). Vgl. auch Fritsch, Zum Vokalismus des herodotischen Dialekts, Hamburg 1888, S. 34, und J. G. Renner in Curtius' Studien I 1, 212.

84 [1] Wenn Fritsch a. a. O., S. 35 nicht übel Lust zeigt, die bei Herodot ausnahmslos überlieferte Artikelform τοῖσι durch τοῖς zu ersetzen, weil die gleichzeitige halikarnassische, die sogenannte Lygdamis-Inschrift (Bechtels Nr. 32) einmal diese Form aufweist, so ist es nicht leicht, einen derartigen Einfall in ernstem Tone zu besprechen. Wie nun, wenn diese Inschrift ein paar Zeilen mehr enthielte und dann auch einmal τοῖσι darböte, etwa wie eine olynthische Inschrift aus dem Anfang des 4. Jahrhunderts (Bechtels Nr. 8) ἀλλήλοισι neben ἀμφοτέροις — letzteres vor einem Konsonanten — zeigt? (Nicht minder erscheint τοῖσι neben τοῖς C. I. A. I 1 B.) Sollten wir in solchem Falle etwa τοῖς und τοῖσι einmal um das andere in den herodoteïschen Text setzen? Zum allermindesten hätte Fritsch seiner Folgerung den Vorbehalt beifügen sollen, welchen Bechtel S. 141 ausspricht: „Hätte Herodot halikarnassisch geschrieben, so dürfte sein Text . . . kein τοῖσι mehr aufweisen." In Wahrheit ist es völlig unzulässig, Texte, die aus Übergangsepochen stammen, in welchen ältere und jüngere Formen um die Herrschaft rangen, auf Grund inschriftlicher Zeugnisse, selbst wenn diese ungleich zahlreicher wären und weit unzweideutiger lauteten, von Anfang bis zu Ende umzuschreiben. Die Gewalt der falschen Analogie und jene der ungehörigen Reminiszenz ist eine große, aber doch keine allmächtige. Und die Kunstprosa, wie sie von hervorragenden Stilisten vom Range eines Herodot oder auch unseres Autors geschaffen, festgehalten oder umgebildet wurde, kann zwar vielfach, aber muß sicherlich nicht in allen Einzelheiten mit der Sprache des täglichen Lebens übereinstimmen. v. Wilamowitz' gelegentlich geäußerte Vermutung, „daß auch das Ionische so gut wie das Äolische zuerst die Formen des Artikels verkürzt hat" (Hom. Unters. 317, Anm. 26), spricht das aus, was von vornherein mit einiger Wahrscheinlichkeit zu erwarten stand. Allein solch eine allgemeine Präsumtion ist doch gewiß nicht stark genug, um vollgültige Zeugnisse aufzuwiegen. Wer hätte jemals aus Erwägungen von solcher Art die nunmehr urkundlich feststehende obenerwähnte Tatsache erschließen können, daß die längeren Formen des Dativs der A-Stämme in Ionien wie in Attika „viel später" verschwunden sind als jene der O-Stämme (Fritsch a. a. O. 32—34 und Meisterhans, Gramm. der att. Inschr.[2] 94f., 98f.)? Endlich, wenn der milesische Dialekt in Wahrheit zur

ionischen Schriftsprache erhoben ward (was unter anderen auch Fritsch, Fleckeisens Jahrbücher 1876, S. 110, behauptet), warum soll in dieser nicht auch im 5. Jahrhundert jener Dativ *τοῖσι* gelautet haben, wie er in der milesischen Volkssprache des 6. Jahrhunderts unzweifelhaft gelautet hat (Fritsch a. a. O., S. 33)?

Nachträge

Hier mögen noch einige gelegentliche Erwähnungen unserer Schrift besprochen und erörtert werden. Heraklitischen Einfluß glaubte Lassalle (Die Philosophie des Herakleitos II 394) in den auf Sprachphilosophie bezüglichen Sätzen des zweiten Abschnitts zu erkennen. Einer Widerlegung bedarf diese Meinung um so weniger, als sie einerseits auf der unseres Erachtens unmöglichen Schreibung *φύσιος νομοθετήματα* (2 fin.), andererseits auf der falschen Voraussetzung beruht, daß die Schrift „Von der Kunst" das Werk des „Hippokrates" sei. Nicht besser steht es um Steinthals Behauptung, die Schrift *Περὶ τέχνης* sei das Werk „eines späten Sophisten", dem „klägliche Wortzusammenklauberei" vorgeworfen wird. Derselben liegt gleichfalls jene widersinnige Schreibung und überdies die urkundlich falsche Vulgatlesart zugrunde in dem also mitgeteilten Satze: *οἶμαι δ' ἔγωγε καὶ τὰ ὀνόματα αὐτῆς* (statt *αὐτὰς*) *διὰ τὰ εἴδεα λαβεῖν*, was angeblich besagen soll: „Ich glaube aber, daß auch die Namen einer Kunst durch die Begriffe zu erfassen seien" (Geschichte der Sprachwissenschaft bei den Griechen und Römern I 90). Zeller teilt Lassalles Irrtum nicht, doch ist er durch Steinthals Vorgang zu der gleich unrichtigen Auffassung jenes Satzes verführt worden, wie aus seiner Bemerkung hervorgeht: „Der Verfasser ... legt der Kenntnis der Begriffe größeren Wert bei, als der der Namen" (II 1^4 630, Anm. 2).

S. 46, Z. 22f. hätte ich besser daran getan, zu schreiben: *ἑκάστι⟨οτ'⟩ οὐ κατατυχόντα*. Denn wenn das Partizip (wie ich S. 125 wohl richtig annahm) einen temporalen Nebensatz vertritt, so ist *ἑκάστοτε* ebenso an seinem Platz wie die Negationspartikel *οὐ*.

Register

1. Namen- und Sachverzeichnis

* Man vergleiche auch das Grimmsche Wörterbuch unter „Geistesauge", „Geistesblick", „Auge" (18) und „Geist" (18[d]).

2. Sprachliches und Stilistisches

* Ich trage noch einiges nach, nämlich Xenophon Oecon. 21, 8f. σώματα und χρώματα, Cyrup. I 6, 16 οὔτε γὰρ χῶραι οὔτε ὧραι, Aristot. Metaph. II 7, 365ᵃ 35.

3. Wortverzeichnis *

---

* Die in runde Klammern eingeschlossenen Worte sind nicht der Schrift *Περὶ τέχνης* entnommen.

** Das Wort ist im Thesaurus nur aus Polybios und noch Späteren nachgewiesen. In Wahrheit begegnet es überdies je einmal in Platos „Gesetzen" 8, 837[c] und im Kleitophon 409[c]. Es mag Sophistenerzeugnis sein, wie wahrscheinlich auch *ὄντως* (vgl. v. Wilamowitz, Herakles II 164). Die Atthis hat die regelrechte Neubildung verschmäht, doch wohl nicht nur darum, weil ihr auch *δέον* fremd war; vgl. Usener über „*πλεῖν* und *δεῖν*" in Fleckeisens Jahrbüchern 1872, 741ff.

4. Kritisch behandelte Stellen

* Diese Schrift wird gegenwärtig zumeist mit wenig Billigkeit beurteilt. Sie ist wortreich und der Autor liebt es, die damals neuen Formen des Redeschmucks, aber nicht eben in maßloser Weise, zu verwenden. Mir gilt sie als das Werk eines philosophisch gebildeten Arztes, der von Alkmeon und seiner Lehre von den Gegensätzen, von Diogenes und seiner Luftdoktrin, von Kritias oder Empedokles (das Blut als Sitz der Erkenntnis), vielleicht auch schon von Diokles von Karystos und seiner Auffassung des Fiebers als einer Begleiterscheinung beeinflußt war. Das Bemerkenswerteste darin ist die Neigung, physiologische Vorgänge physikalisch zu erklären.

Berichtigungen

S. 4, Z. 20:	statt τά	lies τὰ
S. 47, Z. 10:	„ tadeln,	„ tadelten,
S. 112, Z. 17 von unten:	„ οἀδὲ	„ οὐδὲ
S. 112, Z. 14 „ „	„ ἤ τι⟨νι⟩	„ ἤ τι⟨νι⟩
S. 114, Z. 20 „ „	„ ὀφθαλμοῖσι	„ ὀφθαλμοῖσι
S. 146, Z. 20 „ „	„ Musonius, Rufus	„ Musonius Rufus
S. 148, Z. 18:	„ ein,	„ sein,
S. 155, Z. 7:	„ ὕφοφρον	„ ὕποφρον

www.ingramcontent.com/pod-product-compliance
Lightning Source LLC
LaVergne TN
LVHW060622300926
849162LV00008B/1689

* 9 7 8 3 1 1 2 6 7 3 0 1 0 *